SpringerWienNewYork

Lore Wehner

Brigitte Huto

Methoden- und Praxisbuch der Sensorischen Aktivierung

SpringerWienNewYork

Lore Wehner
Brigitte Huto
Institut für angewandte Geragogik und Pädagogik,
Wien, Österreich

© 2011 Springer-Verlag / Wien
Printed in Austria
SpringerWienNewYork ist ein Unternehmen von
Springer Science + Business Media
springer.at

Umschlagbild: Cathrine Stukhard, www.stukhard.at
Mit 29 Abbildungen in Farbe

Satz: PTP Berlin Protago-TEX-Production GmbH, 10779 Berlin, Deutschland
Druck: Holzhausen Druck GmbH, 1140 Wien, Österreich

SPIN: 80017602

Bibliografische Information der Deutschen Nationalbibliothek
Die Deutsche Bibliothek verzeichnet diese Publikation in der Deutschen
Nationalbibliografie, detaillierte bibliografische Daten sind im Internet über
http://dnb.d-nb.de abrufbar.

ISBN 978-3-7091-0500-9 SpringerWienNewYork

Inhaltsverzeichnis

Vorwort

Lore Wehner M.A.

> *Lass die Liebe in deinem Herzen wurzeln, es wird viel Gutes für deine Arbeit mit Menschen, die du begleitest, daraus hervorgehen – und dies wird eine Veränderung zum Positiven in unserer Gesellschaft möglich machen und bewirken.*
> *Augustinus von Hippo*
> *(abgewandelt von Lore Wehner)*

Ein Stück Liebe ...

Ein Stück Liebe zu sich selbst, ein Stück Liebe zu den Menschen, die mir begegnen, ein Stück Liebe, damit Veränderung für unser eigenes Alter möglich wird.

Veränderung beginnt mit einem Stück Liebe zu sich selbst, dann kann jeder von uns einen wichtigen Beitrag leisten, damit der alte Mensch und damit wir alle im Alter den Platz einnehmen können, den wir uns von Herzen wünschen: den Platz in der Mitte unserer Gesellschaft, in der Mitte des Dorfes, in der Mitte unserer Familien.

Achten wir wieder vermehrt auf das vorhandene Wissen unserer „Alten und Weisen" in unserer Mitte. Vieles, was bereits verloren geglaubt war, wartet darauf, wieder hervorgeholt zu werden. Dazu gehören unsere Rituale und unsere Werte, die unsere Gesellschaft prägen und formen, die zu unserem Kulturkreis und für viele Menschen auch zum Glauben gehören.

Wissen ...

Das Wissen, wie wichtig ein Stück Liebe für unsere Kinder ist, bildet die Basis für eine gesunde Entwicklung.

Wichtig sind auch das Wissen, wie man Kinder erzieht, sie liebevoll und achtsam begleitet, sowie das Wissen, dass wir unsere Kinder irgendwann loslassen sollten und es gut ist, ihnen Vertrauen und Zutrauen zu schenken.

Das Wissen, welche Werte uns und unserer Gesellschaft wichtig sind, um ein friedliches, achtsames und respektvolles Miteinander möglich zu machen, ist sehr wertvoll.

Mit dem Wissen, wie wichtig ein Stück Liebe für unsere alten Menschen ist, und mit dem Wissen um die Bedürfnisse, Sorgen und Ängste des alternden Menschen können Zuversicht und Hoffnung auch im hohen Alter bis zum Tod möglich werden.

Ein Stück Liebe, Achtsamkeit, Respekt, Hoffnung und Wissen soll uns bei all unserem Tun begleiten.

Ein Stück Buch-Geschichte:

Im ersten Buch *Sensorische Aktivierung*, das als Grundlage der Arbeit im Bereich der Aktivierung und der Arbeit mit Senioren gesehen werden kann, wird vor allem der Schwerpunkt Montessori für Senioren vorgestellt. Es werden sowohl Grundlagen zum Thema Aktivierung als auch zum Thema Gruppenarbeit mit Senioren vermittelt und die Möglichkeiten der Umsetzung in die Praxis aufgezeigt.

Das zweite Buch mit dem Titel *Methoden- und Praxisbuch der Sensorischen Aktivierung* ist als Ergänzung zum ersten Buch der Sensorischen Aktivierung gedacht. So werden im vorliegenden Buch die unterschiedlichsten Methoden, die dem Bereich der Aktivierung zugeordnet werden können, vorgestellt. Es lädt mit den dazugehörigen Stundenbildern dazu ein, diese Methoden in der Praxis auszuprobieren. Neu ist auch der Zugang der Einzelaktivierung, die gerade bei Menschen mit Demenz oder bei Menschen mit psychischen Erkrankungen eine immer größere Bedeutung einnehmen wird.

Beide Bücher sollen Sie, liebe Leser, motivieren, die vielfältigen und unterschiedlichsten Methoden der Aktivierung in Ihrem Arbeitsbereich mit Senioren, mit Jugendlichen oder Kindern, mit Erwachsenen oder mit Menschen mit besonderen Bedürfnissen umzusetzen.

Diese Bücher sollen Sie auch dazu motivieren, den Lehrgang zum Dipl. Aktivierungs- und Demenztrainer zu absolvieren und sich damit Wissen und Kompetenz anzueignen.

Kompetenz bedeutet die Kombination von erworbenem Wissen und Erfahrung.

Perspektiven:

Ab 2012: Ausbildung zum Aktivierungstherapeuten in Österreich, angelehnt an das Schweizer Modell!

Weitere Informationen zur Ausbildung zum Dipl. Aktivierungs- und Demenztrainer und zum Lehrgang zum Aktivierungstherapeuten finden Sie auf den letzten Seiten des Buches.

Begriffserklärung und Abkürzungen

Begriffe

Motogeragogik:
Bewegungsrunden mit dem Alltagsmaterialien, Schwerpunkt Psychomotorik

Integrativer Tanz:
In Schwung und Bewegung kommen mit Musik und Tanz.

Gedächtnistraining:
Bringt das Gedächtnis in Schwung und trainiert vorhandene Fähigkeiten.

Trauerarbeit:
Reicht von den Phasen der Trauer bis hin zur achtsamen Begleitung Trauernder.

Rhythmik:
Rhythmische Aktivierung mit und durch Musik und einfachen Rhythmusinstrumenten.

Klangschalenarbeit:
Bietet die Möglichkeit der Kommunikation und des Ausdrucks durch Klangbegleitung.

Biografiearbeit:
Basis der Aktivierung. Sie beschäftigt sich mit der Lebensgeschichte des Menschen, die eine Vielfalt an Aktivierungsmöglichkeiten aufzeigt.

Gestaltgeragogik:
Bietet Möglichkeiten über Farben und Materialien zu kommunizieren.

Validation:
Eröffnet Möglichkeiten der Kommunikation, des Verstehens und Begleitens.

Montessori für Senioren:
Dazu gehören die Übungen des täglichen Lebens, Sinnes- und Wahrnehmungsförderung.

Abkürzungen

TN:
Teilnehmer

GL:
Gruppenleiter

I Theorie

1. Die Kunst des Verstehens und Begleitens – Grundlagen und Basis in der Aktivierung

Lore Wehner M.A.

1.1 Werte und Haltung

> *„Alle Menschen sind gleichwertig und gleichberechtigt. Die Würde des Menschen ist unantastbar."*
>
> *(Menschenrecht)*

Das humanistische Menschenbild:

Das humanistische Menschenbild besagt, dass jeder Mensch das gleiche Recht auf Freiheit hat, das Leben und alle Entscheidungen, die dieses Leben beeinflussen, selbst bestimmen zu können. Das humanistische Menschenbild geht weiters davon aus, dass der Mensch einzigartig und von Grund auf gut ist. Es besagt, dass der Mensch befähigt und bestrebt ist, Entscheidungen in seinem Leben selbst zu treffen und sein Leben auf moralischer und ethischer Ebene selbst zu bestimmen. Auch auf finanzieller, sozialer, körperlicher, geistiger und seelischer Ebene sollten Entscheidungen selbst getroffen werden können.
Hat dieses Menschenbild Gültigkeit in Alten- oder Pflegeheimen, in Geriatrie-, Tages- und Demenzzentren oder in Behinderteneinrichtungen? Hat es bei jenen Menschen Gültigkeit, die zu Hause gepflegt werden?

Etwas, das in unserem Kulturkreis als selbstverständlich angesehen wird, ist für unsere alten, pflegebedürftigen oder erkrankten Mitmenschen keineswegs eine Selbstverständlichkeit.
Freiheit, Selbstbestimmung, Entscheidungsfähigkeit und Einzigartigkeit sind für viele Menschen im Alter oder bei Abhängigkeit nicht mehr erlebbar oder beeinflussbar. **Dabei hat jeder Mensch das Recht auf eine würdevolle Behandlung, auf ein selbstbestimmtes Leben bis ins hohe Alter. Dies gilt für jeden Menschen, unabhängig von Alter, Einkommen, Erziehung, Bildung, Krankheit, Status usw.!**

Definition: Haltung

Die Haltung sagt aus, welche Einstellung, Meinung und Anschauung ein Mensch über ein Thema, eine Sache oder einen anderen Menschen hat.

Definition: Werte

Werte kann man in persönliche, materielle, geistige, religiöse, sittliche, ethische, kulturelle und soziale Werte unterteilen. Des Weiteren können äußere und innere Werte unterschieden werden. Werte werden unter anderem geprägt von der jeweiligen Kultur, dem sozialen Umfeld, dem Lebensort und der Religion. Werte beschreiben auch die Beziehungen einer Familie, Gesellschaft, einer Gruppe, der Menschen zueinander sowie wichtige Elemente und Normen, die ein Zusammenleben möglich machen und aufrechterhalten.

Die äußere Haltung beschreibt, wie wir mit uns selbst, unserem Körper und unserer Umwelt umgehen und uns ausdrücken – zum Beispiel mit der Körperhaltung. Die innere Haltung beschreibt, welche Werte, Normen, Einstellungen, Meinungen und Anschauungen wir von der Welt, vom Menschsein, von den zu betreuenden Menschen und auch von uns selbst haben.

Der Aktivierungstrainer und -therapeut ist sich seiner inneren und äußeren Haltung bewusst und achtet auf seine Grundhaltung im Umgang mit Kunden, Klienten, Kollegen, Angehörigen, seiner Familie und sich selbst gegenüber. Der Aktivierungstrainer und -therapeut ist sich seiner Werte und Haltung und deren Auswirkungen auf seinen Umgang mit den zu betreuenden Menschen bewusst. Ebenfalls ist er sich der Grundlage für Kooperation und Zusammenarbeit bewusst, die in diesen Bereichen zu finden ist.

Die Haltung des Trainers ist daher das Um und Auf, wenn es darum geht, ob ein würdevolles, achtsames, offenes, vertrauensvolles, transparentes Miteinander geprägt von Toleranz, Akzeptanz und Wärme möglich wird.

Bevor ein Trainer mit seiner Arbeit beginnt, setzt er sich mit dem eigenen Leben und mit sich selbst auseinander. Es passiert ein Stück eigener Biografiearbeit, um diese Arbeit in der Folge auch bei und mit den zu betreuenden Menschen umsetzen zu können. Dazu gehört, die eigene Kindheit und die dadurch entstandenen Prägungen, Werte und Normen, die Konflikt- und Kritikfähigkeit, die Kommunikationsmuster, die Frustrationstoleranz u. v. m. zu betrachten. Die eigene Persönlichkeit steht im Vordergrund, erst dann kommen Wissen, Kompetenz und Erfahrung hinzu.

Es bedarf des Wissens um eigene Bedürfnisse, des Stehens zu sich selbst und zu persönlichen Gefühlen und Ängsten, des Bewusstseins der eigenen Position und Stellung sowie der Beziehung zu Klienten und Angehörigen. Auch die Kenntnis über eigene Verhaltensmuster, über eigenverantwortliches Tun, Motivation und selbstbestimmtes Arbeiten, Leitmotive und Motivationsaspekte spielen eine wichtige Rolle. Sowohl die psychische und physische Gesundheit als auch die mentale Stärke sind Grundvoraussetzungen für die Ausübung des Berufes.

Die Haltung des Aktivierungstrainers bzw.
des Aktivierungstherapeuten:

Die Grundhaltung des Aktivierungstrainers bzw. -therapeuten ist geprägt von:

- Offenheit und Akzeptanz, Toleranz allen zu betreuenden Menschen gegenüber, egal welcher Herkunft, Religion, Nationalität, Lebensgeschichte, Krankheit, Haltung, Werte und Normen, Anschauungen und Meinungen usw.
- Achtung der Menschenwürde: würdevoller Umgang mit den zu betreuenden Menschen, Angehörigen, Kollegen usw.
- Respektvollem und wertschätzendem Umgang, Kommunikation, einem achtsamen Miteinander in der Einzel- oder Gruppenarbeit, mit Klienten, Bewohnern, Angehörigen und im Team
- Empathie und Einfühlungsvermögen für den zu betreuenden Menschen, seiner Lebensgeschichte, seinen Lebensthemen, seiner Befindlichkeit und Krankheit sowie für Angehörige, Familie und Umfeld
- Selbstachtung, welche erst die Achtung meines Gegenübers ermöglicht
- Respektvollem, achtsamem Umgang mit Ressourcen der engeren und weiteren Umwelt
- Konflikt- und Kritikfähigkeit
- Selbstreflexion
- Erkennen und Anerkennen von Grenzen des zu betreuenden Menschen
- Ehrlichkeit und vertrauensbildenden Handlungen
- Anerkennung der Selbstbestimmung, der Eigenverantwortung und Entscheidungsfreiheit des zu betreuenden Menschen

- Anerkennung der Integrität und der Persönlichkeit des Menschen
- Akzeptanz und Anerkennung von Rollenbildern und Geschlechterrollen

1.2 Faktoren für mehr Lebensqualität

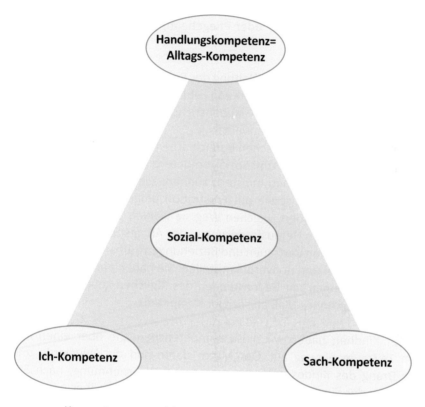

Kompetenzpyramide = Pyramide der Lebensqualität

Wichtige Basisfaktoren, um diese Pyramide in unserem Leben aufzubauen und zu erhalten, sind folgende:

- Beziehung, Sicherheit und Vertrauen
- Bewegung und Mobilität
- Wahrnehmung und Sinnesreize
- Kommunikation und Ausdrucksmöglichkeit (verbal und nonverbal)
- Erfüllung der Grundbedürfnisse
- soziale Integration und Integrität
- spirituelle Verwirklichung

Die Grundlage dafür, dass Entwicklung im Alter möglich wird und die Lebensqualität erhalten bleibt, ist das Aufrechterhalten, das tägliche Training oder der Wiederaufbau der Ich-, Sach- und Sozialkompetenz. Dadurch verhindert man den Verlust der für die Lebensqualität enorm wichtigen Handlungskompetenz bzw. „Alltagskompetenz".
Einfluss auf den Erwerb dieser Kompetenzbereiche hat die engere Umwelt, z. B.: Eltern, Familie, Freunde, Kindergarten, Schule, Lebenspartner, Wohngemeinschaft, Alters- oder Pflegeheim, Geriatrie-, Demenz- oder Tageszentrum usw.

Insbesondere die Werte und Haltung der Bezugs- und Betreuungspersonen als auch die weiteren Kultur- und Lebensbereiche wie etwa das Heimatland, der Kulturkreis, die Glaubensrichtung u. v. m. nehmen großen Einfluss auf den Kompetenzerwerb.
Personen, die im pädagogischen Bereich arbeiten, ist bewusst, dass Kinder mit hoher Ich-, Sach- und Sozialkompetenz und damit hoher Handlungskompetenz ihr Leben meistern können. Diese Kinder können mit Erfolg und Misserfolg sowie mit Frustration umgehen, in schwierigen Situationen entscheiden, welchen Weg sie wählen und Strategien entwickeln, um mit den Herausforderungen des Alltags zurechtzukommen. Diese Kinder können Vertrauen und Beziehungen aufbauen und erhalten sowie sich verbal und nonverbal mitteilen. Sie haben ein starkes Selbstwertgefühl, können mit Gegenständen des täglichen Lebens hantieren und zeigen ein hohes Maß an sozialer Kompetenz.

In der Kindheit bauen wir diese Kompetenzbereiche über einen langen Zeitraum hinweg auf. Der Motor dafür sind die Neugierde und der Drang des Kindes nach Bewegung und Wahrnehmung, nach Stimulation der Sinne und Systeme, auf die später noch näher eingegangen wird. Damit wird Erfahrung möglich, was wiederum lebenslanges Lernen möglich macht. Bewegung und Mobilität sind wichtig, wenn es darum geht, die Kompetenzbereiche zu trainieren. Während des Alterns baut der Mensch in allen vier Kompetenzbereichen rasant ab, wenn er zu wenig Gelegenheit hat, seine Kompetenzen zu trainieren, er kaum bis gar nicht mehr sein Leben selbst bestimmen oder beeinflussen kann, was für viele hochbetagte oder erkrankte Menschen leider Realität ist: Fremdbestimmung für vorgegebene Alltagsstrukturen wie Schlafens- und Essenszeiten, Zeiten für Hygiene und Körperpflege, Mittagsruhe sowie vorgegebene Speisen und Getränke (auch wenn meist eine Menüauswahl möglich ist, so bestimmen doch großteils pflegende oder betreuende Berufsgruppen, was der alte oder pflegebedürftige Mensch zu essen bekommt).

Folgender Satz fällt immer wieder: „Ich weiß schon, was Fr. M. möchte." Daher bekommt Fr. M. Jahr für Jahr ein und dasselbe Essen serviert. Vielleicht möchte Fr. M. selbst wählen und Neues ausprobieren, doch wenn Selbstwert und Alltagskompetenz verloren gegangen sind, wird Fr. M. es irgendwann hinnehmen – auch wenn am Anfang noch Kraft und Energie vorhanden gewesen wären, um gegen dieses „Ich weiß, was Fr. M. möchte" anzukämpfen.

Wir trainieren unsere Kompetenzbereiche täglich, von der Kindheit bis zum Tod, ohne dass wir uns dessen bewusst sind. So beginnt das Kompetenztraining bereits am Morgen beim Aufstehen, bei der täglichen Pflege des Körpers oder bei der Selbstversorgung wie z. B. beim Kaffee kochen – denn dafür ist es notwendig, Geräte wie einen Föhn, eine Kaffeemaschine, einen Herd u. v. m. zu bedienen. Kompetenztraining beinhaltet auch, sich der Jahreszeit entsprechend zu kleiden, wobei die Auswahl der Kleidungsfarbe nach Befindlichkeit erfolgt: mal grün, mal blau, mal rot. Auch das Frühstück herzurichten und einzunehmen, das Brot zu schneiden, zu streichen, sich zwischen Marmelade und Honig zu entscheiden, mit dem Bus oder dem Auto in die Arbeit zu fahren, Fahrscheine zu kaufen, das Auto aufzutanken, zu kochen sowie das Versorgen der Kinder fördern die Kompetenzbereiche.

Kann sich der Mensch genügend Alltagskompetenz bewahren, dann bleibt auch die Handlungskompetenz bis zum Tod bestehen, und damit wird Lebensqualität in jedem Lebensabschnitt möglich.

Die Gewährleistung der Lebensqualität von Menschen in Pflege- und Betreuungseinrichtungen hängt zum Großteil von den achtsamen, respektvollen, sensiblen Pflegehandlungen und den vier Säulen der Begegnung ab, die im ersten Buch beschrieben wurden.

Weniger bewusst ist uns, dass das sinnerfüllte Tätigsein und Tätigwerden gerade für Menschen mit erhöhtem Förder- oder Pflegebedarf von großer Bedeutung ist. Welche Aufgaben hat ein alter oder kranker Mensch zu erfüllen? Welche Alltagskompetenzen kann er täglich trainieren? Je weniger Zeit vorhanden ist, umso weniger Zeit wird dem Menschen gegeben, um selbsttätig zu werden. Das beginnt bei den täglichen Pflegesituationen, in denen sehr oft „über den Menschen hinweg" gepflegt wird. Wichtig wäre es, mit dem pflegebedürftigen Menschen alle Pflegehandlungen zu besprechen, auszuüben und ihm dort Unterstützung zu geben, wo sie willkommen und erwünscht ist. Sehr oft ist leider eine „stumme" Pflege erlebbar, in der kaum Worte, geringe Zuwendung und Berührungen, wenig bewusster Blickkontakt, kaum Achtsamkeit, Würde oder Respekt beobachtet werden können.

All das ist jedoch notwendig, damit Handlungskompetenz und damit Alltagskompetenz im Alter oder bei Krankheit erhalten bleiben. Es sollte uns bewusst sein, dass handlungskompetente Menschen starke Menschen sind und bleiben. Gerade diese Menschen sind bereit, bei der Pflege oder Alltagsgestaltung mitzuhelfen, wollen sich einbringen und aktiv mitgestalten. Betreuung und Pflege werden einfacher, wenn der Mensch seine Alltagskompetenz bewahren kann.

Menschen, die sich selbst schon aufgegeben haben und das fremdbestimmte Leben hinnehmen, sind kaum mehr bereit, selbst tätig zu werden oder ein selbstbestimmtes Leben zu führen. Damit werden auch die Pflege und Betreuung dieser Personen schwieriger und anstrengender.

Kompetenzbereiche im Überblick:

Ich-Kompetenz:

Diesem Bereich können Selbstvertrauen, Selbstbestimmung, Selbstverantwortung, Selbsttätigkeit, Selbstliebe, Selbstakzeptanz, Selbsteinschätzung, Selbstwert als auch die Wahrnehmung des „Ichs", des Körpers und der eigenen Möglichkeiten und Grenzen zugeordnet werden.

Sach-Kompetenz:

Dies bedeutet, dass Geräte und andere Dinge des Alltags verstanden und genützt werden können. Informationen können mit vorhandener Sach-Kompetenz verarbeitet und in den Lebensalltag integriert werden.

Sozial-Kompetenz:

Zur Sozialkompetenz zählt, sich und andere wahrzunehmen, Verständnis und Empathie für andere aufbringen zu können, Rücksicht zu nehmen, Geduld zu haben, sich ein- und unterordnen zu können, eigene und fremde Bedürfnisse zu erkennen und darauf reagieren zu können, mit anderen aktiv zu werden, gemeinsam etwas zu unternehmen und zu erleben usw.

Handlungskompetenz/Alltags-Kompetenz:

Hat der Mensch vielfältige positive und negative Erfahrungen in den oben genannten Kompetenzbereichen gemacht, so kann er Handlungskompetenz aufbauen, erhalten und bewahren. Das bedeutet: Die Handlungskompetenz ist die Spitze der Pyramide – die Summe aller Erfahrungen unseres Lebens.
Dazu gehören der Umgang mit der engeren und weiteren Umwelt, die Herausforderungen des Alltags und das Meistern der momentanen Lebenssituationen. Des Weiteren ist es wichtig, aktiv zu werden oder zu bleiben und sich die Sinnsuche des Lebens zu bewahren. Dies meint auch die Akzeptanz von Erlebnissen und Ereignissen des eigenen Lebens, die Versöhnung mit sich und anderen sowie die Bewahrung von Ziele und Perspektiven, die man sich setzt, um seinen Lebenssinn zu finden.

Faktoren, welche die Lebensqualität beeinflussen:

- bestehende Bedürfnisse
- körperliche Verfassung
- physische Verfassung
- psychische Verfassung

Weitere Faktoren und Bedingungen, die Einfluss auf die Lebensqualität haben:

- die Fähigkeit, Beziehungen aufbauen und erhalten zu können
- die Fähigkeit, Vertrauen und Sicherheit zu Bezugspersonen aufbauen und erhalten zu können
- die Fähigkeit, Vertrauen und Sicherheit zur Umgebung aufbauen und erhalten zu können
- die Fähigkeit, authentisch zu sein
- die Fähigkeit, das Leben und den Alltag selbst bestimmen, planen und gestalten zu können
- die Möglichkeit, in Bewegung und mobil zu bleiben
- Möglichst lange Erhaltung der Funktion und Anregung aller Sinne und Systeme
- Berührt werden – auf der körperlichen, geistigen, seelischen und spirituellen Ebene
- die Möglichkeit, in Kommunikation zu bleiben
- die Möglichkeit zu einem Austausch auf verbaler und nonverbaler Ebene

- die Möglichkeit, Bedürfnisse wahrzunehmen und zu erfüllen
- die Möglichkeit, in die Gemeinschaft und das Lebensumfeld integriert zu sein

Lebensqualität: Umfrage unter Schülern

„Was bedeutet für Sie Lebensqualität?"
Diese Frage wurde Schülern zwischen 18 und 55 Jahren gestellt. Am häufigsten wurden folgende Antworten genannt:

- gesund und fit zu sein
- mobil und unabhängig zu sein
- aktiv, flexibel, selbstbestimmt, selbsttätig zu sein
- finanziell abgesichert zu sein
- genügend Geld zur Verfügung zu haben
- Sexualität im Alter leben zu können
- Lebensgewohnheiten und Alltagsrhythmus beibehalten zu können
- Kontakt zu Freunden und Familie erhalten zu können
- ein Haus bzw. eine Wohnung zu besitzen
- möglichst lange reisen zu können
- wählen zu können, wo man alt werden und auch sterben möchte

Der Großteil meiner Schüler war nach der Praxis davon überzeugt, nie in einem Alten- oder Pflegeheim arbeiten und später selbst betreut werden zu wollen.
Dies sollte alle zum Nachdenken anregen. Veränderung ist notwendig. Jeder kann neue Wege eröffnen und damit Lebensqualität im Alter möglich und erlebbar machen.

1.3   Sinne und Wahrnehmung

> „Erkläre es mir, und ich werde es vergessen;
> zeige es mir, und ich werde mich erinnern;
> lass es mich tun, und ich werde es begreifen!"
> *Konfuzius*

Bedeutung der Sinne im Vergleich Pädagogik und Geragogik/Geriatrie:

Das Kleinkind ist auf das Zusammenspiel aller Sinne und Systeme angewiesen. Diese „Sensorische Integration" bedeutet, dass Sinneseindrücke, Empfindungen und Reize aller Sinne und Systeme geordnet und zugeordnet, somit gespeichert und wieder abrufbar gemacht werden können. Kann der Mensch Sinneserfahrungen, Eindrücke und Empfindungen abrufen, so kann er sich diese Erfahrungen zunutze machen, um sich auf Situationen, Herausforderungen und Aufgaben einzustellen sowie angemessen agieren und reagieren zu können.

Weiters braucht das Baby bzw. das Kleinkind für seine Entwicklung ein förderliches, anregendes, motivierendes und intaktes soziales Umfeld. Es benötigt sehr viel Liebe, Geborgenheit, Sicherheit, Vertrauen und stabile Beziehungen, um sich optimal entwickeln zu können.

Ebenso sollte auch der alternde oder erkrankte Mensch betrachtet werden. Auch für ihn, unabhängig vom Lebensabschnitt, sind diese Faktoren die Voraussetzung für eine optimale Entwicklung. Hier braucht es ebenfalls das Zusammenspiel aller Sinne und Systeme, ein intaktes soziales Umfeld, ein großes Maß an Geborgenheit, Liebe, Vertrauen und positiven Beziehungen, um Lernen im Alter, Persönlichkeitsentwicklung und damit ganzheitliche Entwicklung möglich zu machen.

Beispiel von Fr. H.:

Fr. H. stürzt in der Nacht, die Folge ist ein Oberschenkelhalsbruch. Fr. H. wird in ein Krankenhaus eingeliefert und dort operiert. Die Familie ist beunruhigt, denn wie soll Fr. H. nun den Alltag bewältigen, sich selbst versorgen oder das Haus in Ordnung halten? Die betroffenen Angehörigen fühlen sich überfordert und überreden Fr. H., für drei Wochen in ein Alten- und Pflegeheim zu ziehen, da es niemandem aus der Familie möglich ist, sie nach dem Krankenhausaufenthalt zu betreuen. Was Fr. H. allerdings nicht weiß, ist, dass sie nicht mehr nach Hause zurückkehren wird: Es wurde längst um einen fixen Betreuungsplatz angesucht, der auch bereits genehmigt wurde.

Fr. H. zieht mit dem Gedanken in das Altenheim ein, dass sie nach drei Wochen wieder nach Hause gehen wird. Sie ist guter Dinge. Allerdings muss Fr. H. in diesen drei Wochen erfahren, dass sie kaum etwas selbst bestimmen kann. Sie muss aufstehen und zu Bett gehen, wenn es ihr gesagt wird. Sie muss jeden Tag duschen oder baden, ob sie es nun möchte oder nicht, und das mit einer unangenehm riechenden Badeseife. Sie erlebt, dass auch nach langem Läuten und Bitten um Hilfe niemand bereit ist, ihr zu helfen und sie zum WC zu begleiten. Sie nimmt des Weiteren wahr, dass die Station streng riecht, dass das Essen ganz anders schmeckt als zu Hause, dass es Speisen gibt, die sie nicht kennt und auch nicht essen möchte, dass der Tagesablauf fix ist und sie diesen nicht beeinflussen kann. Viele Sinneseindrücke sind völlig neu für sie, ebenso wie viele Verhaltensweisen der hier lebenden Menschen.

Fr. H. befindet sich in diesen drei Wochen in einer sehr sensiblen Phase. Sie ist durch all die neuen Eindrücke und Erfahrungen sehr verunsichert. Ihr wird oft das Gefühl gegeben, dass sie etwas falsch macht. Fr. H. ist schockiert und teilt dies ihrer Familie mit. Diese versucht, sie zu beschwichtigen und antwortet: „Das wird schon, so schlimm ist das nicht. Du musst dich halt ein bisschen bemühen."

Fr. H. lässt alles über sich ergehen, da sie zu wissen glaubt, dass sie nur für eine kurze Zeit im Heim leben muss. Das vermeintliche Wissen, bald wieder nach Hause zurückkehren zu können, tröstet sie.

Fr. H. wird aufgefordert, an der Seniorenrunde teilzunehmen. Fr. H. möchte das nicht, doch eine Schwester meint: „Ich weiß, was gut für Sie ist, es wird Ihnen bestimmt gefallen."
Nach den drei Wochen packt Fr. H. ihre Sachen in den Koffer. Eine Schwester sieht das und fragt Fr. H., was sie denn da tue. Fr. H. antwortet, die drei Wochen seien vorüber und sie würde jetzt nach Hause fahren. Die Schwester lacht und teilt Fr. H. mit, dass sie im Heim bleiben müsse.

Fr. H. ist schockiert, beginnt zu weinen, und Verzweiflung macht sich breit. Sie fragt sich, warum sie ihre Kinder belogen haben und ob es überhaupt noch jemanden gibt, dem sie vertrauen kann. „Bin ich für alle eine Last?"

Fr. H.s Familie und Kinder kommen sie diese Woche nicht besuchen, da sie Angst haben, ihr die Wahrheit sagen zu müssen. Sie haben auch Angst, dass Fr. H. nicht bleiben möchte und sie sodann mit ihrer Pflege überfordert sein würden.

Fr. H. will sich zurückziehen und ihr Zimmer absperren, doch sie muss feststellen, dass der Schlüssel dazu fehlt.

Sie legt sich auf ihr Bett und weint. Das Pflegeteam nimmt die Trauer von Fr. H. wahr. Einige meinen, dass sie sich nicht so anstellen solle, andere meinen, dass es einfach unfair sei, wenn einem die eigenen Kinder nicht die Wahrheit sagen. Eine Pflegeschülerin in Ausbildung geht zu Fr. H. und versucht, sie zu trösten. Fr. H. bittet sie, ihre Familie anzurufen, was die Schülerin verspricht.

Als die Pflegeschülerin jedoch mit dieser Intention zur Stationsleitung geht, meint diese: „Nein, bloß nicht, dann geht's erst richtig los." Die Schülerin ist überfordert, sie möchte ihr Versprechen halten. Trotzdem bleibt ihr nichts anderes übrig, als zu Fr. H. zu gehen und ihr mitzuteilen, dass sie ihre Familie nicht anrufen darf.

Fr. H. verschließt sich immer mehr und wird von da an als depressiv bezeichnet. Sie nimmt an keinen Aktivitäten teil, spricht kaum mit anderen und hat sich selbst aufgegeben.
Fr. H.s Verunsicherung wird auch in ihrer Bewegungsbilanz sichtbar. Fr. H. bewegt sich viel weniger, sitzt lange Zeit im Zimmer, hat nichts mehr zu tun. Damit steigt die Sturzgefahr. Will sie aufstehen, wird ihr öfter schwindlig. Daher fordern die Pfleger sie auf, sitzen zu bleiben.

Resümee der Geschichte von Fr. H.:

Was hat nun diese Geschichte mit der Bedeutung der Sinne zu tun? Wie oben beschrieben, hat das Zusammenspiel aller Sinne und Systeme Einfluss auf die Persönlichkeitsentwicklung sowie auf die physische und psychische Befindlichkeit des Menschen. Jenes Zusammenspiel entscheidet darüber, ob sich der Mensch in neuen Situationen zurechtfindet oder nicht, ob er diese annehmen kann oder ob er diese ablehnen wird. Die Voraussetzungen dafür sind Liebe, Vertrauen, Geborgenheit, Sicherheit und ein funktionierendes soziales Umfeld.

Das Beispiel von Fr. H. soll bewusst machen, was mit uns passiert, wenn diese Faktoren verloren gehen bzw. wenn das bis dahin intakte soziale Netz auf einmal nicht mehr vorhanden ist.

Der Mensch gibt sich auf – Entwicklung im Alter ist damit kaum mehr möglich. Durch die Untätigkeit, in die viele Menschen flüchten, wird neben den altersüblichen Abbauprozessen der Sinnesorgane auch die Aufnahmefähigkeit reduziert. Dies hat zur Folge, dass weniger Reize, Anregungen, Wahrnehmungen und Erfahrungen empfangen werden können und es damit zu Rückzug, Depression, Demotivation, Verlust der Lebensfreude und der Eigenaktivität kommt. Innerhalb kurzer Zeit werden so bis dahin noch gut funktionierende Sinnessysteme, Fähigkeiten und Ressourcen abgebaut. Die Auswirkungen können im Bereich der Persönlichkeitsstörungen, der körperlichen und psychischen Erkrankungen, des erhöhten Sturzrisikos oder in der Flucht in die Demenz beobachtet werden.

Viele Menschen nehmen die Symptomatik der Demenz an, da sie nur so die Person sein können, die sie tatsächlich sind. Wer als dement bezeichnet wird, kann meist tun, was er will. Er kann aufstehen, herumwandern, kann seinen eigenen Lebensrhythmus leben, kann all das, was ihn frustriert, hinausschieben, kann zwicken, kratzen, beißen und spucken. Bei vielen Menschen sind diese Verhaltensweisen Zeichen von Ablehnung und Frustration und selten ein Zeichen von Demenz.

Ist ein Mensch „im Gleichgewicht", so bedeutet dies, dass die Psyche des Menschen, seine Motorik, sein Wohlbefinden, seine Empfindungen und Emotionen, sein Rhythmus zwischen Tag und Nacht, das Wach- und Schlafbedürfnis, die Abwechslung von Spannung und Entspannung sowie die Erfüllung von Grundbedürfnissen zufriedenstellend gegeben sind.

Die eben genannten Faktoren beschreiben das holistische Menschenbild, das die Einheit von Körper, Geist und Seele des Menschen veranschaulicht und das viele Reformpädagogen als Grundlage ihrer Methoden gewählt haben. Jenes ganzheitliche Menschenbild sollte auch in der Geragogik bzw. der Geriatrie die Grundlage jedes Pflegekonzeptes, jeder Pflegehandlung und Pflegeplanung sein. Ebenso spielt das holistische Konzept in der Aktivierungsplanung, in der Aktivierung von Gruppen oder bei der Einzelaktivierung sowie bei der Lebensraum- und Alltagsgestaltung eine große Rolle.

Holistisches oder ganzheitliches Menschenbild:

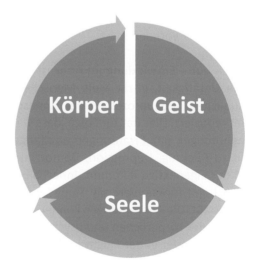

In den meisten Institutionen wird der größte Wert auf den körperlichen Bereich gelegt.

Der Körper wird mit Medikamenten, Nahrung, Kleidung, Hygiene und Pflege versorgt bzw. teilweise überversorgt. Zuwendung bekommen viele Menschen lediglich über jene körperliche Ebene. Dabei wird auf die Anregung und Pflege von Geist und Seele des Menschen vielerorts vergessen – oder es fehlt an Wissen und Bewusstsein darüber, wie wichtig es ist, einen Menschen ganzheitlich zu betreuen, zu aktivieren oder zu pflegen. Alle drei Bereiche benötigen Anregung, Aktivierung und Zuwendung, sie brauchen Zeit und ein bewusstes und sensibles Miteinander.

Bei Fr. H. kam es durch diese fremdbestimmte Lebenssituation zu Depressionen und Wahrnehmungsstörungen, die meist eine Persönlichkeitsstörung mit sich ziehen und eine Blockade und Ablehnung bewirken, wobei nicht selten der Lebenssinn verloren geht. In jenem Stadium warten viele Menschen nur noch auf den Tod, da sie kein anderes Ziel vor Augen haben.

Wahrnehmung und Sinne

Überblick der Basis-Sinnessysteme:

1) vestibuläres System: Gleichgewichtssystem
2) taktiles System: Hautsystem, gibt uns Eindrücke über Berührung weiter
3) propriozeptives System: Tiefenwahrnehmung oder Eigenwahrnehmung, liefert uns Informationen über Stellung des Körpers im Raum, Druck und Zug, Spannung

Die drei Basissinne des Menschen bilden die Grundlage der menschlichen Entwicklung.

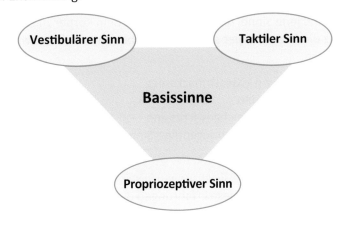

Wahrnehmungsstörungen haben ihre Ursache meist im Bereich der Basissinne. Als Basissinne bezeichnet man den vestibulären, den taktilen und den propriozeptiven Sinn.

Das Vorhandensein von genügend Reizen, Anregungen und Möglichkeiten zum Üben und Trainieren der Basissinne ist gerade im Alter wichtig, um die körperliche und geistige Gesundheit bewahren zu können.

Der Mensch reagiert in vier Schritten auf Sinneseindrücke und Reize:

1. Der Reiz wird wahrgenommen;
2. Die Eindrücke und Informationen werden innerhalb von Sekundenbruchteilen über unsere Nervenbahnen an das Gehirn weitergeleitet;
3. Im Gehirn werden die Sinneseindrücke gefiltert, verarbeitet, gespeichert und integriert – oder abgeblockt und isoliert;
4. Erst danach reagiert der Mensch auf den Reiz, der ihn erreicht hat.

Aktivierungstrainer und Aktivierungstherapeuten arbeiten nicht mit den Defiziten oder „Schwächen" des Menschen, sondern mit vorhandenen Fähigkeiten, Ressourcen und Stärken. Nur auf diese Weise hat der Mensch die Chance, seine Sinne und Systeme zu ordnen, zu integrieren, seine Wahrnehmung zu verbessern und damit mehr Lebensqualität zu erreichen.

Bereits vor der Geburt, im Bauch der Mutter, entwickeln wir unsere drei Basissinne. Unsere Wahrnehmung trainieren wir täglich, sie liefert uns eine Vielzahl an Informationen über unsere Umgebung, unsere Umwelt, unsere Beziehungen, über die Beschaffenheit von Gegenständen und Materialien u. v. m.

Einteilung der Sinne in Nah- und Fernsinne:

Nahsinne sind jene Sinne, die unmittelbar mit dem Körper zu tun haben, deren Reiz direkt am Körper spürbar, erfahrbar und erlebbar wird. Dazu gehören:

- Gustatorischer Sinn – Geschmackssinn
- Taktiler Sinn – Tastsinn
- Vestibulärer Sinn – Gleichgewichtssinn
- Kinästhetischer Sinn/Propriozeptiver Sinn – Eigenwahrnehmung und Tiefensensibilität

Hat der Mensch durch viele Erfahrungen in seinem Leben seine Nahsinne integriert, so kann er auf diese Erfahrungen die Fernsinne aufbauen und ebenfalls integrieren.

Durch ein gut funktionierendes Zusammenspiel der Fern- und Nahsinne kann sich der Mensch ein Leben lang entwickeln, und zwar auf körperlicher, physischer, psychischer, mentaler und auf kognitiver Ebene: Lebenslanges Lernen und Wissensaneignung werden möglich.

Fernsinne:

- Visueller Sinn – Sehsinn
- Auditiver Sinn – Hörsinn
- Olfaktorischer Sinn – Geruchssinn

Viele Kinder, aber auch alte oder erkrankte Menschen haben sogenannte „Wahrnehmungsstörungen", die es manchmal unmöglich machen, Reize zu filtern, zu ordnen oder adäquat auf sie zu reagieren.
Eine Wahrnehmungsstörung kann man damit als eine Funktions- und Verarbeitungsstörung des Gehirns bezeichnen.
Menschen mit Wahrnehmungsstörungen erleben ihre Umwelt als zu laut, zu leise, zu grell, zu schnell usw. Sie nehmen nur Bruchteile von Eindrücken wahr, was wiederum die Wahrnehmung verzerrt und diese unklar macht. Es werden also nur verwirrende und verunsichernde Informationen empfangen, was bewirkt, dass der Mensch scheinbar unlogisch, inadäquat oder unangepasst reagiert.

Eine Wahrnehmungsstörung macht sich bemerkbar durch:

- Übersensibilität in Bezug auf Gerüche, Laute und Berührungen
- Antriebslosigkeit und Unsicherheit
- Geringe Belastbarkeit und Frustrationstoleranz
- Überhöhter Antrieb und motorische Unruhe
- Mangelndes oder überhöhtes Einschätzungsvermögen
- Geringe Ichkompetenz und geringer Selbstwert
- Geringe Sachkompetenz (Materialien und Geräte können kaum bis gar nicht gehandhabt werden)
- Geringe Sozialkompetenz (Empathie geht verloren, das Wahrnehmen der Gefühlswelt eines anderen ist kaum möglich)
- Unangepasstes Verhalten: zu laut, zu leise, ständig kichernd, lachend, aber auch traurig, weinend
- Sprachstörungen und verminderte Ausdrucksfähigkeit
- Orientierungslosigkeit (es fällt schwer, nach Hause oder andere Wege zu finden, das Gefühl für Jahreszeiten, Tag und Monat geht verloren usw.)

- Wutanfälle oder Aggressivität
- Sturzgefahr durch Schwindelgefühl
- Weitere körperliche und psychische Reaktionen

Betrachtet man einige der genannten Aspekte von Wahrnehmungsstörungen, wird erkennbar, dass etliche Symptome auch der Demenz zugeordnet werden können.

Meinem Erleben nach gibt es eine Vielzahl an Menschen mit Wahrnehmungsstörungen und nur eine kleine Gruppe an Menschen mit Demenz. Es fehlt hier vor allem an Wissen, Kompetenz, Bildung und Fortbildung, um die eigentliche Krankheit richtig einzuschätzen und dementsprechend reagieren zu können.

Menschen ohne Alltagsaufgaben oder Menschen, die nur wenig selbst tun können, entwickeln meiner Erfahrung nach Wahrnehmungsstörungen sowie all das, was damit zusammenhängt – von Persönlichkeitsstörungen bis hin zu motorischer Unruhe und Orientierungslosigkeit.

Das bedeutet: Menschen sollen unbedingt die Möglichkeit erhalten, aktiv zu bleiben, denn nur so bleiben auch die Sinne aktiv und können weiterhin Informationen über Umwelt und den Menschen selbst liefern. Gehirntätigkeit und Gedächtnistraining passieren automatisch, da tagtäglich Eindrücke und Erfahrungen abgerufen und verglichen sowie auf vorangegangene Erfahrungen zurückgegriffen werden können. So ist ein selbstständiges Leben in Institutionen möglich. Weiters bewirken Sinnesanregungen Aktivität, Motivation und Bewegungsfreude, wodurch sie auch als eine wichtige Sturzprävention aufzufassen sind.

Es bedarf gerade in Alten- und Pflegeheimen eines anregend und bewusst gestalteten Lebens- und Wohnbereichs. Positive Sinneseindrücke, Orientierungshilfen, sinnvolle Beschäftigung, Bewegung und Anregung sowie Menschen mit entsprechendem Know-how, Kompetenz und Einfühlungsvermögen sind enorm wichtig. Vieles kann den pflegebedürftigen Menschen überfordern und verunsichern, neue Eindrücke und Reize können oft nicht eingeordnet und integriert werden. Durch negative Eindrücke kommt es automatisch zu Blockaden und Ablehnung.

Die achtsame Begleitung, die durch Akzeptanz, Wertschätzung und Verständnis gekennzeichnet ist, als auch der Aufbau von Vertrauen, Sicherheit und Beziehung und viel Liebe sowie ein begleitendes soziales Netzwerk sind hilfreich, um diese schwierigen Lebenssituationen erfolgreich meistern zu können.

Wurden Ressourcen und Fähigkeiten bereits durch beispielsweise mangelnde Bewegung und Eigenmotivation, Krankheit oder Untätigkeit abgebaut, so kann durch den Einsatz von Hilfsmitteln wie z. B. einem Hörgerät, einem Rollator, einem gebogenen Löffel mit verstärktem Griff usw., aber auch durch gezieltes, tägliches Aktivierungstraining zumindest ein Teil der Fähigkeiten wieder aufgebaut und hergestellt werden. Damit wird automatisch die Lebensqualität des Menschen verbessert.

Doch es ist leider eine Tatsache, dass viele Menschen nur über schlecht angepasste Hör- oder Sehbehelfe, falsch eingestellte Gehhilfen, Rollstühle usw. verfügen.

Ein erster Schritt zur Verbesserung der Lebensqualität wäre, halbjährlich zu überprüfen, ob die Hilfsmittel noch passend und ausreichend für den Menschen sind, der sie verwendet.

Für mein eigenes Alter würde ich mir ein Umfeld wünschen, in dem meine Sinne täglich angeregt werden und in dem es eine Vielzahl an Aktivitäten und Angeboten zu den Themen Bewegung, Wahrnehmung, Wissen und Lernen sowie Entspannung gibt. Wünschenswert wäre ein Ort, an dem ich auf die Erfahrungen meines Lebens zurückgreifen, diese abrufen und auch anderen mitteilen kann. Ein Umfeld also, in dem ein selbstbestimmtes, würdevolles Leben bis zu meinem Tod möglich ist und in dem der Kontakt zur Familie und zu den eigenen Kindern willkommen geheißen wird.

1.4   Gruppendynamische Prozesse

Die Leitung und Begleitung von Gruppen erfordern vom Aktivierungstrainer und -therapeuten ein umfassendes Wissen und ein hohes Maß an Kompetenz und Erfahrung. Das Alter der Teilnehmer (TN) ist dabei eher nebensächlich. Ob Gruppenstunden, Themenrunden, Feste oder Aktivierungseinheiten gelingen, hängt im Großen und Ganzen vom Gruppenleiter (GL), von dessen Fähigkeiten, Ressourcen, Stärken sowie von dessen Persönlichkeit ab. Rahmenbedingungen, Material und Zeit sind eher sekundäre Faktoren, die zwar Einfluss auf das Gruppengeschehen nehmen, aber nicht ausschlaggebend sind.

Definition einer Gruppe:

In der Soziologie wird der Begriff „Gruppe" als ein funktionierendes „soziales System" definiert. In jenem System bleibt eine Gruppe auch dann bestehen, wenn Mitglieder oder TN fehlen, ausgetauscht werden, die Gruppen wechseln oder versterben. Eine Gruppe ist personenbezogen – diese Tatsache bedeutet, dass es eine begrenzte Anzahl von wechselnden Gruppenmitgliedern geben kann, ohne dass sich die Gruppe auflöst und der Gruppenprozess von Neuem beginnen muss. Die Sachbezogenheit spielt innerhalb einer Gruppe nur eine kleine Rolle.

Der Mensch ist ein nach Kommunikation, Beziehungen, Sicherheit, Anerkennung und Vertrauen ausgerichtetes Wesen, das danach strebt, diese Bedürfnisse zu befriedigen. Die Gruppe bietet vielen TN die Möglichkeit, zumindest einen Teil ihrer Bedürfnisse zu befriedigen und damit Ausgeglichenheit, Zufriedenheit und Bestätigung zu bekommen.
Gruppendynamische Prozesse sind etwas Positives. Sie zeigen zwar Schwachstellen auf, machen jedoch Veränderung möglich, bringen Menschen einander näher, bewirken ein besseres Verständnis, geben Aufschluss über die Persönlichkeit jedes einzelnen TN, regen Diskussion und Austausch an, machen Konflikte bewusst und bringen diese ans Tageslicht, bewirken Harmonie innerhalb der Gruppe – und dies alles ist nötig, damit ein „Wir-Gefühl" aufgebaut werden kann.
Es erfordert vom GL sehr viel Wissen, Kompetenz und Fingerspitzengefühl, um diese Prozesse leiten, begleiten oder auch ganz bewusst in Gang bringen zu können.

Gruppendynamische Prozesse sollte der GL erkennen, leiten, begleiten und auch lenken. Er sollte manchmal eingreifen und auch Prozesse stoppen können, wenn einzelne TN überfordert sind. Er kann gruppendynamische Prozesse bewusst oder unbewusst durch sein Verhalten, seine Haltung, seine Motivation oder Demotivation, durch seine gute oder weniger gute Vorbereitung auf das Thema in Gang, aber auch zum Stillstand bringen. Sowohl die Tagesverfassung des GL als auch die der teilnehmenden Personen spielen eine große Rolle für das Zustandekommen von gruppendynamischen Prozessen.
Der Großteil der gruppendynamischen Prozesse wird von den teilnehmenden Personen durch ihre Haltungen, Werte, Erfahrungen sowie durch deren Motivation, Interesse und Sympathie beeinflusst.

Weitere Faktoren, die gruppendynamische Prozesse auslösen können, sind:

- ein zu enger Raum
- eine negative Haltung des GL
- eine zu enge oder zu nahe Sitzposition der TN

- unterschiedliche Fähigkeiten, Kompetenzen und Ressourcen der TN (z. B. klar orientierte Menschen oder Menschen mit Demenz der Stufe 2)
- eine zu laute Umgebung (z. B. Durchgangsbereich)
- ständige Ablenkung oder Störungen
- eine zu helle oder zu dunkle Umgebung
- eine zu warme oder zu kalte Umgebung
- Ablehnung der TN untereinander
- Ablehnung der TN gegenüber dem GL
- Desinteresse am Thema
- Aufbereitung des Themas
- eine erzwungene Teilnahme
- das Gefühl, nicht zu Wort zu kommen oder nicht wahrgenommen zu werden
- übergangene Bedürfnisse
- Abwesenheit des GL (wenn er z. B. zum Telefon gerufen wird, TN zur Toilette begleiten muss usw.)

Gruppendynamische Prozesse durchlaufen in der Regel fünf Phasen, in denen neben der inhaltlichen Ebene auch die Beziehungsebene eine wesentliche Rolle spielt.

Die Grundlage für die Weiterentwicklung in diesem Bereich war das Berliner Modell von Heimann.

Er hat die grundlegenden Fragen, die eine Gruppe beschäftigen sollten, zusammengefasst:

1. Warum findet diese Gruppe statt?
2. Wohin soll es gehen?
3. Was brauche ich dafür?
4. Wie erreiche ich meine Ziele?

Hilfreiche Mittel für eine hohe Qualität bei Aktivierungseinheiten, Themen- und Gruppenstunden sowie Einzelaktivierungseinheiten sind:

- Planung
- Analyse und Reflexion der Einheit
- Auswertung der Einheiten
- Evaluierung der Einheiten
- Selbstreflexion des GL
- Materialfundus

21

Raum, Organisation, Zeitpunkt, gewählter Ort

- **Raum:** Wurde ein, für Aktivierungseinheiten, ruhiger, heller Ort ohne Störungen gefunden bzw. von der Institution zur Verfügung gestellt?
- **Zeitpunkt:** Wurde der Zeitpunkt für Einzelaktivierungseinheiten und Gruppenaktivierungseinheiten mit dem Team und der Stationsleitung abgestimmt?
- **Organisation:** Wichtig sind eine sehr gute Planung, die Vorbereitung des Raumes und der Materialien, das Ausarbeiten interessanter Themen mit unterschiedlichsten Medien.
- **Ort:** Wichtig ist ein für die TN gut erreichbarer und gekennzeichneter Ort.
  – Der Ort sollte allen im Team bekannt sein
  – TN werden vom Pflegeteam zur EH gebracht, begleitet

Soziokulturelle Prägung, Haltung der TN und des GL

- **Soziokulturelle Prägung:** Faktoren wie Umwelt und Umfeld, Lebensbereich, soziales Netzwerk, sozialer Status, Einkommen, Kulturkreis, Glaubensrichtung, Erziehung, Ausbildung uvm. beeinflussen das Geschehen einer Aktivierungseinheit.
- **Haltung:** Als Haltung bezeichnet man die Offenheit, den Respekt, die Akzeptanz und Toleranz, das emphatische Verhalten der TN und des GL. Darunter ist auch der wertschätzende Umgang innerhalb der Gruppe, sowie der Umgang mit Fehlern und Konflikten zu verstehen.

Rahmenbedingungen und Ressourcen

- **Rahmenbedingungen:**
  – Welchen zeitlichen Rahmen gibt es?
  – Kann der GL in Zusammenarbeit mit dem Team Gruppen zusammenstellen?
  – Wird die Gruppengröße je nach Schwerpunkt der Gruppe beschränkt?
  – Steht genügend Zeit für Planung, Evaluierung und Reflexion zur Verfügung?
  – Wird diese Zeit bezahlt?
  – Wird auf interdisziplinäre Zusammenarbeit Wert gelegt?
  – Welche Schulungen, Ausbildungen und Kompetenzen besitzt der GL?
- **Ressourcen:**
  – Gibt es einen finanziellen Rahmen für Materialien?
  – Können ehrenamtliche Mitarbeiter und Schüler an der Gruppeneinheit teilnehmen und unterstützen?
  – Gibt es fix eingeteiltes Pflegepersonal welches den Toilettengang während der EH übernimmt?

Weitere Faktoren, welche die Gruppendynamik beeinflussen können:

1) Raum
   Organisation
   Zeitpunkt
   gewählter Ort

2) Soziokulturelle Prägung
   Haltung

3) Rahmenbedingungen
   Ressourcen

Weitere Punkte, die zum Gelingen von Aktivierungseinheiten, Gruppen- oder Einzelförderung beitragen:

1) Thema, Inhalte, Aktivierungsschwerpunkt
2) Methodenwahl
3) Materialien und Mittel
4) Medienauswahl
5) Ziele und Perspektiven

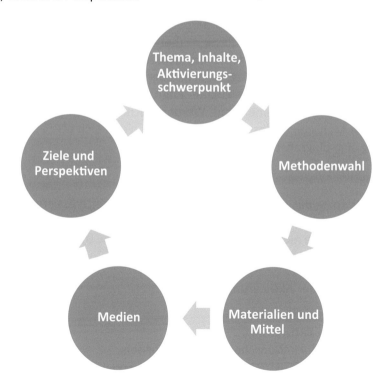

23

Themen und Inhalte:

Themen:

Interessante Themen aus dem Leben der TN können eingebracht werden. Aktuelle Ereignisse, Geschehnisse, Themen anderer Länder, Sprachen, Bräuche u. v. m. können besprochen werden.
Bitte beachten Sie, dass Menschen mit Demenz oder psychisch kranke Menschen die klassische Form der Nachrichten (Zeitungen, Fernsehen usw.) emotional kaum aushalten und mit deren Aufarbeitung lange Zeit beschäftigt sind.
Bedenken Sie auch, dass Menschen mit Demenz bei der Aufnahme von Nachrichten in Panik, Angst und Unruhe verfallen können.

Inhalte:

Die Inhalte sollten je nach Fähigkeiten und Ressourcen der TN aufgebaut und an diese angepasst sein. Klar orientierte Menschen brauchen mehr Herausforderungen, Erklärungen, Wissensvermittlung und höhere Schwierigkeitsgrade als beispielsweise Menschen mit Demenz, für die zu viel Herausforderung und Information eine Überforderung bedeuten und damit Frustration auslösen würden.
Für Menschen mit erhöhtem Förderbedarf gilt: weniger ist mehr. Beachten Sie dabei die ganzheitliche Aufbereitung Ihrer Themen. (Siehe Sinnes- und Wahrnehmungsförderung: „Mit allen Sinnen".)
Vermeiden Sie es, über Krieg, Hunger oder Missbrauch zu sprechen, wenn Sie wissen, dass diese Inhalte aufgrund der Biografie bestimmter Personen heikle Themen sind. Werden solche Themen von den betroffenen Menschen selbst angesprochen, so bietet sich als Einzelaktivierung eine biografische Aktivierung an.

Wichtig:

Sie als GL sollte das vorbereitete Thema auch selbst interessieren. Können Sie sich mit einem Thema nicht identifizieren oder haben Sie sich mit einem Thema nicht intensiv befasst, dann wird die Umsetzung kaum bis gar nicht möglich sein.

Schwerpunkte der Aktivierung:

- Aktivierung im Jahreskreis
- Biografische Aktivierung
- Aktivierung nach Wünschen und Bedürfnissen
- Aktivierung nach aktuellem Geschehen und Ereignissen

Methodenwahl:

Der Spruch von Maria Montessori: „Die Freiheit der Wahl führt zur Würde des Menschen" sollte große Beachtung in der Aktivierung, Förderung und Pflege finden!

Den TN sollte eine Vielfalt an Methoden zur freien Wahl angeboten werden. Jeder sollte sich Methoden aussuchen können, die ihn interessieren. Um dies herauszufinden, bieten sich sehr oft Schnuppereinheiten an. Erst danach sollte sich die Person zur Teilnahme entscheiden. Diese Vorgehensweise hilft oft, Hemmungen abzubauen und sich Neues anzusehen.

Wichtig hierfür ist die Ausbildung des GL, der neben vielen praktischen Tools ein umfangreiches Grundwissen in den Bereichen Demenz, Gerontopsychologie, Gerontologie, Kommunikation usw. benötigt, um den beruflichen Alltag kompetent meistern zu können. Nur wenn er auf eine fundierte, umfangreiche Ausbildung zurückgreifen kann, ist es ihm möglich, eine Methodenvielfalt anzubieten, die weit über „Bastelstunden und Ballspiele" hinausgeht.

Einige Methoden, die der Sensorischen Aktivierung zugeordnet werden können, im Überblick:

- Montessori für Menschen mit Förderbedarf
- Motogeragogik
- Musik und Rhythmik
- Klangschalenarbeit
- Integrativer Tanz
- Ganzheitliches Gedächtnistraining
- Mal- und Gestaltgeragogik
- Validation
- Lebensraum- und Alltagsgestaltung
- Gartengestaltung
- Kreatives Gestalten
- Basale Aktivierung

Materialien und Mittel:

Materialien sollten dem Thema und den Inhalten entsprechend in ausreichender Menge zur Verfügung stehen. Auch hier sollte die Ganzheitlichkeit bei der Materialwahl beachtet werden. Materialien sollten zum

Ertasten, Fühlen, Berühren, Riechen, Hören, Betrachten, Bewegen und auch zum Schmecken einladen, farblich ansprechend aufbereitet und in einwandfreiem Zustand sein. Fehlen Teile, so ist dies für TN demotivierend.

Beispiel
Thema: Urlaubszeit „Italien"
Materialien: CD mit italienischer Musik, Sand, Muscheln, gesammelte Postkarten, Straßenkarte und Stadtplan, Reiseführer, Fotos, Badekleidung (z. B. einst und jetzt), Sonnenschirm, Sonnencreme, Wasserball, italienische Süßigkeiten, evtl. ein Gläschen italienischer Wein usw. – und schon kann eine ganzheitliche Aktivierungseinheit stattfinden.
Von großer Bedeutung für Menschen in Institutionen sind Alltagsmaterialien, da diese eben nicht mehr zum Alltag gehören.
Es kann ein Plakat mit der Bitte erstellt werden, dass Angehörige oben genannte Gegenstände mitbringen oder deren Anschaffung finanziell unterstützen, wenn beispielsweise italienische Süßigkeiten gekauft werden müssen.

Medienauswahl:

Die Medienvielfalt bei den Aktivierungseinheiten ist sehr wichtig. Grundlage dafür ist, dass einem die Handhabung von CD-Player, Beamer, Video- oder DVD-Rekorder usw. vertraut ist. Unkenntnis löst Stress aus und dieser überträgt sich auf die TN der Gruppe. Eine eigentlich gut vorbereitete Einheit kann aus diesem Grund scheitern. Alles, was Stress und Hektik auslösen kann, soll vom GL vermieden werden! Setzen Sie Medien wie Bücher, CDs, Videos, Hörspielkassetten, Dias usw. immer wieder je nach gewähltem Thema ein.

Beispiel
Zum Thema „Italien" zeigen Sie einmal die Fotos in einem Fotoalbum, ein anderes Mal in Form einer Powerpoint-Präsentation im Großformat. Das Erlebnis wird für die TN einzigartig sein, wenn hier Abwechslung gelebt wird. Bücher sind wichtig, doch gibt es noch viele andere Medien, die wir für unsere Arbeit einsetzen und nützen können.

Ziele und Perspektiven:

Jeder GL sollte sich der Ziele für die jeweilige Aktivierungs- oder Fördereinheit, für die Gruppen- oder Einzelaktivierung bewusst sein. Wichtig ist es, diese Ziele bewusst und transparent zu machen, im Team zu besprechen und abzustimmen. Auch bei den Förderzielen sollte die ganze Bandbreite des Menschseins beachtet werden. Die Zielsetzung sollte auf jeder Ebene erfolgen (siehe Ganzheitlichkeit, holistisches Menschenbild und Kompetenzbereiche). Auf der körperlichen Ebene kann das Ziel durch Bewegung, Tanz, Rhythmik und Musik verfolgt und erreicht werden, auf der geistigen, kognitiven Ebene durch ganzheitliches Gedächtnistraining, Wissenserwerb, Lernmöglichkeiten und Sinnesanregung.

Zielsetzung im Bereich der Kompetenzbereiche:

- **Ich-Kompetenz:** Erhaltung von Selbstvertrauen, Selbstwert und Selbstbestimmung.
- **Sach-Kompetenz:** mit Gegenständen des Alltags umgehen, diese nützen und handhaben können.
- **Sozial-Kompetenz:** Den TN wird ein Wir-Bewusstsein vermittelt, ebenso wie das Gefühl, ein Teil einer Gruppe zu sein, und grundlegende soziale Kompetenzen, die ein Miteinander ermöglichen und leichter machen, bewahren oder wieder aufbauen – z. B. Rücksicht zu nehmen, Geduld zu haben, Empathie entwickeln zu können, Verantwortung für sich zu übernehmen usw.

Die Ziele einer Aktivierungseinheit in Gruppenform sind meist abhängig vom Thema, beinhalten aber auch immer neutrale Ziele, etwa die Gruppendynamik oder das soziale Gefüge betreffend.

In der Einzelaktivierung ist dies anders, da die Förderziele nach der Ressourcenerhebung und der Erstellung des Förderkonzepts individuell auf den jeweiligen Klienten, Patienten oder Bewohner abgestimmt werden. Förderziele im Überblick finden Sie im ersten Buch mit dem Titel: Sensorische Aktivierung.

Die fünf Phasen gruppendynamischer Prozesse:

Die Voraussetzungen dafür, dass gruppendynamische Prozesse ablaufen können, sind ein hohes Maß an sozialer Kompetenz der TN und des GL, ein hohes Maß an emotionaler Intelligenz sowie eine höchstmögliche Übereinstimmung von Werten und Normen der Gruppenmitglieder.

27

Phase 1	Forming	**Inhaltsebene:** Die TN lernen ein Thema kennen. **Beziehungsebene:** Die TN lernen sich untereinander kennen, schätzen und ordnen sich ein, ein Sondieren und Abtasten findet statt.
Phase 2	Storming	**Inhaltsebene:** Das Thema wird angenommen, akzeptiert oder abgelehnt. **Beziehungsebene:** Konflikte durch Kämpfe um die Position und Rolle in der Gruppe entstehen, auch Hierarchien innerhalb der Gruppe kommen zustande. Die Bildung von Untergruppen in dieser Phase ist ein normaler Prozess.
Phase 3	Norming	**Inhaltsebene:** Die TN tauschen Informationen aus, sind offen für Neues. Aufgaben und Tätigkeiten werden eingeteilt. **Beziehungsebene:** Die stürmische Anfangsphase wird ruhiger, mehr Harmonie innerhalb der Gruppe ist zu spüren. Die Rolle der Mitglieder ist gefunden, die Hierarchien sind festgelegt. Die TN sind nun bereit, am eigentlichen Gruppengeschehen mitzuwirken und teilzunehmen. In dieser Phase entsteht Zusammenhalt innerhalb der Gruppe.
Phase 4	Performing	**Inhaltsebene:** Am Thema, an den Zielen und Perspektiven wird aktiv mitgearbeitet. **Beziehungsebene:** Die TN fühlen sich in der Gruppe wohl und gefestigt, da die eigene Rolle und damit die eigenen Aufgaben gefunden sind. Die TN tragen ihre Konflikte offen aus und streben nach Lösungen. Die Hilfe des GL ist nur selten notwendig. Die TN verhalten sich kooperativ.
Phase 5	Adjourning	**Inhaltsebene:** Die Gruppe präsentiert das Ergebnis, das Produkt, tauscht Wissen über Inhalte und Ergebnisse und erreichte Ziele aus. **Beziehungsebene:** Die Gruppe ist nun stark gefestigt und tritt auch nach außen als Gruppe auf, der Zusammenhalt wird erlebbar und spürbar für andere.

Auch hier sind Aus- und Weiterbildungen, die einen großen Anteil an Selbsterfahrung für Trainer und GL beinhalten, empfehlenswert.

Zu beachten ist, dass die Phasen der Gruppenfindung von Neuem zu laufen beginnen, wenn der Wechsel der TN in der Gruppe zu groß ist.

Rollen innerhalb einer Gruppe:

Definition Rolle: Eine Rolle definiert sich über das Verhalten der Personen, das beim Zusammentreffen bzw. bei Gruppenstunden an den Tag gelegt wird. Sie definiert sich auch über Verhalten, das von den Gruppenmitgliedern in bestimmten Situationen und bei bestimmten Ereignissen von den einzelnen TN dieser Gruppe erwartet wird.

Rollen können nach Fähigkeiten, Ressourcen, Kompetenzen, Wissen, Persönlichkeit oder „Wichtigkeit" der Personen vergeben und eingenommen werden.
Rollen können frei gewählt und eingenommen oder zugeordnet, aber auch dem anderen aufgezwungen werden.
Bei aufgezwungenen Rollen kann nur ein Mensch mit hoher Ich- und Sozial-Kompetenz diese annehmen oder ablehnen.
Menschen mit hohem Förderbedarf haben meist nicht die Kraft, sich gegen aufgezwungene Rollen zu wehren. Es bedarf daher der Achtsamkeit des GL, der diese Situation wahrnimmt und anspricht, um Hilfestellung und Lösungsmöglichkeiten anbieten zu können.

Unterschiedliche Rollen innerhalb einer Gruppe:

1) Gruppenleiter: plant, leitet und begleitet die TN bzw. die Gruppe; die Gruppe hat das Gefühl, vom GL verstanden und akzeptiert zu werden; der GL setzt Ziele und achtet darauf, dass diese erreicht werden; er vertritt Wünsche, Bedürfnisse und Anliegen der Gruppe nach außen, z. B. gegenüber der Institution, Stationsleitung, den Betreuern, aber auch Angehörigen usw.; er verteilt Aufgaben und Tätigkeiten nach Kompetenzen und Ressourcen der TN; er bleibt auch in Konfliktsituationen neutral; er erstellt Angebote und Förderkonzepte für die jeweilige Gruppe.

2) Der Beliebteste oder der Opponent: Der Beliebteste ist meist ein TN mit Führungsqualitäten. Er kann nach Belieben jede Rolle einnehmen, unterstützt andere usw.
Opponent: kann viel Unruhe in die Gruppe bringen; stellt den GL infrage; möchte gerne die Führung übernehmen; ist sehr oft der Auslöser für Konflikte. Ist der GL nicht stark genug, dann gelingt dem Opponenten die Übernahme der Führung.

3) Opportunist: stärkt einerseits die Gruppe, wenn er seine Ziele und Interessen gewahrt sieht; ist bereit, sich aufzugeben, um seine Ziele erreichen zu können.

4) Sündenbock: meist ein schwacher TN; bekommt meist die Schuld, wenn der Gruppe etwas nicht gelingt; wird, wenn nicht darauf geachtet wird, von anderen TN erniedrigt und geschwächt.

5) Außenseiter: ein TN, der anders ist – zurückhaltend, ruhig, meist ein TN mit wenig Selbstwertgefühl oder Persönlichkeits- und Wesensmerkmalen oder mit einer Erkrankung, die ein Einfügen in die Gruppe schwer bis unmöglich machen. Er kann aber auch der übertriebene Clown sein oder jemand mit einem Aufmerksamkeitsdefizit (Menschen mit Aufmerksamkeitsdefizit trifft man in vielen Institutionen). Er könnte jemand mit einer anderen Hautfarbe oder Glaubensrichtung sein, oder jemand, der wegen festgefahrener Meinungen, sturem Verhalten und rechthaberischem Wesen ausgeschlossen wird.

Merkmale eines guten Aktivierungstrainers oder -therapeuten:

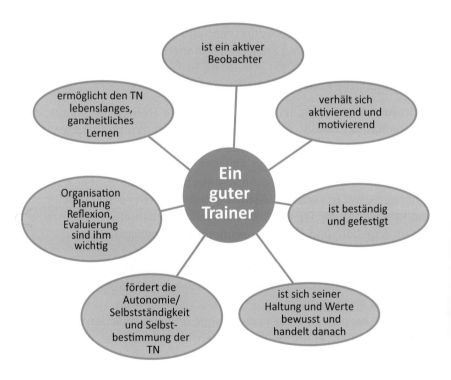

Aktiver Beobachter	beobachtet, ist präsent und erreichbar für die Wünsche, Fragen und Bedürfnisse der TN
Aktivierend	gestaltet den Lebensbereich stimulierend im Jahreskreis, vermeidet dabei Reizüberflutung
Beständig	ist in sich gefestigt, psychisch gesund und tolerant, kann Grenzen setzen und konsequent sein, zeigt Konflikte auf, unterstützt bei der Lösungsfindung
Werte und Haltung	kann den TN Wärme, Liebe und Geborgenheit schenken, besitzt ein hohes Maß an empathischem Verhalten
Autonomie	unterstützt Autonomie, Selbstständigkeit und Selbstbestimmung der TN
Organisation	plant, reflektiert, evaluiert Aktivierungseinheiten und das persönliche Verhalten, organisiert Feste und Feiern, erstellt Jahres-, Monats- und Wochenpläne u. v. m. schafft ganzheitliche Lernmöglichkeiten
Lebenslanges Lernen	bietet den TN die Möglichkeit, sich Wissen anzueignen, Kompetenzen zu erweitern oder wieder aufzubauen, ermöglicht Sinnes- und Wahrnehmungserfahrung, Bewegung u. v. m.

Ablauf von Aktivierungseinheiten:

Eine Aktivierungseinheit beginnt mit einer Jahresplanung, einem Monats- und Wochenplan sowie einer Planung zum Thema. Geeignete Themen zu finden, ist für Trainer gerade am Anfang eine große Herausforderung. Fragen wie „Was interessiert meine Gruppe?", „Wo bekomme ich eine Vielzahl an Information und Wissen her?", „Welche Medien kann ich einsetzen?" oder „Welche finanziellen Mittel gibt es?" beschäftigen viele Trainer am Anfang.

Tipp: Sammeln Sie Ihre Vorbereitungen, recherchieren Sie im Internet, legen Sie sich einige Standardwerke zum Thema Gruppenstunden und Aktivierung zu. Lernen Sie durch Erfahrung. Es gehören sowohl positive als auch negative Erfahrungen zur Entwicklung einer beruflichen Kompetenz und zum Prozess der Persönlichkeitsentwicklung eines Trainers. Sie können die TN dann umso besser verstehen und begleiten, sie unterstützen und fördern.

Neben Lebensfreude, Spaß und Humor, neben aktuellen Themen und Ereignissen sollten TN auch die Möglichkeit haben, eine Wunschliste mit möglichen, für sie interessanten Themen zu erstellen. In Gruppenstunden und Einzelaktivierungen sollten TN auch die Möglichkeit bekommen, Konflikte, Probleme oder Themen des Alltags, die sie beschäftigen, anzusprechen. Basis dafür sind Vertrauen und eine Beziehung zum Trainer sowie die Gewissheit, dass Anvertrautes dort bleibt, wo es ausgesprochen wurde.

Phasen einer Aktivierungseinheit:

a) **Eingangsphase:** Begrüßung, vier Säulen der Begegnung, Rituale, Erinnerungsarbeit, Kalenderarbeit, Orientierungstraining, Einstimmung auf das Thema.

b) **Hauptteilphase:** Wissen zum Thema einbringen, lebenslanges Lernen, Gedächtnis- und Wahrnehmungsförderung, Kommunikation und Austausch, Bewegung, selbsttätig werden der TN u. v. m.
Methodenwahl zum Thema: z. B. Montessori, Motogeragogik, integrativer Tanz, Klangschalenarbeit u. v. m.
Memoryfragen begleiten alle Phasen!

c) **Ausgangs-/Schlussphase:** Wiederholung der Aktivierungseinheit, damit Training des Kurzzeitgedächtnisses, Ritual, Vier Säulen, Verabschiedung, Hinweis zur nächsten Einheit.

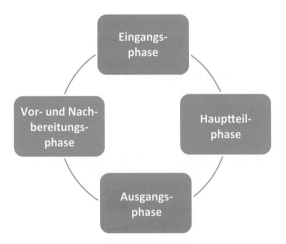

Planungsschema/Vorlage für Gruppenstunden finden Sie im Anhang des Buches Sensorische Aktivierung!

Aktivitätskurve während der Aktivierung bei:

A: Gesunden Menschen
B: bei Demenz

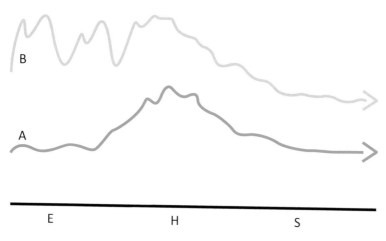

E: Eingangsphase
H: Hauptteilphase
S: Schlussphase

Entspannung in der Ausgangsphase:

Ein wichtiger Aspekt ist die Entspannungsphase zum Abschluss der Einheit. Vergessen Sie darauf, dann gehen die TN mit höchster Spannung in ihren Lebensbereich zurück. Unruhe, Aggression, hoher Antrieb, Unzufriedenheit und Streitlust können die Folgen sein!

2. Ein ganzheitlicher Gesundheitsbegriff als Basis der Aktivierung

Christine Hefti Kraus

2.1 Gesundheitsverständnis

„Gesundheit" ist nicht als Abwesenheit von Krankheit zu verstehen und ist in diesem Sinn nicht einfach eine Art Kapital, das aufgebraucht werden kann. Sie ist nur dort, wo sie in jedem Augenblick des Lebens neu erzeugt wird. Dieses ganzheitliche Gesundheitsverständnis, in dem Gesundheit als Resultat eines dynamischen, mehrdimensionalen und lebenslangen Prozesses gesehen wird, bildet den Hintergrund, auf dem die Wirksamkeit der Aktivierung verstanden werden kann.

WHO-Modell der Gesundheit:

Auch die Weltgesundheitsorganisation (WHO) sieht die Gesundheit in ihrer „Charta zur Gesundheitsförderung" als dynamische Balance, die immer wieder neu definiert werden muss.
Gesundheit wird dabei als lebenslanger Prozess der Auseinandersetzung mit den inneren und äußeren Lebensbedingungen verstanden; sie ist mitbestimmt von körperlichen und Persönlichkeits-Faktoren sowie von der sozialen, wirtschaftlichen und realen Umwelt.

Salutogenese:

Das Modell zur „Entstehung der Gesundheit" (Salutogenese-Modell) des Soziologen Aaron Antonovsky fragt danach, was uns gesund macht und uns trotz schwieriger Situationen und Verlusterfahrungen gesund erhält: Ins Zentrum rücken dabei die verschiedensten Schutzfaktoren sowie die psychische Widerstandsfähigkeit.
Herzstück der Salutogenese ist das „Kohärenzgefühl", das wie folgt beschrieben werden kann: Zusammenhang und Stimmigkeit erleben sowie über das Grundvertrauen verfügen, innerlich zusammengehalten zu werden, nicht an Belastungen zu zerbrechen und auch im Umfeld Unterstützung und Halt zu finden.

Das Kohärenzgefühl besteht dabei aus drei Komponenten:

- Verstehbarkeit (ich verstehe das, was mit mir passiert und kann es einordnen)
- Handhabbarkeit (ich kann das Geschehen selbst beeinflussen)
- Sinnhaftigkeit (ich erkenne im Geschehen einen Sinn; es lohnt sich daher, mich dafür einzusetzen oder mich dagegen zu wehren)

Dimensionen der Gesundheit:

Ausgehend von diesem salutogenetischen Ansatz formuliert der Psychologe und Altersforscher Andreas Kruse vier Dimensionen der Gesundheit:

- Die *körperliche Dimension* beinhaltet die Erhaltung der körperlichen Funktionen und der physischen Leistungsfähigkeit.
- Die *seelisch-geistige Dimension* beinhaltet die psychische Widerstandsfähigkeit und die kognitive Leistungsfähigkeit (Wahrnehmen, Erkennen, Vorstellen, Urteilen, Denken, Lernen) sowie die Kompetenz, Aufgaben und Herausforderungen zu bewältigen.
- Die *„existenzielle" Dimension* beinhaltet das Sinnerleben und die Sinnfindung.
- Die *sozial-kommunikative Dimension* beinhaltet die Kommunikation (Kontakt aufnehmen, sich austauschen und Beziehungen pflegen) sowie die Partizipation (am Geschehen teilhaben und sich aktiv beteiligen).

2.2 Gesundheitsfaktoren

Gemäß diesem ganzheitlichen Gesundheitsverständnis ist eine erfolgreiche Bewältigung von akuten wie auch chronischen Belastungen davon abhängig, wie Menschen in Belastungssituationen ihre Ressourcen, Möglichkeiten und Fähigkeiten mobilisieren können. So werden Zuversicht, Selbstvertrauen, Sinnerleben und Sinnfindung sowie eine positive soziale Einstellung zu Merkmalen, die für die Gesundheit eine wesentliche Rolle spielen.

Lebenslange Entwicklung:

Das Älterwerden und die Auseinandersetzung mit zunehmenden Behinderungen bedeuten, sich Entwicklungsaufgaben stellen zu müssen und immer wieder neue Rollen anzunehmen. Auch das „Loslassen", also sich mit Verlusten abzufinden und sich mit dem bisherigen Leben zu versöhnen, gehört zu den Entwicklungsaufgaben im Leben jedes Menschen.

Die Lebensgeschichte jedes Menschen sowie die sich daraus ergebenden Herausforderungen sind jedoch einmalig: Je nach Zusammenspiel der verschiedenen fördernden oder hemmenden Faktoren werden die individuellen Entwicklungsmöglichkeiten geprägt.

Auch die Anpassungsfähigkeit des menschlichen Gehirns – die Fähigkeit, sich Veränderungen der Umwelt anzupassen und sogar Hirnschädigungen mehr oder weniger auszugleichen – erlaubt eine stetige Entwicklung: So können bis ins hohe Alter bestimmte kompensatorische Fähigkeiten entwickelt werden; dazu braucht der Mensch aber Anregungen, die genügend interessante Herausforderungen bieten.

Wohlbefinden trotz Beeinträchtigungen:

Wohlbefinden im Alter und bei Behinderungen ist das Ergebnis eines lebenslangen Entwicklungsprozesses und wird durch den schöpferischen Umgang mit Herausforderungen und den eigenen Ressourcen ermöglicht. Auch aus verschiedenen Untersuchungen ist bekannt, dass psychisches und körperliches Wohlbefinden im Alter mit einer hohen Selbstverantwortlichkeit einhergehen.

Schöpferische Kraft:

Alle Menschen haben schöpferische Potenziale: Begabungen, Fähigkeiten und insbesondere Vorstellungskraft. Auch in der Analytischen Psychologie (nach C. G. Jung) geht man davon aus, dass sich die Psyche lebenslang schöpferisch verändert, um sich an die wechselnden Anforderungen der Außen- und Innenwelt anzupassen. Dabei ist die Vorstellungskraft eine wichtige Ressource, welche die Enge einer schwierigen oder eingeschränkten Lebenssituation aufheben kann: In der Vorstellung sieht der Mensch neue Lebensmöglichkeiten und wird dadurch ermutigt, die eigenen Ressourcen und Potenziale zu entdecken und weiterzuentwickeln.

Sinnerleben und Sinnfindung:

Die Suche nach dem Sinn – wissen zu wollen, woher wir kommen, wohin die Reise geht und wozu all das gut ist – gehört zum Menschsein. Der Mensch kann sehr viel durchstehen, wenn er das Gefühl hat, dass das, was er tut oder erlebt, Sinn macht. Die Konfrontation mit der eigenen Endlichkeit – bei Krankheit, Gebrechen oder im hohen Alter – führt zu den existenziellen Fragen. Sich ganzheitlich, das heißt mit allen Sinnen, beleben zu lassen, sich etwas genussvoll hinzugeben, unterstützt dabei die Sinnfindung auch in schwierigen Lebenssituationen.

2.3 Schlussfolgerungen für die Aktivierung

Ausgehend von diesem ganzheitlichen Gesundheitsverständnis sowie den zugrundeliegenden Gesundheitsfaktoren fördert eine professionelle Aktivierung – mit den Mitteln der Aktivierenden Alltagsgestaltung sowie der Aktivierungstherapie – die Ressourcen, Fähigkeiten und Möglichkeiten der Klienten, um ihr Wohlbefinden und ihre Gesundheit zu stärken. So werden Menschen dabei unterstützt, trotz krankheits- oder behinderungsbedingter Einschränkungen eine bestmögliche Lebensqualität wiederzugewinnen und zu erhalten (siehe Seite 243, Schweizerische Höhere Fachschulausbildung in Aktivierung).

3. Aktivierung und spirituelle Ressourcen

Katharina Schären

> *Spiritualität ist die Lesekunst. Es ist die Fähigkeit, das zweite Gesicht der Dinge wahrzunehmen.*
>
> Fulbert Steffensky (Theologe)

3.1 Theorie

3.1.1. Das Verständnis von Spiritualität

Spiritualität wird von jedem Menschen aus seinem persönlichen Hintergrund und seinen Lebensbezügen heraus unterschiedlich gedeutet. Sie lässt sich weder einheitlich definieren noch verallgemeinern. Vielmehr kann Spiritualität als menschliche Erfahrung beschrieben werden, die sich auf den eigenen Lebensentwurf und die subjektive Befindlichkeit bezieht. Merkmal spirituellen Erlebens ist ein Zustand tiefer emotionaler Ergriffenheit, die sowohl religiöser wie auch nicht religiöser Form sein kann. Die Menschen sehnen sich nach Erfahrbarkeit von Selbsttranszendenz, das heißt, nach der Erfahrung, aus den Grenzen des eigenen Ichs hinauszuwachsen und sich in Verbindung mit einem „höheren Sein" oder einer göttlichen Macht wahrzunehmen.

Auch unser eigenes Verständnis von Spiritualität schwingt in jeder Interaktion mit. Nehmen Sie sich einen Moment Zeit und fragen Sie sich: Wie ist mein eigenes Verständnis von Spiritualität? Welche Bedeutung hat Spiritualität in meinem Leben? Wie wirkt sich Spiritualität auf meine Arbeit mit betagten Menschen aus?

In der Aktivierung sind wir aufgefordert, ein professionelles Verständnis gegenüber Spiritualität zu entwickeln, und zwar auf die gleiche Art und Weise, wie wir ein professionelles Verständnis für Beziehung oder Berührung pflegen. Zum professionellen Umgang mit spirituellen Anliegen von uns anvertrauten Menschen gehört eine Haltung, die von Offenheit geprägt und unbedingt werteneutral ist. Es soll ein Verständnis von Spiritualität sein, das nicht eingrenzt, sondern die Menschen in ihrer persönlichen Entwicklung unterstützt.

3.1.2. Spiritualität als Ressource

In jedem Lebensabschnitt werden dem Menschen spezifische, seinem Alter entsprechende Entwicklungsaufgaben gestellt. Das hohe Alter ist jener Lebensabschnitt, in dem die spirituelle Dimension dem Menschen einerseits die breitesten Entwicklungsmöglichkeiten eröffnet und andererseits auch Entwicklung einfordert. Zu den Entwicklungsaufgaben dieser Lebensspanne gehören beispielsweise die Suche nach Identität und Lebenssinn, das Finden von neuen Rollen, die Akzeptanz des eigenen Lebens sowie die Entwicklung einer Haltung dem Sterben gegenüber.

Die Abstimmung von Anforderungen und Möglichkeiten wird im hohen Alter zum fortwährenden Prozess, und innerhalb dieses Prozesses ist der alternde Mensch gefordert, kontinuierlich Bewältigungsressourcen zu generieren. Angesichts erfahrener Verluste und Einschränkungen spielen die Konzentration auf die inneren Kräfte und die Nutzung vorhandener Stärken zunehmend eine wichtige Rolle. Die Möglichkeiten zu „innerem" Wachstum sind bis an unser Lebensende intakt, auch wenn der äußere Handlungsradius abnimmt. In der spirituellen Dimension ist ein unermesslicher Reichtum an Ressourcen vorhanden. Werden betagte Menschen darin unterstützt, diese Ressourcen zu entfalten und zu nutzen, können diese aktiv zur Erhaltung oder gar zur Steigerung des subjektiven Wohlbefindens und der Lebensqualität beitragen. Spiritualität ist eine wertvolle Kraftquelle, wenn es darum geht, Lebensübergänge und herausfordernde Lebenssituationen zu bewältigen. Daher ist es nicht wesentlich, mit welchen Inhalten Spiritualität gefüllt ist, viel wichtiger scheint, welche Prozesse im Menschen dadurch angestoßen werden.

Angesichts veränderter Lebensumstände fühlen sich betagte Menschen oftmals von der existenziellen (spirituellen) Dimension abgeschnitten *(Verweis auf das Kapitel „Gesundheitsverständnis" von Christine Hefti Kraus)*. Das „Gleichgewicht" ist gestört und damit das Wohlbefinden beeinträchtigt. Aktivierungskonzepte bauen auf den Gedanken der Ganzheitlichkeit menschlicher Erlebensfähigkeit auf. Psychosoziale Bedürfnisse sollten in den Begegnungen mit Menschen und in den Angeboten der Aktivierung in gleichem Maße Berücksichtigung finden wie die Erhaltung der körperlichen und geistigen Funktionsfähigkeit.

Betrachten wir die Bedürfnisse und Ressourcen, die in der existenziellen (spirituellen) Dimension enthalten sind, werden Aspekte offenkundig, die für das Wohlbefinden und die Lebensqualität eines jeden Menschen bedeutsam sind: Kontakte, Gemeinschaft, Rückzug, Wirksamkeit, Rolle, Integration, Kultur, Tradition, Hilfsbereitschaft, Dankbarkeit, Hoffnung, Trost, Glaube, Meditation, Rituale, Kontemplation (Besinnlich-/ Beschaulichkeit), Muse, Imagination (Fähigkeit, innere Bilder entstehen zu lassen), Humor und Kreativität.

Spiritualität begegnet uns also in der Alltäglichkeit, und spiritualitätsbezogene Fördermethoden der Aktivierung lassen sich somit in vielfältiger Weise in den Alltag der Menschen im Heim integrieren. Das Ziel ist, die Selbst- und Sozialkompetenzen der betagten Menschen anzusprechen und sie in der Entwicklung eines positiven Selbstkonzeptes zu unterstützen, was wiederum zur Stärkung der Sinnfindung bzw. zur Vermeidung von Sinnverlust beitragen kann.

3.1.3. Spirituelle Bedürfnisse

1. Liebe und Geborgenheit:

Liebe und Geborgenheit sind allumfassende Grundbedürfnisse, auf deren Beantwortung der Mensch sein ganzes Sein ausrichtet – von seiner Geburt an bis zu seinem Tode. Unsichere Beziehungen gelten als größter Risikofaktor für die psychische Gesundheit eines Menschen. Vielfältige Herausforderungen und erfahrene Verluste im Kern der eigenen Person verlangen danach, von anderen Menschen, aber auch von transzendenten Kräften bejaht und geliebt zu werden. Schenken wir den Begegnungen und Beziehungen, die von tragender, emotionaler Wärme geprägt sind, unsere besondere Aufmerksamkeit, können Bewohner Liebe und Geborgenheit und damit einhergehend Vertrauen und Sicherheit erfahren. Innerhalb der Spiritualitätsthematik ist die Beziehungsgestaltung von zentraler Bedeutung.

2. Sinnfindung:

Der Mensch setzt sich zeitlebens mit existenziellen Fragen auseinander, die ihn im Kern seines „Menschseins", seiner Identität und seiner Existenz an sich betreffen. Dahinter verbirgt sich das grundlegende Bedürfnis, allen Erfahrungen, Begebenheiten und Handlungen einen tieferen Sinn zu geben und diese zu transzendieren, das heißt, sie in den Bezugsrahmen eines „größeren Ganzen" einzuordnen. Aus eigener Erfahrung wissen wir, dass unsere Sinngewissheit im Laufe des Lebens durch schmerzhafte Erfahrungen erschüttert wird und immer wieder neu gefunden werden muss. Sinnfindung und Spiritualität stehen in einer

Wechselbeziehung zueinander. Ein höheres Maß an Spiritualität bedeutet in der Regel auch mehr Sinngewissheit.

Gestalten und bieten Sie den Raum und die Möglichkeiten, damit die Menschen im Heim sich mit eigenen Sinnfragen auseinandersetzen können. Die Auseinandersetzung mit Sinnfragen drückt aus, immer noch im Werden zu sein und deutet auf vorhandene Entwicklungsmöglichkeiten hin. Es lohnt sich, Beobachtungen zu Themen und Inhalten von Auseinandersetzungen mit Sinnfragen im Biografiebogen der Bewohner zu dokumentieren, denn dieses Wissen ist äußerst kostbar.

3. Bindung und Zugehörigkeit:

In Vertrauen stärkenden Beziehungen und der Einbettung in ein soziales Gefüge kann der Mensch Schutz und Beistand finden. Bindungsverhalten wird in der sorgfältigen Gestaltung eines Lebensumfeldes unterstützt, in dem der betagte Mensch seinen physischen, psychischen und psychosozialen Bedürfnissen nachkommen sowie sich angenommen und zugehörig fühlen kann. Vertrautes vermittelt das Gefühl sicherer Bindung. Zugehörigkeitsgefühl entsteht, wenn wir die Erfahrung machen dürfen, für andere Menschen wichtig zu sein. Auch in der Berücksichtigung von Gewohnheiten und Vorlieben werden Bindung und Zugehörigkeit gefördert. Wenn Sie Gewohnheiten, Vorlieben und eigene Rituale der Ihnen anvertrauten Menschen pflegen, kann dies zu Antworten auf die Frage nach Beheimatung und Lebenssinn führen.

4. Innere Kraft, Halt und Hoffnung:

Die betagten Menschen im Heim dürfen unbestritten als Experten für ihr eigenes Wohlbefinden betrachtet werden. Sie haben im Verlauf ihres Lebens gelernt, Zugang zu ihren inneren Kraftquellen zu finden. Möglicherweise fanden sie bislang Halt im Glauben oder fühlten sich mit der Natur und dem Wachstum in ihrem Garten verbunden. Aus ihrem vertrauten Lebensumfeld und dem gewohnten Lebensrhythmus herausgerissen, geraten diese Quellen oft in Vergessenheit. Helfen Sie ihnen, diese Schätze wiederzufinden. Fragen Sie die Menschen, wodurch sie in der Vergangenheit Stärkung erfahren haben, was ihnen in schwierigen Situationen Halt und Hoffnung gegeben hat. Auch hier ist es besonders wichtig, Hinweise über einschneidende Lebensereignisse und bewältigte Herausforderungen in der Vergangenheit im Biografiebogen zu vermerken. Hier können vielfältige spirituelle Ressourcen verborgen sein.

5. Würde, Identität und Selbstbestimmung:

Ein würdevolles Bild von uns selbst, unabhängig von sozialer Rolle, Alter oder kognitiven Fähigkeiten, können wir nur dann entwickeln, wenn die Menschen in unserem näheren Umfeld uns mit einer wertschätzenden Haltung begegnen. Schwer beeinträchtigte Menschen sowie Menschen mit Demenz leiden insbesondere unter zunehmender Entfremdung von der eigenen Person, von Beziehungen und auch von der spirituellen Lebensdimension. Identifikation findet deshalb zunehmend über das nahe Umfeld statt. Die Art, in der wir, die Bezugspersonen im nahen Umfeld, den uns anvertrauten Menschen begegnen, mit welcher Haltung, Wertschätzung und Einfühlung, vermittelt Anhaltspunkte zur eigenen Identität. Ist uns die Tragweite dessen bewusst, sind wir gefordert, unsere Haltung stets kritisch zu reflektieren.

Autonomie bedeutet nicht nur, eigene Regeln und Werte zu entwickeln, sondern auch die Möglichkeit zu haben, diese in unsere Lebensgestaltung zu integrieren. Auch innerhalb institutioneller Strukturen gibt es eine Vielfalt an Möglichkeiten, die Selbstbestimmung und Selbstwirksamkeit der Menschen zu stärken.

6. Glaube an eine transzendente Kraft (Glaube an Gott):

Die Generation der betagten Menschen, die derzeit in Altersinstitutionen betreut wird, ist mehrheitlich in Verbundenheit mit dem Glauben an eine göttliche Macht bzw. mit dem Glauben an Gott aufgewachsen. Diese Menschen beschäftigen sich auch im hohen Alter mit religiösen Fragen und suchen die Verbundenheit mit Gott. Es gelingt ihnen oft, eine Sichtweise zu entwickeln, bei der sie einen Teil der „irdischen Last" an eine höhere Instanz abgeben können. Die Pflege religiöser Rituale und Traditionen kann für diese Menschen eine bedeutsame Kraftquelle darstellen, aus der sie Hoffnung, Trost und Lebenssinn schöpfen.

7. Auseinandersetzung mit Vergänglichkeit und Tod:

Für einen betagten Menschen kann Spiritualität eine neue Bedeutung annehmen, wenn es darum geht, das gelebte Leben anzunehmen und in die Geborgenheit seiner persönlichen Vergangenheit einzukehren. Menschen in ihrer Lebensbilanzierung angemessen zu unterstützen kann eine wichtige Aufgabe der spirituellen Begleitung im Rahmen der Aktivierung sein. Unterstützung können die Menschen erfahren, indem wir ihnen immer wieder Wertschätzung für das Gelebte und Geleistete zukommen lassen – auch für das Schwierige. Dadurch können Zweifel überdacht und möglicherweise in einen anderen Rahmen gestellt werden. Auf diese Weise wird für die betagten Menschen die Ernte des gelebten Lebens erfahrbar und sie können in die Geborgenheit der persönlichen Vergangenheit einkehren.

3.1.4. Interprofessionelle Zusammenarbeit IPZ

Die Grundlage für eine gelingende spirituelle Begleitung betagter Menschen in stationären Alterseinrichtungen ist eine partnerschaftlich gestaltete interprofessionelle Zusammenarbeit von Aktivierung, Seelsorge und Mitarbeitenden der Pflege. Aus den verschiedenen Fachgebieten und Zugangsmöglichkeiten ergeben sich unterschiedliche Sichtweisen auf die aktuelle Situation der betagten Menschen im Heim. Synergien können beispielsweise in interprofessionellen Zielsetzungs- und Sozialrapporten, in der Gestaltung eines den Bedürfnissen von betagten Menschen in Alterseinrichtungen angemessenen Lebensumfeldes und in der gemeinsamen Gestaltung von Ritualen genutzt werden.

3.2 Praxis

3.2.1. Zugänge zur spirituellen Dimension

Während für manche Menschen spirituelles Erleben ausschließlich religionsbezogen ist, kann sich bei anderen Menschen Spiritualität in der Nähe zum Mitmenschen, in der Verbundenheit mit der Natur oder auch in der Verbundenheit zu Künsten ausdrücken. Die Zugänge zu spirituellem Erleben und dem damit verbundenen Streben nach tieferem Sinn sind unterschiedlich. Dementsprechend vielfältig sind die Möglichkeiten, spirituelle Ressourcen in der Aktivierung anzusprechen und zu stärken.

3.2.2. Integration spiritualitätsbezogener Angebote in die Aktivierung

Begegnung und Beziehung

Angebote	Ziele
• Begegnung und Beziehung mit Mitmenschen ermöglichen und gestalten, Beziehung und alternative Formen der Kommunikation für eingeschränkte Personen und Menschen mit Demenz anbieten (Basale Stimulation, Validation), Aufenthalte in Gemeinschaftsräumen und gemeinsame Mahlzeiten fördern.	• In Kontakten sich und andere wahrnehmen, Interesse und Anteilnahme erfahren, Gemeinschaft, Geselligkeit, Zuwendung, Geborgenheit, sich angenommen, ernst genommen und zugehörig fühlen, Integration, Berührung und berührt werden, Stärkung der Identität.
• Kontakte zwischen Bewohnern und Angehörigen unterstützen und fördern (Spaziergänge, Ausflüge, gemeinsames Spiel), Begegnungen zwischen Generationen gestalten.	• Verständnis wecken, Hemmungen abbauen, Gewohnheiten pflegen, Interesse und Anteilnahme am Leben anderer, Generativität, Rolle, Identität.
• Begegnungen mit Tieren gestalten, Besuche von Therapiehunden organisieren, Unterstützung von Projekten zur Haltung von Tieren im Heim, gemeinsame Fütterung und Pflege der Tiere im Heim, Besuch von Tiergärten.	• Stimulation der Sinne, Entspannung, Reduktion von Stress (Senkung von Puls und Blutdruck), Ablenkung von Angst, Schmerzen, Sorgen; Vertrauen und sich trauen, Emotionen, sich nützlich einbringen, Rolle, Hilfsbereitschaft, Verantwortung wahrnehmen, Erinnerungen.
• Plattform anbieten zum Erzählen von damals und von früheren Rollen, die Bewohner einst ausgefüllt haben. Gespräche über Lebenserfahrung initiieren.	• Erinnerungsarbeit, Bewusstwerden eigener Ressourcen, Stärkung des Selbstwertes, Unterstützung in der Lebensbilanzierung erfahren.

Natur

Angebote	Ziele
• Spaziergänge und Aufenthalte in der Natur anbieten und begleiten, Lustwandeln im Garten, lauschiges Plätzchen aufsuchen (kann zugleich Kraftort sein), so oft wie möglich im Freien sitzen.	• Vorhandenen Lebensraum nutzen, Bezug zur Umwelt, jahreszeitliche Orientierung, Körpergefühl, Förderung der Mobilität, Besinnlichkeit, Beschaulichkeit, Rückzug, Muse.

- Sinneserfahrungen in der Natur, Gerüche, Geräusche wie Vogelstimmen, Rauschen der Blätter im Wind, Temperaturunterschiede und Wetterphänomene erleben.

- Förderung der Wahrnehmung, ganzheitliche Stimulation der Sinne, Staunen, Besinnlichkeit, Entspannung.

- Gartengruppe, Gartenpflege (Hochbeete), Pflanzen und Stecklinge ziehen, Balkonblumen anpflanzen (auch innerhalb der Rahmenbedingungen der Aktivierung möglich), gemeinsame oder selbstständige Pflege der Zierpflanzen im Haus oder der Kräuterkultur auf der Terrasse.

- Erde sinnlich erfahren, Werden und Vergehen miterleben, Wissen einbringen, lieb gewonnene Tätigkeiten pflegen, sich nützlich einbringen, Hilfsbereitschaft, Gemeinschaft, Rolle, Identität, Wertschätzung.

- Pflanzen und Gegenstände aus der Natur zum Betrachten, Tasten und Gestalten einsetzen, Jahreskreislauf der Natur einbeziehen und mitverfolgen, Sträuße und Gestecke mit Blumen und Kräutern, jahreszeitliche Dekorationen.

- Bezug zur Umwelt, jahreszeitliche Orientierung, Wissen wird reaktiviert/kann eingebracht werden, Sinneserfahrungen, Kreativität.

- Picknick im Garten, Park oder am Waldrand. Markt, Bauernhof, Gärtnerei, botanischen Garten besuchen.

- Jahreszeitliche Orientierung, Abwechslung erleben, Erinnerungen, lieb gewonnene Gewohnheiten pflegen.

Kraftorte

Angebote	Ziele
- Einfühlsam herausfinden, an welchem Ort/Platz sich der Bewohner in der Vergangenheit gerne aufgehalten hat/sich in der Gegenwart gerne aufhält und solche Orte gemeinsam aufsuchen – das kann ein Ort der Stille/der Besinnlichkeit, vielleicht ein Platz unter einem Baum, am Wasser oder in der Kirche sein.	- Rückzug, Entspannung, Erinnerungen, Beschaulichkeit, Besinnlichkeit, Ritual, sich besinnen auf die eigene Person, Kraft schöpfen, Trost erfahren.
- Wenn dies nicht möglich ist, ähnliche Orte aufsuchen oder gemeinsam ein Bild eines bedeutsamen Ortes betrachten. Beim Besuch oder der Betrachtung kann vielleicht das Bedeutsame bzw. das Kraftspendende angesprochen werden.	- Wiedererkennen, Erinnerungen, Emotionen erleben, Beschaulichkeit, sich mitteilen, Vertrauen, Trost und Hoffnung erfahren.

45

- Möglichkeiten zum bewussten Erfahren von Stille gestalten und begleiten, signalisieren, dass Stille und auch gemeinsame Stille sein darf.

- Im Haus oder auf der Abteilung einen Ort der Stille in Form eines Andachtsraumes oder einer Andachtsecke einrichten. Bibel, Gesangbuch, Kruzifix, Kerzen auf einen Tisch stellen, einladende Sitzgelegenheit beistellen.

- Den eigenen Gedanken nachgehen, zur Ruhe kommen, Entspannung, in sich hineinhorchen, innere Bilder entstehen lassen, Besinnlichkeit, Beschaulichkeit.

- Glaube, Rückzug, Zuflucht, Geborgenheit, Trost, Orientierung.

Rituale

Angebote	Ziele
- Angebote zur Teilnahme an kollektiven Ritualen wie Gottesdiensten, Andachten und kirchlichen Feiern.	- Glaube und lieb gewonnene Gewohnheiten pflegen, Wochenstruktur, Kontakte, Gemeinschaft, Zugehörigkeit.
- Übergänge begleiten mit Ritualen: Willkommensrituale bei Eintritt ins Heim, Abschiedsrituale, Morgen- und Abendrituale gestalten, z. B. mit Gebeten, Liedern, ritualisierten Tischbesuchen.	- Orientierung und Sicherheit, Wertschätzung, Integration, Auseinandersetzung mit der Vergänglichkeit und dem eigenen Tod, Tagesstruktur, Geborgenheit, Trost fördern die Offenheit gegenüber spirituellem Erleben im Alltäglichen, Vertrautheit.
- Eigene Rituale der Bewohner kennenlernen, anerkennen und sie nach Möglichkeit darin unterstützen.	- Wertschätzung, Identität, Kompetenz, Vertrauen und Geborgenheit erfahren.

Bilder und Fotos

Angebote	Ziele
- Gemeinsam Familien- und Fotoalben betrachten.	- Erinnerungen, Identität, Emotionen, Unterstützung in der Lebensbilanzierung.
- Bilder von bedeutsamen Orten, Ferienerinnerungen und Postkarten betrachten, nach Möglichkeit im Zimmer des Bewohners aufhängen.	- Erinnerungen, Beschaulichkeit.
- Bildbände und Bildergeschichten gemeinsam betrachten.	- Zuwendung, Entspannung, Muse, Ablenkung.

- Foto-/Bilderbiografie. Gemeinsam ein Erinnerungsbuch gestalten, beizeiten anlegen – dies erhält einen ganz besonderen Stellenwert, wenn die Demenz fortschreitet.

- Erinnerungen, Identität, Kreativität, Wiedererkennen.

- Foto des Bewohners, eines vertrauten Angehörigen oder eines Lieblingstieres außen an der Zimmertüre anbringen.

- Identität, Wiedererkennen, Orientierung, Unterstützung der Selbstständigkeit, Umfeldgestaltung.

Musik und Gesang

Angebote	Ziele
Gemeinsam Musik hören und erleben, verschiedene Sparten wie Klassik, geistliche Musik, Volksmusik, Schlager, Märsche, Melodien aus bekannten Filmen und Operetten, Jazz, Rock'n'Roll.	Zuwendung, Kultur, Tradition, Stimulation der Sinne, Geselligkeit, Erinnerungen, Emotionen, Entspannung/Anregung, Muse, Ergriffenheit, Besinnlichkeit, Beschaulichkeit.
Gemeinsames Singen aus dem Volksliedergut, Lieder aus der Kindheit und Schulzeit, Lieder aus dem Kirchengesangbuch.	Erinnerungen, Kultur, Tradition, Identität, Partizipation, Gemeinschaft, Integration.
Gemeinsames Musizieren mit Klangstäben, Veeh-Harfe (Saiteninstrument, Musizieren ohne Notenkenntnisse), Perkussion- und Rhythmusinstrumente zur Begleitung oder zur Improvisation von Geräuschen (Natur, Wetter, Alltagssituationen).	Stimulation der Sinne, Eigeninitiative, persönlichen Ausdruck finden, Fantasie, Kreativität, Ausdruck einer Stimmungslage, Partizipation, Integration, Gemeinschaft, Geselligkeit, Hemmungen abbauen, Selbstwert stärken, Ablenkung.
Verschiedene Formen von „Musikspielen" anbieten, bei denen aktive, gelingende Beteiligung von Bewohnern ermöglicht und Musik auf spielerische, lustvolle Art und Weise erlebt wird.	Gemeinschaft, Rolle, Geselligkeit, Humor, Hemmungen abbauen, Spontaneität.
Hintergrundmusik ausschließlich punktuell und gezielt zur atmosphärischen und räumlichen Gestaltung anwenden.	Räumliche und zeitliche Orientierung, Struktur, Entspannung, Geborgenheit.
Fenster öffnen oder ins Freie gehen, wenn die Glocken einer nahegelegenen Kirche läuten.	Kultur, Tradition, Erinnerungen, Emotionen, Glaube, Gefühl von Beheimatung, vibratorisches Angebot.

• Bekannte Melodie pfeifen (Marsch, Schlager), vertraute Melodie summen, z. B. Kinderlied, Gutenachtlied.	• Erinnerungen, Ausdruck von Wohlbefinden, Entspannung, Zuwendung, Geborgenheit, Trost.

Gegenstände und Symbole

Angebote	Ziele
• Zur Aktivierung Gegenstände auswählen, anhand welcher der Bewohner einen lebensgeschichtlichen Bezug herstellen kann oder die Symbol für etwas Bedeutsames sein könn(t)en, evtl. besteht das Bedürfnis, sich zur Bedeutung zu äußern.	• Erinnerungen, Identität, Wiedererkennen, Beschaulichkeit, Besinnlichkeit.
• Erinnerungskoffer anlegen mit persönlichen, vertrauten und bedeutsamen Gegenständen, vielleicht sind lang gehütete Erinnerungsschätze vorhanden.	• Erinnerungen, Geborgenheit, Trost, Identität, Rückbesinnung auf frühere Rollen und Fähigkeiten, Sicherheit/Orientierung, Tradition.
• Möglichkeit bieten (bei Vertrauen), persönliche bedeutsame Gegenstände in die Gruppenstunde mitzubringen.	• Identität, Rolle, Erinnerungen, Interesse an der eigenen Person und Anteilnahme erfahren, Zugehörigkeit, Gemeinschaft.

Tradition und Brauchtum

Angebote	Ziele
• Feste und Feiern im Jahresverlauf und im Kirchenjahr beachten, Einbezug von nationalem und regionalem Brauchtum, Brauchtum von Bewohnern aus anderen Landesteilen/anderen Heimatländern.	• Tradition, Brauchtum, Kultur, Glaube, jahreszeitliche Orientierung, Erinnerungen, Identität, Gemeinschaft, Integration, Zugehörigkeit, Geselligkeit.
• Bewohner in die Vorbereitungen einbeziehen, frühzeitig ankünden und Vorbereitungen aufnehmen, damit die Bewohner genügend Zeit haben, sich auf das Fest einzustellen und Vorfreude zu entwickeln und zu genießen.	• Wissen und Fertigkeiten einbringen, Wirksamkeit, Wertschätzung, Partizipation, Generativität, Tradition, Erinnerungen, Kreativität.
• Traditionelle Dekorationen gemeinsam gestalten und aufhängen, eigene Ideen der Bewohner aufnehmen, einbeziehen und wertschätzen.	• Fantasie, Kreativität, Eigeninitiative entwickeln, Beitrag leisten zur Gemeinschaft.

- Das Tragenfestlicher Kleidung/ Sonntagskleidung ermöglichen.

- Kulinarisches Brauchtum beachten, dem Fest zugehörige Speisen anbieten, gemeinsam Kochen und Backen, Rezepte der Bewohner einbeziehen, sich darüber austauschen.

- Identität, Rolle, sich als Frau/Mann fühlen, lieb gewonnene Gewohnheiten pflegen.

- Stimulation der Sinne, Erinnerungen, jahreszeitliche Orientierung, Zugehörigkeit, Wissen und Fertigkeiten einbringen, Generativität.

Gebet, Gottesdienst und Andacht

Angebote	Ziele
• Gehören Gebete zu den spirituellen Gewohnheiten eines Bewohners, gemeinsam beten, traditionelle sowie eigene, spontane Gebete sprechen.	• Glaube, Ritual, Geborgenheit, Trost, Ausdruck von Gefühlen des Lobes und des Dankes, aber auch Ausdruck von Angst, Enttäuschung, Wut und Zweifel.
• Gemeinsam Fürbitten für Angehörige, Mitbewohner oder Pflegende sprechen.	• Gebraucht werden, jemandem etwas Gutes tun, Hilfsbereitschaft, Identität, Rolle.
• Teilnahme an Gottesdiensten und kirchlichen Handlungen ermöglichen und begleiten. Predigt lesen, gemeinsames Singen aus dem Kirchengesangbuch, feierliche Atmosphäre gestalten wie früher in der Kirche mit Kerzen, Musik und Duft, all dem Ernsthaftigkeit verleihen und Ruhe und Besinnlichkeit ausstrahlen.	• Zugehörigkeit, Gemeinschaft, Glaube, Ritual, Pflege einer lieb gewonnenen Gewohnheit, Erinnerungen, Besinnlichkeit, Meditation.
• Schlichte Andachten für Menschen mit Demenz mit Einbeziehung von Sinneserfahrungen und Symbolen.	• Stimulation der Sinne, Glaube, Besinnlichkeit, Trost, Identität, Gemeinschaft, Zugehörigkeit.
• Gestaltung eines „Predigt-Cafés", Gelegenheit zum Austausch im Anschluss an den Gottesdienst.	• Tradition, Pflege einer lieb gewonnenen Gewohnheit, Zugehörigkeit.

Spiel

Angebote	Ziele
• Gemeinsames Spiel pflegen, spielerische Sequenzen in den Alltag einbauen. Brett- und Kartenspiele, Sinnesspiele, spielerisches Gedächtnistraining, Spiele mit Alltagsgegenständen und Materialien aus der Natur.	• Abwechslung, Ablenkung, Entspannung, Abbau von Hemmungen, Entscheidungsfreudigkeit wecken, Spontaneität, Spielfreude und Eifer erleben, Integration, Gemeinschaft, Geselligkeit, Humor, Förderung von Selbst- und Sozial-Kompetenzen.
• Ungezwungene Bewegungsspiele wie Ball- und Ballonspiele, Kegelspiel, Schwungtuch.	• Körperwahrnehmung, Körpergefühl, Mobilität, Integration, kreativer Umgang mit Herausforderungen üben, Humor.

Bewegung und Tanz

Angebote	Ziele
• Tanzen. Gruppen-, Sitz- und Thementänze bieten die Möglichkeit, sich in Bewegung zu erfahren und Lebensfreude auszudrücken.	• Mobilität, Rhythmus- und Körpererfahrung, Gleichgewicht, Geschicklichkeit, Spontaneität, Erinnerungen, Rolle.
• Bewegungsspiele aller Art, wenn möglich im Freien.	• Gemeinschaft, Integration, Geselligkeit, Ablenkung.
• Rhythmisches Wiegen, Schaukelstuhl, Hollywoodschaukel.	• Entspannung, Geborgenheit, Trost, Körpergefühl.
• Spaziergänge in Gruppen, Sonntagsspaziergänge.	• Erinnerungen, Pflege lieb gewonnener Gewohnheiten, Gemeinschaft, Geselligkeit.
• Einbezug der Bewohner in Botengänge.	• Wirksamkeit, Hilfsbereitschaft, Rolle.

Geschichten und Texte

Angebote	Ziele
• Aus der Lebensgeschichte bedeutsame Geschichten und Texte lesen, vorlesen oder erzählen. Geschichten aus der Kindheit und Jugend, Märchen, Geschichten aus der Region, Bildergeschichten, gemeinsam in der Bibel lesen.	• Erinnerungen, Emotionen, Spannung und Entspannung erleben, Ablenkung, Imagination, Kultur, Tradition, Glaube.

- Psalmen, Bibel- und Kalendersprüche, Sprichwörter und Lebensweisheiten sind in der Regel gut verankert.

- Gedichte und Reime aus der Kindheit und Jugend. Erinnerungsräume nutzen, Technik des Rezitierens anhand bedeutsamer memorierter Texte anwenden.

- Texte schreiben. Tagebuch, Dankbarkeitsbuch, Karten und Briefe an Angehörige, einfache Gedichte (z. B. Elfchen, Akrostichon), Schneeballgedicht in der Gruppe schreiben.

- Biografisches Erzählen. Auseinandersetzung mit der eigenen Lebensgeschichte, auch humorvolle Anekdoten.

- Gemeinsam Aktuelles aus der Tageszeitung lesen.

- Sich gelingend einbringen, Erinnerungen, Glaube, Hoffnung, Trost.

- Erinnerungen, Emotionen, Geborgenheit, Trost, eigene Ressourcen wahrnehmen, sich gelingend einbringen.

- Ausdrucksfähigkeit, eigenen Ausdruck finden, Fantasie, Kreativität, Erinnerungen, Dankbarkeit, Kontakte pflegen, Integration, Gemeinschaft.

- Sich und andere wahrnehmen, andere an der eigenen Lebensgeschichte teilhaben lassen, Erinnerungen, Emotionen, Humor.

- Interesse an der Um- und Mitwelt hervorrufen, Pflege einer lieb gewonnenen Gewohnheit.

Kreativität und Kunst

Angebote	Ziele
- Ausdrucksmalen, Malen mit Anregungen/Inspiration durch ein Thema, durch die Natur, durch Bilder, durch Musik, durch Beispiele von Künstlern (Klee, Matisse, Miró), durch Vorgabe von wenig und gezielter Struktur auf dem Papier, Malen von Mandalas.	- Fantasie, Imagination, Ausdrucksform, Stimmungen und Gefühle wahrnehmen und ausdrücken, Kreativität, Entspannung, Beschaulichkeit, Ablenkung, kreativen Umgang mit Herausforderungen üben.
- Malen und Gestalten mit verschiedenen Techniken (Stempeln, Collage, Mosaik). Zufallstechniken einsetzen, die das Gelingen unterstützen (Spritz-, Abklatsch- und Gouache-Kleistertechnik).	- Abbau von Hemmungen, sich trauen, Stimulation der Sinne (Sinneserfahrungen durch Verwendung unterschiedlicher Materialien und Farben), Fantasie, Kreativität, Spontaneität, Wirksamkeit.
- Gemeinschaftsbild gestalten, Gemeinsames entstehen lassen.	- Sich und andere wahrnehmen, Zugehörigkeit, Gemeinschaft, Rolle, Integration, Kreativität, Anerkennung.

51

3.2.3. Gruppenangebot zur Stärkung spiritueller Ressourcen

Die Stunde der besinnlichen Einkehr gibt den Menschen im Heim Gelegenheit, in vertrauensvoller und besinnlich gestalteter Atmosphäre Lebensthemen zu begegnen. Die Gruppe kann offen geführt werden, das heißt, alle am Angebot interessierten Bewohner sind zur Teilnahme eingeladen. Je nach kognitiven und kommunikativen Ressourcen der Teilnehmer besteht das Bedürfnis, sich mit anderen Bewohnern über existenzielle (spirituelle) Themen auszutauschen oder ganz einfach in einem Klima emotionaler Wärme Erinnerungen und damit verbundene Gefühle aufleben zu lassen. Es empfiehlt sich, den Abend unter ein Thema zu stellen, jedoch nicht daran festzuhalten, damit Raum entstehen kann für alles, was die Menschen gerade „auf dem Herzen" haben. Auch Schwieriges soll seinen Platz haben, die Teilnehmer sollen sich ernst genommen und getragen fühlen.

Das Angebot kann allen daran interessierten Bewohnern offenstehen, es kann also als offene oder als therapeutische Gruppe mit sechs bis acht Teilnehmern geführt werden. Für Menschen mit Demenz empfiehlt es sich, eine Kleingruppe mit vier bis höchstens sechs Teilnehmern zu bilden. Als Alternative zur Gesprächsgruppe eignet sich eine schlichte Andacht unter Einbeziehung von Sinneswahrnehmungen. Eine Andacht muss für Menschen mit Demenz sinnlich erfahrbar sein.

Das Angebot soll mit der Heimleitung abgeklärt und in der interprofessionellen Zusammenarbeit mit Pflege und Seelsorge kommuniziert und vernetzt werden. Die Mitwirkung des Geistlichen ist wünschenswert und kann sporadisch oder in einem festen Rhythmus vereinbart werden. Die Stunde der besinnlichen Einkehr soll allen Bewohnern offenstehen, die an einer Teilnahme interessiert sind. Nehmen mehrere Menschen mit Demenz am Angebot teil, empfiehlt sich eine Co-Leitung oder die Verstärkung der Gruppenleitung durch Mitarbeitende der Pflege, damit die Teilnehmer eine angemessene Zuwendung erfahren und vom Angebot profitieren können. Geben Sie dem Angebot einen bildhaften Namen, der Aufforderungscharakter besitzt und mit dem die Teilnehmer etwas assoziieren können – beispielsweise „Sternstunde" oder „Treffpunkt Regenbogen". Möglicherweise bestimmen die Teilnehmer der Gruppe den Namen für ihr regelmäßiges Zusammentreffen gemeinsam.

Der atmosphärischen Gestaltung kommt eine wichtige Bedeutung zu. Die Dekoration soll zu Besinnlichkeit anregen, die Teilnehmer dürfen mit einladend besinnlicher Musik empfangen werden.

Musikbeispiele:

- Green Green Grass of Home, Instrumental
- I have a Dream, Instrumental
- Morgenstimmung, Edvard Grieg
- Romanze Nr. 2 in F-Dur Op. 50, Ludwig van Beethoven
- Fantasia on Geenleeves, Ralph Vaughan Williams
- Canon in D-Dur, Johann Pachelbel
- Plaisir d'Amour, Jean Paul Egide Martini
- Nocturne No. 2 Op. 9, Frédéric Chopin
- Andante für Flöte C-Dur KV 315, Amadeus Mozart

3.3 Stundenbild

Titel/Thema	Angebot: Stunde der besinnlichen/spirituellen Einkehr (Abendangebot) Thema: Weißt du, wie viel Sternlein stehen?
Kurz-beschreibung	Die Teilnehmer können in vertrauensvoller Umgebung Lebensthemen begegnen und sich mit Sinnfragen auseinandersetzen, im Stillen für sich oder im Austausch mit den anderen. Das Zusammensein in besinnlich gestalteter Atmosphäre stellt eine Oase des Innehaltens im betriebsamen Heimalltag dar.
Förderziele	• Ansprechen und Fördern spiritueller Ressourcen • Gemeinschaft, Zugehörigkeit und Besinnlichkeit erleben • Vertrauen aufbauen und stärken • Auseinandersetzung mit Sinnfragen ermöglichen • Identität stützen • Erinnerungsarbeit
Material	• Tischdekoration: Kerzen, blauer Satinstoff, Sterne aus gelbem Fotokarton in zwei Größen, Schmuckkasten, wenig Bildmaterial • Liederblätter, Instrument oder CD

Hinweise zur Gruppenzusammenstellung	Offene Gruppe: max. 18 Teilnehmer, je nach Gruppengröße mit Co-Leitung Therapeutische Gruppe: 6–8 Teilnehmer Kleingruppe für Menschen mit Demenz: 4–6 Teilnehmer mit Co-Leitung
Eingangsphase	• Teilnehmer mit Händereichen begrüßen und willkommen heißen, sich dabei Zeit lassen, Teilnehmer ankommen lassen, Ruhe ausstrahlen. • Gruppe begrüßen. • Einstiegsritual: Anzünden der Kerzen. • Ankündigung des Themas der heutigen Stunde. • Kurzer Text oder Gedicht zum Thema. • Ansprechen und gemeinsames Betrachten der Tischdekoration; den Teilnehmern, die sich spontan dazu äußern möchten, Gelegenheit dazu geben. • Bilder betrachten und weiterreichen.
Hauptteilphase	• Den Himmel als beschützendes Dach über uns sowie als Symbol für Weite und Unendlichkeit ansprechen, Gedanken und Assoziationen dazu beschreiben, Reaktionen der Teilnehmer abwarten. • Assoziationen zu Himmel und Sternen: • Welche Gedanken kommen Ihnen, wenn Sie in den Himmel hinauf schauen? • Welche Gefühle verbinden Sie mit dem Leuchten der Sterne? • Welche Erlebnisse verbinden Sie mit dem Sternenhimmel? • Können Sie sich daran erinnern, je unter freiem Himmel geschlafen zu haben? Bei welcher Gelegenheit war das? • Was hilft Ihnen, wenn Sie nachts nicht schlafen können? Welches Rezept würden Sie uns verraten? • Seien Sie vorausschauend und achten Sie unbedingt darauf, den Hauptteil an einer Stelle zu beenden, die „hebenden" Charakter besitzt. Teilnehmer, die noch etwas „ablegen" möchten, sollen dazu unbedingt Gelegenheit erhalten.
Ausgangsphase	• Gemeinsames Singen des Liedes: „Weißt du, wie viel Sternlein stehen?" Viele ältere Menschen kennen die Liedtexte noch auswendig, nur auf Wunsch Liederblätter in Großdruck verteilen, den Gesang mit einem Instrument oder einer Instrumental-CD begleiten. • Beiträge der Teilnehmer wertschätzen. • Informieren über das nächste Treffen der Gruppe.

	• Schmuckkasten herumgeben, jeder Teilnehmer darf auf Wunsch einen Stern mitnehmen. Geben Sie den Teilnehmern ein „stärkendes Wort" mit in die kommende Woche.
	• Verabschieden der ganzen Gruppe sowie Verabschieden der einzelnen Teilnehmer mit Händereichen, Begleitung in die Abteilungen anbieten.
Weiterführende Ideen	• Je nach religiöser Prägung können in den Stundenablauf passend zum Thema auch Bibelverse und -texte eingebaut werden, im Ausstiegsteil kann ein gemeinsames Gebet gesprochen werden.
	• Die Teilnehmer freuen sich, wenn sie einen Spruch, ein kleines Bild oder einen kleinen Gegenstand aus der Stunde mit in den Alltag mitnehmen dürfen (Wirkung: Erinnerung an die Gemeinschaft, Symbol, Trost, Hoffnung, Vorfreude auf das kommende Zusammensein).
	• Vielfältige Themen, die spirituelle Ressourcen der Teilnehmer ansprechen, sind möglich: Licht und Schatten, Sternschnuppen (Wünsche), Spuren, Hände, unterwegs sein – Zuhause sein, Freud und Leid, Freundschaft, Familie, Heimat, Dankbarkeit, Briefe, Träume (Visionen), Freiheit und Grenzen, Kraft schöpfen, Versöhnung, die vier Elemente, Werden und Vergehen etc.
	• Rituale zum Gedenken an verstorbene Heimbewohner lassen sich in die „Stunde der besinnlichen Einkehr" gut integrieren.
	• Besteht Vertrautheit innerhalb der Gruppe, kann als Übergang in den Alltag beispielsweise anstelle des Liedes ein Ausstiegsritual eingeführt werden, bei dem sich die Teilnehmer an den Händen fassen und sich gegenseitig einen guten Wunsch (jemandem etwas Gutes tun ist ein spirituelles Bedürfnis) aussprechen oder einen Moment der Stille wahrnehmen.

4. Gerontopsychologie – Psychische Erkrankungen im Alter verstehen lernen

Mag.ᵃ Andrea Geister

4.1 Eine Begriffserklärung

Die Gerontopsychologie beschäftigt sich mit psychischen Störungen, die im Alter auftreten können, und mit deren Behandlung. Ziel der Gerontopsychologie ist es, die Lebensqualität zu verbessern, da besonders im Alter oft mehrere Krankheiten gleichzeitig auftreten und der Abbau geistiger Fähigkeiten schnell voranschreitet. Im Alter von 90 Jahren betrifft das bereits 40 % der Menschen. Alte Menschen fühlen sich oft durch Verluste von Partnern, Freunden und Verwandten, eingeschränkte körperliche Mobilität, chronische Erkrankungen und nicht zuletzt durch einen Wohnraumwechsel bis hin zu einem Bett auf der Pflegestation eines Altenheimes stark belastet. Dies führt zu einer Häufung von depressiven Erkrankungen. Ebenso können Verhaltensstörungen, Demenzerkrankungen oder Ängste auftreten und traumatische Erlebnisse aus der Vergangenheit, z. B. aus dem Krieg, wieder neu erfahren werden.

Psychologische Gespräche und psychotherapeutische Interventionen bieten die Möglichkeit, dass der alte Mensch sich mit seinen Problemen bewusst auseinandersetzt und Lösungsmöglichkeiten für sich selbst aktiv sucht und findet. Das führt nicht immer zu einem vollständigen Verschwinden aller Probleme, aber es hilft, eine andere Sichtweise im Umgang mit der neuen Lebenssituation zu entwickeln. Das psychologische Gespräch wird immer häufiger nicht nur für Betroffene, sondern auch für deren Angehörige und das Pflegepersonal angeboten, da es oft schwerfällt, Verhaltensstörungen als psychische Störung zu erkennen und damit im Alltag umzugehen. Gelingt es, die Stimmung zu verbessern und Ängste abzubauen, wirkt sich dies sehr positiv auf das Bedürfnis des alten Menschen nach ihm möglichen Aktivitäten und nach mehr Bewegung aus.

Um professionelle Hilfe leisten zu können, ist eine fundierte psychologisch-diagnostische Abklärung über den Allgemeinzustand der zu behandelnden Person notwendig, darüber hinaus die Zusammenarbeit mit anderen Berufsgruppen wie Ärzten, Psychologen, Pflegepersonal, Ergotherapeuten, sensorischen Aktivierungstrainern usw.

4.2 Das geriatrische Assessment

Da sich im hohen Alter die psychischen, körperlichen und geistigen Gebrechen häufen, ist es sehr sinnvoll, präventiv (vorbeugend) eine Bestandsaufnahme der aktuellen Ressourcen (Fähigkeiten) und Defizite mittels standardisierter Verfahren bei der Aufnahme in ein Krankenhaus oder Alten-/Pflegeheim durchzuführen. Im Idealfall besteht das geriatrische Assessment aus einer medizinischen Begutachtung, einer klinisch-psychologischen Testung, einer pflegerischen Begutachtung sowie einer umfangreichen Beurteilung der sozialen Situation des Betroffenen. Ziel des Assessments ist es, mögliche Problembereiche so früh wie möglich zu erkennen, um weitere Behandlungsschritte planen zu können.

Abgeklärt werden dabei vor allem die Selbstständigkeit/Pflegebedürftigkeit und körperlichen Funktionen sowie die Erfassung kognitiver Funktionen wie Gedächtnis und Aufmerksamkeit, weiters werden etwaige psychische Erkrankungen abgeklärt.

Etwa ein Viertel der über 65-Jährigen leidet unter einer behandlungsbedürftigen psychischen Störung. Noch nicht sehr lange wird die Psychotherapie auch bei älteren Menschen eingesetzt. In den beiden Klassifikationssystemen psychischer Störungen ICD-10 und DSM-IV sind keine gesonderten Kapitel über psychische Störungen im hohen Lebensalter enthalten.

Im Folgenden werden die im Alter relevanten psychischen Erkrankungen und ihre Behandlungsmöglichkeiten dargestellt.

4.3 Erscheinungsbilder der Demenz

Die psychischen Störungen mit den größten Auswirkungen auf die Lebensqualität im Alter sind die Demenzen. Es gibt verschiedene Demenzformen, die sich auf pathologisch-anatomische Untersuchungen stützen.

Man unterscheidet:

- Demenz vom Alzheimer-Typ (DAT)
- Demenz vom vaskulären Typ (früher als arteriosklerotische Demenz bezeichnet) – Multiinfarktdemenz (DVT)
- Mischformen aus DAT und DVT
- Demenzen im Rahmen anderer Erkrankungen (Parkinson, multiple Sklerose usw.)
- Pseudodemenzen (kognitive Leistungseinschränkung ohne pathologisch-anatomische Veränderungen)

Die Demenz vom Alzheimer-Typ entwickelt sich über mehrere Jahrzehnte und wird von einem umfassenden neurodegenerativen Prozess begleitet, der zu einer Atrophie (Abbau der Gehirnsubstanz) bestimmter Hirnareale führt und besonders im letzten Drittel klinisch auffällig wird. Die Nervenzellen und die Verbindungen zwischen den Nervenzellen gehen verloren. Die genauen Ursachen hierfür sind nicht bekannt. Die Krankheit wird erst dann klinisch auffällig, wenn Abbauprozesse nach der Erschöpfung der Reservekapazitäten des Gehirns eine bestimmte Grenze überschritten haben.

Zu dem Erscheinungsbild von Demenzerkrankungen gehören neben Gedächtnisstörungen und Leistungsminderungen anderer höherer kognitiver Leistungen (z. B. Aufmerksamkeit, Denken, zeitliche und örtliche Orientierung, Problemlösen, Auffassung, Lernfähigkeit, Planungs- und Urteilsvermögen) im weiteren Verlauf auch Störungen höherer neuropsychologischer Funktionen (z. B. Sprache, exekutive Funktionen, kognitive Flexibilität und Abstraktionsvermögen) oder Persönlichkeitsveränderungen. Darüber hinaus sind Einschränkungen der Fähigkeit zur selbstständigen Ausübung von Alltagsaktivitäten sowie nichtkognitive Symptome zu nennen, etwa Depression, Angst, Störungen des Tag-Nacht-Rhythmus, Wahn und Halluzinationen.

Ungefähr 50 % der Patienten mit Demenz sind dem Alzheimer-Typ zuzuordnen. Die häufigsten psychotischen Symptome sind Wahn und Halluzinationen. Die Wahnphänomene sind typischerweise vom paranoiden Typ und für den Betroffenen selbst angsterregend; die Halluzinationen sind häufiger visuell als auditiv. Im späten Krankheitsstadium werden die psychotischen Symptome bei Alzheimer-Demenz zunehmend weniger und verschwinden.

Bei einer beginnenden Alzheimer-Demenz ist es sehr wichtig, Aktivitäten aufzubauen sowie positive Verstärker zu suchen, um Misserfolge zu reduzieren. Das Aktivitätsniveau hat experimentell nachgewiesene Effekte auf die Fähigkeit der Stirnrinde, vorhandene Synapsen zu stabilisieren und neue Synapsen zu bilden. Dies gilt sowohl für Alltagsaktivitäten wie Waschen und Ankleiden als auch für komplexere Aktivitäten wie z. B. Spazierengehen oder sich einem Hobby widmen. Wichtige Inhalte einer Psychotherapie sind Psychoedukation (Aufklärung über die Erkrankung), Aktivitätenaufbau, Veränderung dysfunktionaler Kognitionen, emotionale Bewältigung und Stressbewältigung sowie Techniken des Kompetenztrainings (Aufbau von Selbstsicherheit und von sozialen Fertigkeiten).

Bei einer bereits bestehenden Demenz kann der voranschreitende Verlauf der Krankheit weder mit Medikamenten noch mit psychotherapeutischen Mitteln gestoppt werden. Der kognitive Abbau lässt sich nur vorübergehend bremsen. Eine kontinuierliche Gabe von Antidementiva verzögert das Fortschreiten der Erkrankung im Idealfall um etwa ein Jahr. Psychotherapie kann helfen, den Patienten zu entlasten und seine verbleibende Lebensqualität zu bewahren und zu nutzen.

Bei fortgeschrittener Demenz sind folgende Behandlungsansätze hilfreich:

- Aktivierung
- Maßnahmen zur Realitätsorientierung: etwa mithilfe von Kalendern und Uhren, durch das Anbringen von Schildern, das Führen von Tagebüchern usw.
- Erinnerungstherapie: länger zurückliegende Erinnerungen können durch Bilder oder Fotos aus der frühen Vergangenheit aktiviert werden. Dies geschieht mit der Absicht, den Patienten emotional einzubeziehen.
- Gedächtnisauffrischungstraining mit dem Ziel, Anforderungen zu verringern.
- Reduzierung von ängstlichen und depressiven Symptomen und Verhalten.
- Positive Verstärkung (z. B. Lob) bei Selbstversorgung, Beweglichkeit und beim Durchführen von Aktivitäten.
- Bei allen gesetzten Maßnahmen sind ein hoher Grad an Anerkennung und ein respektvoller Umgang mit Menschen mit Demenz für eine erfolgreiche Arbeit sehr wichtig.
- Ganzheitliches Gedächtnistraining

Anregungen zum Umgang mit Menschen mit Demenz:

Achten Sie in der Kommunikation darauf, den Betroffenen direkt und mit seinem Namen anzusprechen. Sprechen Sie langsam und deutlich, verwenden Sie kurze Sätze und verzichten Sie auf Sprichwörter.

Der Betroffene benötigt Zeit, auf gestellte Fragen zu reagieren. Die Fragen sollten so einfach wie möglich und für den Betroffenen verständlich formuliert werden.

Sollten Sie beschuldigt werden, z. B. etwas entwendet zu haben, versuchen Sie, sich nicht persönlich angegriffen zu fühlen, sondern versuchen Sie, zu beruhigen und Verständnis für den Ärger des Betroffenen zu signalisieren. Versichern Sie, dass sich der verschwundene Gegenstand bestimmt wieder finden lässt und bieten Sie am besten Ihre Hilfe beim Suchen an. Dabei darf nicht vergessen werden, dass durch den kognitiven Abbau das Erinnerungsvermögen stark beeinträchtigt ist und die Beschuldigung Ihnen gegenüber nur einen Erklärungsversuch für den Betroffenen darstellt.

Durch bekannte Bilder oder Musik können Sie eine gute Atmosphäre schaffen, in der sich der Betroffene sicher fühlt. Vermeiden Sie Neuerungen, angstauslösende Situationen und besonders Ortswechsel. Durch Rituale, feste Zeiten für bestimmte Handlungen und klare Tagesabläufe können Sie strukturgebend wirken und viel zum Wohlbefinden des Betroffenen beitragen.

4.4 Depression

Neben den Demenzerkrankungen sind depressive Störungen im Alter sehr häufig. Den Schweregrad betreffend werden leichte, mittelgradige und sehr schwere depressive Episoden mit oder ohne somatische Beschwerden unterschieden. Die schwerwiegendsten Symptome sind Freudlosigkeit, Antriebslosigkeit, Morgentief, Lustlosigkeit, Suizidgedanken, Konzentrationsprobleme, Appetitlosigkeit sowie Ein- und Durchschlafprobleme. Um die Diagnose der Depression stellen zu können, müssen die Symptome mindestens 14 Tage andauern.

Im Zusammenhang mit Depression kann es zu Suizidgedanken und in Folge auch zu Suizidhandlungen kommen. Betrachtet man das Verhältnis zwischen Selbstmordversuchen und vollendeten Suiziden, führen suizidale Handlungen im hohen Alter schneller zum Tod.

Um an einer Depression zu erkranken, müssen mehrere Faktoren zusammentreffen. Schuld ist meist nicht nur eine Ursache oder ein Auslöser. Eine Person muss entweder biologische, psychische oder soziokulturelle Prädispositionen für eine Störung besitzen und zusätzlich einem unmittelbaren psychischen Stress ausgesetzt sein, um bestimmte Formen psychischer Störungen zu entwickeln.

Auslöser für die Entstehung einer depressiven Erkrankung im Alter können Trennungserlebnisse, traumatische Erlebnisse, Wohnungswechsel, der Tod von Angehörigen oder chronische Schmerzen sein. Veränderungen im Neurotransmittersystem im Gehirn (Dopamin erhöht, Noradrenalin vermindert) spielen ebenfalls eine große Rolle.

Erhöhtes Risiko besteht bei Patienten, bei denen eine familiäre Häufung der Diagnose bekannt ist oder diese Diagnose in der Krankengeschichte bereits einmal gestellt wurde.

Für die Behandlung von Depressionen ist es wichtig, gemeinsam mit den Betroffenen ein Erklärungsmodell für die Entstehung und Bedingungen der Erkrankung zu erarbeiten und den Zusammenhang zwischen Gedanken, Verhalten und Stimmung verständlich zu machen. Hilfreich ist hierbei, ein Stimmungsprotokoll zu führen sowie einen strukturierten Tagesablauf mit angenehmen Tätigkeiten zu planen. Weiters sind Techniken zur Reduktion negativer Gedanken sinnvoll, außerdem die Förderung sozialer Kompetenzen im Alltag, etwa durch die Anregung zum Knüpfen neuer Kontakte. Mithilfe der Lebens-Rückblick-Methode wird es dem Erkrankten ermöglicht, Fehlwahrnehmungen infrage zu stellen und zu helfen, diese unter neuen Gesichtspunkten zu betrachten und positiver zu sehen. Die Verabreichung von Antidepressiva ist begleitend notwendig, um eine psychotherapeutische Behandlung zu ermöglichen.

Tipp: Wenn ein Betroffener von Ihnen angebotene Aktivitäten ablehnt, tut er dies nicht, weil er nicht möchte, sondern weil es ihm aufgrund seiner derzeitigen Antriebslosigkeit nicht möglich ist. Geben Sie nicht auf und halten Sie weiterhin Kontakt, so können Sie am besten herausfinden, über welche Ressourcen der Patient derzeit verfügt und wo sie anknüpfen können, um zu motivieren.

4.5 Trauerreaktion

Je älter der Mensch wird, desto mehr Todesfälle und Verabschiedungen von geliebten Menschen erlebt er. Wenn Trauerreaktionen übermäßig intensiv und über einen auffallend langen Zeitraum auftreten, können die Symptome kurzfristig einer Depression ähneln.

Bei der Trauertherapie hat sich eine Reihe kognitiv-verhaltenstherapeutischer Interventionen als sinnvoll erwiesen, die sich auf das Ermöglichen des Trauerausdrucks, die Akzeptanz der einzelnen Trauerphasen und die Kontrolle von Beruhigungsmitteln oder übermäßigem Alkoholkonsum richten.

4.6 Angststörungen

Angst ist grundsätzlich ein sehr wichtiges Gefühl, das uns hilft, Gefahren zu erkennen, um rechtzeitig zu flüchten. Tritt dieses Gefühl jedoch vermehrt in Situationen auf, in denen keine sichtliche Bedrohung vorhanden ist, kann die Angst lähmen und das Leben stark einschränken. Durch Vermeidungsverhalten werden Ängste aufrechterhalten und können sich schnell auf andere Situationen ausweiten.

Zu den Angststörungen im Alter gehören:

- Panikstörung und Agoraphobie (39 %)
- Sozialphobie (10 %)
- Generalisierte Angststörung (15 %)
- Spezifische Phobien (36 %)

Im weiteren Verlauf werden die einzelnen Erscheinungsformen der Angststörung erläutert.

Die Panikstörung:

Unter Panikattacken versteht man unvermutet auftretende starke Angstzustände, die keinen konkreten Auslöser haben und mit körperlichen Symptomen wie Atemnot, Schwindelgefühl, Herzklopfen, Zittern, Schwitzen und/oder Übelkeit verbunden sind.

Die Angst wird vom Betroffenen als Reaktion auf die scheinbar bedrohlichen körperlichen Symptome erlebt. Meistens wird erst nach wiederholten medizinischen Untersuchungen, die ohne positiven Befund bleiben, deutlich, dass es sich hierbei um eine Panikattacke gehandelt hat.

Neben den Attacken selbst ist für die meisten Patienten „die Angst vor der Angst" das Hauptproblem, nämlich die Angst, neuerlich einen solchen Zustand zu erleben.
Panikattacken können einige Minuten bis zu einigen Stunden andauern und mehrmals pro Tag auftreten. Von einer Panikerkrankung spricht man nur dann, wenn mindestens vier Attacken innerhalb eines Monats auftreten.

Die meisten Patienten erkranken erstmals im jungen Erwachsenenalter an Panikstörungen. Frauen (zwei bis drei Prozent) sind öfters betroffen als Männer (ein Prozent). Der Verlauf ist oft phasenhaft. Das Risiko, dass es wiederholt zu Symptomen der Panikstörung kommt, ist relativ hoch. Patienten mit einer Panikerkrankung suchen oft jahrelang Fachärzte auf, ohne dass es zu einer adäquaten psychiatrischen oder psychotherapeutischen Behandlung kommt. Oft können sie sich einfach nicht vorstellen, dass es sich um keine organische Erkrankung handelt.

In der Psychotherapie von Panikstörungen ist es sehr wichtig, den Patienten den Teufelskreis der Angst, in dem sie sich befinden, verständlich zu machen. Die Patienten nehmen Veränderungen in ihrem Körper wahr und bewerten diese auf der Gedankenebene als gefährlich. Daraufhin verändern sich die physiologischen Parameter wie Herzschlag, Puls und Blutdruck, was wiederum zur Folge hat, dass sich die körperlichen Symptome und damit auch die Ängste verstärken. Diese Ängste können etwa darin bestehen, keine Luft mehr zu bekommen und ohnmächtig zu werden oder tot umzufallen. Diese Befürchtungen haben zur Folge, dass Situationen, in denen bereits Panikattacken aufgetreten sind, zukünftig vermieden werden und somit die Symptomatik aufrechterhalten wird.

Mithilfe von Atemtechniken und Entspannungstechniken wie der Progressiven Muskelentspannung, kognitiver Umstrukturierung und der Lokalisierung von logischen Denkfehlern wird es dem Patienten ermöglicht, den Teufelskreis zu unterbrechen und aktiv gegenzuwirken. Dadurch ist er den überwältigenden Ängsten nicht mehr hilflos ausgeliefert, sondern lernt, selbst Einfluss auf seine physiologischen Parameter und somit auf seine Ängste zu nehmen.

Agoraphobie:

Die Agoraphobie oder Platzangst ist die Angst vor überfüllten Räumen wie z. B. in Kaufhäusern, Straßenbahnen, Lokalen oder im Kino. Mit zunehmender Entfernung von Zuhause nehmen die Ängste in der Regel zu. Manche ältere Patienten sind so stark beeinträchtigt, dass sie kaum mehr in der Lage sind, ihre Wohnung zu verlassen, nicht mit dem Lift fahren oder im Speiseaal mit anderen Bewohnern essen möchten. Die Agoraphobie tritt etwas häufiger auf als die Panikstörung, oft aber gemeinsam mit Panikattacken. Verlauf, Behandlung und Prognose sind ähnlich.

Soziale Phobie:

Charakteristisch für die soziale Phobie ist die Angst vor Situationen, in denen die betroffenen Personen im Mittelpunkt stehen, und die Angst sich zu blamieren oder sich bloßzustellen. Händezittern oder Erröten sind oft, neben anderen körperlichen Angstsymptomen, subjektiv am stärksten beeinträchtigend.

Menschen mit einer sozialen Phobie haben Ängste, in der Öffentlichkeit zu reden, jemanden um den Weg zu fragen oder sich im Café zu einer fremden Person zu setzen und ein Gespräch zu beginnen.

Die Erkrankung nimmt ihren Anfang im frühen Erwachsenenalter. Männer und Frauen sind annähernd gleich oft betroffen (drei bis fünf Prozent der Bevölkerung).

Erscheinungsbild der sozialen Phobie:

- in Gegenwart von Fremden extrem aufgeregt, verlegen, furchtsam
- Wutanfälle, weinen
- körperliches Erstarren
- Rückzug aus derartigen Situationen

Generalisierte Angststörung:

Von einer generalisierten Angststörung spricht man, wenn anhaltend unrealistische und übertriebene Ängste und Sorgen bestehen, die sich auf mehrere Lebensumstände beziehen. Beispiele dafür wären die Angst, dass einer nahestehenden Person etwas zustoßen könnte, grundlose Geldsorgen, Angst, den Wohnplatz zu verlieren, gehemmt und ständig beunruhigt zu sein wegen zukünftiger Ereignisse wie mögliche Verletzungen, Krankheiten usw. Symptome wie Zittern, Schwitzen und Herzklopfen führen auch hier den Patienten zum Arzt. Die Störung tritt selten alleine, sondern meistens gemeinsam mit anderen psychischen Störungen auf, d. h. mit anderen Angststörungen, Depressionen oder Suchterkrankungen. Mit 6,4 % ist die generalisierte Angststörung relativ häufig und betrifft etwas mehr Männer als Frauen. Sie kann in jedem Alter auftreten.

Über den Verlauf ist wenig bekannt. Die Störung bleibt oft unentdeckt und unbehandelt und ist deshalb bis ins hohe Alter ein Thema.

Spezifische (isolierte) Phobien:

Hierbei handelt es sich um Phobien, die auf ganz spezifische Situationen beschränkt sind, etwa auf die Nähe bestimmter Tiere, Höhe, Donner, Dunkelheit, Fliegen, geschlossene Räume, Zahnarztbesuche oder die Angst, bestimmten Erkrankungen ausgesetzt zu sein. Obwohl die auslösende Situation eng begrenzt ist, kann sie wie bei der Agoraphobie oder einer sozialen Phobie Panik auslösen. Spezifische Phobien entstehen gewöhnlich in der Kindheit oder im frühen Erwachsenenalter und können unbehandelt bis ins hohe Alter bestehen. Das Ausmaß der eintretenden Einschränkungen hängt davon ab, wie leicht die betroffene Person die angstbesetzte Situation vermeiden kann. Die Diagnose wird nur dann gestellt, wenn durch die Phobie ein erhebliches Leiden verursacht oder der Tagesablauf gestört wird.

Bei der Behandlung von Angststörungen stehen psychotherapeutische Verfahren an erster Stelle. Unter den psychotherapeutischen Methoden ist bei spezifischen Phobien, aber auch bei anderen Ängsten, die Verhaltenstherapie oft sehr erfolgreich.
Zusätzlich sind Entspannungsmethoden und die Konfrontation mit der angstauslösenden Situation in kleinen Schritten nützlich, da so Vermeidungsverhalten aufgegeben und positive Erlebnisse gemacht werden können, indem das gefürchtete Ereignis nicht wie erwartet eintritt. Viele Patienten erleben auch Selbsthilfegruppen als sehr hilfreich. Wenn die Symptome stark ausgeprägt sind, ist in der Regel auch eine psychopharmakologische Behandlung notwendig. Serotoninwiederaufnahmehemmer, trizyklische Antidepressiva und auch MAO-Hemmer erzielen in der Regel einen guten Effekt.

Posttraumatische Belastungsstörung:

Die posttraumatische Belastungsstörung tritt bei Menschen auf, die in der Vergangenheit ein körperlich oder emotional belastendes Ereignis außerhalb der üblichen menschlichen Erfahrung erlebt haben. Am häufigsten sind diese Erlebnisse Krieg, Naturkatastrophen, Brände, Verkehrsunfälle, Verbrechen, körperliche Gewalt und sexueller Missbrauch. Die Hauptsymptome sind das wiederholte Erleben des Traumas durch sich aufdrängende Erinnerungen (Flashbacks), die mit intensiven Emotionen verbunden sind, wiederholte Angstträume, Stumpfheit und Gleichgültigkeit gegenüber anderen Menschen sowie die Vermeidung von Aktivitäten, die Erinnerungen an das Trauma wachrufen könnten. Weiters treten übermäßige Schreckhaftigkeit und Schlaflosigkeit auf, Suizidgedanken sind nicht selten.

Der Verlauf ist wechselhaft, in der Mehrzahl der Fälle kann durch eine psychotherapeutische Traumbehandlung eine starke Verbesserung der Symptomatik erzielt werden. Restsymptome wie Schlafstörungen, Reizbarkeit und Konzentrationsstörungen können noch Jahre danach andauern.

Alte Menschen haben oft viel Zeit, über ihre Vergangenheit nachzudenken, und somit können sehr schnell Erinnerungen von traumatischen Ereignissen hochkommen und zu einer abermaligen Belastung werden.

Ziel einer psychotherapeutischen Intervention sind die Integration der traumatischen Erfahrungen in die eigene Lebensgeschichte sowie ihre Verarbeitung. Zu Beginn ist eine psychische Stabilisierung der Patienten notwendig, erst dann sind eine Konfrontation und Bearbeitung des belastenden Ereignisses möglich und sinnvoll.

4.7 Sucht

Sucht ist nach der Definition der Weltgesundheitsorganisation ein Stadium chronischer oder periodischer Berauschung durch die wiederholte Einnahme einer natürlichen oder synthetischen Droge.

Es gibt substanzgebundene und nicht substanzgebundene Suchtformen. Die im Alter vorkommenden Süchte sind meist Nikotin-, Alkohol- und Medikamentenabhängigkeit.

Typische Kennzeichen von Sucht sind:

- ein überwältigender Wunsch oder das Bedürfnis, den Drogengebrauch fortzusetzen und sich die Droge unter allen Umständen zu verschaffen
- eine Tendenz, die Dosis zu erhöhen
- eine psychische und physische Abhängigkeit von der Wirkung der Droge
- eine zerstörerische Wirkung auf den Einzelnen und die Gesellschaft

Suchtkriterien

Kontrollverlust:
Unfähigkeit, mit einem bestimmten Mittel oder Verhalten kontrolliert umzugehen.

Wiederholungszwang und Abstinenzunfähigkeit:
Unfähigkeit, trotz meist psychischer, körperlicher und sozialer Schädigung und trotz Kenntnis der durch den Missbrauch verursachten Probleme auf ein bestimmtes Mittel verzichten zu können.

Toleranzbildung:
Verlangen nach Dosissteigerung, um die erwünschte Wirkung zu erreichen.

Entzugserscheinungen:
Physische und/oder psychische Reaktionen, wenn das Mittel nicht zur Verfügung steht.

Interessenabsorption:
Die Einnahme des Suchtmittels bestimmt weitgehend das alltägliche Leben. Familiäre und andere Verpflichtungen werden sekundär. Es besteht eine Unfähigkeit, sich in der Freizeit sinnvoll zu beschäftigen.

Wenn Sie mit einem suchtkranken alten Menschen arbeiten, ist es sehr wichtig, mit dem Betreuungspersonal Rücksprache zu halten und sich über die Belastbarkeit und den psychischen Zustand des Betroffenen zu informieren. Es ist nicht sinnvoll, den Betroffenen die Konsumation der Substanz auszureden. Die Betroffenen sind über die gesundheitlichen Gefahren und Schädigungen meist bestens informiert – und ohne die Bereitschaft zu einer Veränderung und sich einer Behandlung zu unterziehen, kann wenig bewirkt werden.
Der Aufbau von Konfliktbewältigungsstrategien, Entspannungstraining, Emotionstraining und Körperwahrnehmungsübungen sowie Genusstraining kann für die Betroffenen hilfreich sein.

Zusammenfassend ist anzumerken, dass es für Menschen im hohen Alter mit einer psychischen Erkrankung Hilfe gibt und vermehrt auf diesem Gebiet wissenschaftlich geforscht wird, um weitere Hilfsmaßnahmen zu entwickeln. Ziel ist es, die Selbstbefähigung der Betroffenen zu stärken und die Erhaltung der Lebensqualität zu sichern. Eine gezielte regelmäßige Aktivierung der Betroffenen ist dabei sehr sinnvoll. Eine Zusammenarbeit in einem multiprofessionellen Helfersystem ist zu empfehlen, ebenso ein achtsamer und wertschätzender Umgang mit den Betroffenen.

5. Die Kunst des Begleitens – Trauerarbeit

Alexandra Troch

5.1 Einleitende Worte

In meiner Arbeit war es mir persönlich wichtig, insbesondere jenen Menschen mein Augenmerk zu schenken, die von unserer Gesellschaft eher ins Abseits gestellt werden. Im Fokus meiner Tätigkeit standen Menschen mit besonderen Bedürfnissen, vor allem Menschen mit Demenz und Menschen in ihrer letzten Lebensphase bzw. in der Palliativen Betreuung. Oft wurde ich gefragt, welchen Sinn ich in dieser Arbeit sehe, da sie nach wie vor nicht den Stellenwert der Arbeit auf einer Intensivstation hat. Ich antwortete, dass es für mich eine sehr erfüllende Arbeit ist, in der Menschen mich einladen, ein Stück ihres Weges gemeinsam zu gehen. Es ist ein Geschenk von ihnen an mich, ihre Wünsche erfüllen zu dürfen, ein Strahlen in ihren Augen zu sehen und ein Lächeln auf ihr Gesicht zaubern zu können. Das gibt auch mir Kraft und Energie für mein eigenes Leben.

Den Abschied gemeinsam zu gestalten gibt allen Beteiligten Halt, Sicherheit und Geborgenheit. Es ist für mich etwas Besonderes, daran teilnehmen zu dürfen. Natürlich bekam ich zu hören: „Sie sind ja nicht persönlich betroffen, wenn Sie an meiner Stelle wären, würden Sie damit auch nicht umgehen können." Anfangs konnte ich auch gar nicht widersprechen, denn bis auf die Begleitung meiner Oma konnte ich keine persönlichen Erfahrungen einbringen. Dies änderte sich zu dem Zeitpunkt, als ich meine Tochter beim Loslassen ihres Vaters begleitet habe und ich somit im Mittelpunkt des Geschehens stand. Dabei habe ich gelernt, wie es einem als Angehörigen geht, wie sich die Situation auf die Umwelt und Arbeit auswirkt. Diese Erfahrung hat mich ein Stück näher zu den Angehörigen gebracht, die ich danach begleitet habe.

Warum ist die Trauerbegleitung so wichtig?

Der Lebenskreis schließt sich, und der letzte Lebensabschnitt sollte in Würde begangen werden. Die Geburt wird mit einem rauschenden Fest gefeiert und die einzelnen Lebensabschnitte werden festgehalten – mit einem lachenden und einem weinenden Auge. Der Tod ist für viele noch erschreckend. Über ihn wird nicht gesprochen, es gibt keinen Raum und keinen Platz für die Emotionen der Mitmenschen.

Würde ich im Sterben liegen, würde ich mir wünschen, dass ich als Mensch und nicht als Gespenst wahrgenommen werde. Ich würde mir wünschen, dass man die letzte gemeinsame Zeit mit Platz für Spaß, Humor und Reflektion verbringt. Ich würde die Situation selbst bestimmen wollen und, sollte ich meine Wünsche nicht mehr zum Ausdruck bringen können, dann wünschte ich mir Begleiter an meiner Seite, die meine Wünsche kennen, respektieren und sie so gut wie möglich umsetzen. Ich würde mir einfach eine achtsame, respektvolle und würdevolle Begleitung wünschen. Da wir heutzutage in multikulturellen Teams arbeiten, ist es von großer Bedeutung, auch den Umgang der jeweiligen Nationalität mit dem Tod zu kennen und die Mitarbeiter für diese letzte Lebensphase zu sensibilisieren. In dieser Phase steht der Sterbende mit seinen Wünschen und Bedürfnissen im Mittelpunkt, und Abläufe und Strukturen sollten dem weitestgehend angepasst werden.

5.2 Auslösende Faktoren für Trauer

Trauer gehört zu unserem Leben und ist mit dem Lachen und dem Weinen vergleichbar. Sie kann durch unterschiedliche Faktoren ausgelöst werden:

- Auszug der Kinder
- Verlust einer Bezugsperson
- Arbeitsplatzverlust
- Ende einer Beziehung
- Domizilwechsel
- Einschränkung/Verlust der Eigenständigkeit
- „Loslassen" von geliebten Menschen, die eine Persönlichkeitsveränderung durchlaufen, z. B. bei Demenz und psychischen Erkrankungen

In unserem Leben begegnet uns ein ständig wiederkehrender Prozess des Loslassens, dem wir uns immer wieder stellen müssen.

Schritte des Loslassens, Verabschieden von einer Person:

- Sich für den gemeinsam gegangenen Weg bedanken
- Das zu vergeben, was womöglich passiert ist
- Sich für die eigenen Fehler entschuldigen
- Zum Ausdruck bringen, was man vermissen wird

- Die eigenen Gefühle und Liebe in Worte fassen
- Sich bewusst verabschieden

5.3 Die vier Phasen der Trauer

Jeder Mensch erlebt diese Phasen unterschiedlich intensiv, es kann auch sein, dass zwischen den Phasen hin- und hergesprungen wird. Für den Trauernden gilt es, sich die Zeit zu nehmen, die er persönlich braucht – jeder bestimmt sein Tempo der Verarbeitung selbst.

1. Phase: „Nicht wahrhaben wollen"

Betroffene, welche die Nachricht vom Tod eines geliebten Menschen erhalten, fallen oft in einen Schockzustand des Nichtrealisierens. Der Angehörige fühlt sich, als wäre er in Emotionslosigkeit und Starrheit gehüllt – er erlebt die Situation als unwirklich.

Aufgabe des Begleiters:

Der Begleiter sollte für den Trauernden da sein, ihm den Rücken stärken, dem Tag eine Struktur geben und Hilfestellung bei den Behördengängen leisten. Wichtig ist, dem Trauernden seine Emotionen, egal welcher Art, nicht abzusprechen, sondern ihm Zeit und Raum dafür zu geben. Sollte es sich um eine nahestehende Person handeln und es eine passende Situation sein, kann auch der Begleiter seine Emotionen zum Ausdruck bringen.

2. Phase: Aufbrechende Emotionen

Die Betroffenen befinden sich meist in einem Wechselbad der Gefühle und leben diese auch aus – von Trauer bis Wut, Enttäuschung, Zorn, Schuldzuweisungen an den Verstorbenen, an die Ärzte, das Pflegepersonal oder sich selbst.

Aufgabe des Begleiters:

Der Begleiter sollte das Wechselbad der verschiedenen Emotionen annehmen und so stehen lassen, sie nicht entkräften oder beschwichtigen. Außerdem: Aktives Zuhören bei der Erinnerung an den Verstorbenen. Ich als Begleiter halte mich im Hintergrund.

3. Phase: Suchen und sich trennen

Die Betroffenen suchen gemeinsame Plätze auf, schwelgen in Erinnerungen und führen Hobbys des Verstorbenen weiter. Sie treten oftmals in Zwiegespräche mit dem Verstorbenen, um Situationen aufzuarbeiten und zu klären.
Es kommt immer wieder vor, dass der Trauernde Gespräche und Begebenheiten unterschiedlich erzählt und darstellt. Langsam beginnt die Suche nach neuen Wegen.

Aufgabe des Begleiters:

Der Begleiter sollte in dieser Phase aktiv zuhören. Wichtig ist auch, die immer wieder unterschiedlich erzählten Geschichten nicht zurechtzurücken.

4. Phase: Neuer Selbst- und Weltbezug

Neue Wege werden beschritten und es kommt zu einem guten Mittelmaß im Umgang mit der Situation. Es wird realisiert, dass der Angehörige verstorben ist, dennoch kreisen die Gedanken nicht mehr ausschließlich um ihn. Die eigene Freizeitgestaltung rückt wieder in den Vordergrund.

Aufgabe des Begleiters:

Für den Begleiter wird es Zeit, sich zu verabschieden. Es kann ein gemeinsames Ritual des Loslassens durchgeführt werden. Der Abschied sollte sanft und achtsam passieren. Der Begleiter sollte auf eventuelle Rückfälle gefasst sein und Hilfe anbieten, sollten diese eintreten.

„Aktives Zuhören"

Aktives Zuhören ist für diese sensible Phase des Lebens eine Grundvoraussetzung.

Grundhaltung:

- Empathie
- Wertschätzung
- Respekt
- Authentizität
- Zentriert auf das Gegenüber

Ablauf:

- Ich schenke meinem Gesprächspartner die volle Aufmerksamkeit.
- Ich höre zu und führe keine Ergänzungen an.
- Ich wiederhole das Gesagte und paraphrasiere.
- Ich verbalisiere die Gefühle.

Meist sind diese Gespräche für beide Seiten sehr wertvoll.

Die Begleiter:

Es erfordert von den Begleitern ein hohes Maß an sozialer Kompetenz, die ihnen anvertrauten Menschen in dieser Lebensphase professionell zu begleiten, ihre Bedürfnisse wahrzunehmen und danach zu handeln. Das Leben des Begleiters rückt in den Hintergrund. Im Mittelpunkt stehen die zu begleitenden Menschen – egal, ob es der zu Verabschiedende oder der Hinterbliebene ist.

„Ich lasse dich los, ich lasse dich gehen", ist ein sehr wertvoller und wichtiger Satz für Sterbende, auf den sie oft warten. Menschen in der letzten Lebensphase sind sehr feinfühlig und sensibel und spüren daher, ob dieser Satz aus Überzeugung gesagt wird. Für die Angehörigen ist das meist ein sehr schwieriges Unterfangen, denn einerseits wollen sie ihren Lieben nicht gehen lassen und hier behalten, doch auf der anderen Seite ist ihnen klar, dass der Zeitpunkt des Abschiednehmens gekommen ist. Die Angehörigen sind einem Wechselspiel der Emotionen ausgeliefert und spüren einen inneren Kampf um die Antwort auf die Frage, was jetzt das Richtige sei.

Gedankenanstöße für die Begleitung:

- Das Bedürfnis nach Zuwendung, Berührung und Nähe steht meist im Mittelpunkt. Es können ruhige Gespräche, ein stiller Händedruck oder einfach nur physische Anwesenheit erwünscht sein. Die Bedürfnisse sind unterschiedlich.
- Meist werden Wünsche geäußert, die so gut wie möglich erfüllt werden sollten. Möglicherweise kommt der Gedanke auf, dass der Sterbende nicht die Kraft dazu besitzen könnte, aber gerade in dieser Phase entwickeln sie ungeheuerliche Kräfte.
- Es ist wichtig, aktiv zuzuhören, damit der Betreuer die Worte richtig versteht und nicht eigene Werte und Vorstellungen hineininterpretiert.

- Kommunikation: Der Sterbende legt das Tempo, den Inhalt und die Zeit fest.
- Niemals im gleichen Raum mit einer dritten Person über den Sterbenden sprechen, denn dessen Gehörsinn ist meist hochsensibel und die Hörleistung lange Zeit vorhanden (teilweise auch bis zu 30 Minuten nach dem Tod).
- Das persönliche Umfeld des Sterbenden sollte so gut wie möglich in den Prozess des Loslassens einbezogen werden.
- Die eigenen Grenzen als Begleiter wahrnehmen – nach ihnen sollte auch gehandelt werden.
- Wahren Sie die nötige Distanz – keine Wertungen und Interpretationen vornehmen.
- Seien Sie in Mimik, Gestik und Worten authentisch, lassen Sie Platz für Emotionen und zeigen Sie diese auch.

5.4   Die Sprache der Sterbenden

Sterbende sprechen ab einem gewissen Zeitpunkt mit ihrem inneren Auge. Sie sehen Bilder aus ihrer Kindheit bzw. Vergangenheit. Es handelt sich meist um Geschichten, die zu einem Film zusammengesponnen werden.

- Zeit: „Meine Uhr geht nicht richtig, ich glaube, meine Zeit ist abgelaufen."
- Reisen: Es wird von Ausflügen, Reisen oder von Orten, die besonders in Erinnerung geblieben sind, erzählt. Manchmal sagt der Sterbende: „Heute fährt mein Zug", „Ich muss das Flugzeug noch erreichen" etc.
- Haus: „Ich brauche den Installateur/den Elektriker. Ich möchte umbauen."
- Geld: „Bringt mir die Sparbücher, ich muss das Geld aufteilen."
- Bücher: „Ich muss noch die letzten Seiten fertig schreiben, bringt mir das goldene Buch!"

Diese Aussagen und vieles mehr bringen Folgendes zum Ausdruck: Der Sterbende hat wahrgenommen, dass seine Zeit gekommen ist.

5.5 Rituale in der Trauerbegleitung

Rituale und immer wiederkehrende Strukturen geben Sicherheit und vermitteln Wohlbefinden im Tagesgeschehen. Gerade für Menschen mit besonderen Bedürfnissen können Rituale eine hilfreiche Orientierung im Tagesgeschehen sein. Sie sind eine Art der Bewältigung von Ereignissen im Laufe eines Lebens. Rituale verbinden Menschen miteinander und geben Halt und Trost.

Hier ein Auszug von verschiedenen Möglichkeiten:

- Schlüpfen Sie in die Rolle des Verstorbenen. Wie würde er sich den Ablauf des Begräbnisses vorstellen, welche Kleidung oder welches Verabschiedungsritual wünschen?
- Was wäre der verstorbenen Person wichtig in Bezug darauf, was nun passieren soll?
- Bewahren Sie die regionalen und multikulturellen Rituale im Hinterkopf, damit Sie sich darauf einstellen können, wie das Umfeld reagieren könnte.
- Das Trauerjahr: Feiern Sie das kommende Jahr bewusst noch einmal den Geburtstag und Jahrestage des Verstorbenen. Geben Sie sich selbst die Zeit, die sie benötigen. Machen Sie es von Ihrem Gefühl abhängig, ob Sie sich schwarz kleiden oder nicht.
- Eine Gedenkmesse könnte abgehalten werden.
- Gestalten Sie einen Verabschiedungsraum im stationären Bereich, damit auch die Mitbewohner Abschied nehmen können.
- Partezettel: Dieser könnte klassisch in schwarz gehalten sein. Es ist möglich, sich zwischen einem vorgegebenen Partezettel und einem selbstgestalteten zu entscheiden.
- Erinnerungsbilder.
- Seelenmesse.
- Das Begräbnis sollte im Hinblick darauf gestaltet werden, was der Verstorbene wählen würde, aber auch darauf, was die Hinterbliebenen benötigen.
- Leichenschmaus.
- Kondolenzbuch: Sie könnten ein Buch gestalten, in dem Sie als Hinterbliebener Ihre Gefühle und Emotionen zum Ausdruck bringen.
- Für Kinder: Kindern könnten Erinnerungskisten mit Fotoalben, der Lieblingsgegenstand des Verstorbenen oder andere Gegenstände, die dem Verstorbenen wichtig waren, eine Sprachaufnahme oder ge-

schriebene Unterlagen (um die Schrift kennenzulernen) helfen, den Tod zu verarbeiten.

- Rituale: Diese kann jeder für sich selbst finden. Man könnte auf einem Berggipfel einen Stein hinterlegen, einen Brief in einem Bach schwimmen lassen oder einen Energieplatz aufsuchen, um dort nochmals mit Kerzen und Briefen Abschied zu nehmen.

Ihrer Fantasie sind hier keine Grenzen gesetzt. Entscheiden Sie für sich, was für Sie persönlich passt und stimmig ist. Geben Sie sich selbst die Zeit und erlauben Sie sich vor allem die Tätigkeiten und Handlungen, die Sie zum Verarbeiten brauchen. Manchmal müssen Rituale auch mehrere Male durchgeführt werden, um wirklich loslassen und abschließen zu können. Hören Sie auf Ihre Gefühle und Bedürfnisse, achten Sie aber auch auf Ihr Umfeld – ab und an sorgen Erklärungen für Entspannung bei allen Beteiligten.

5.6 Stundenbild

Titel/Thema	Verabschiedungsrunde
Kurz-beschreibung	Den TN soll bewusst Zeit und Raum gegeben werden, um sich von einer Person bzw. von Mitbewohnern zu verabschieden.
Förderziele	• Trauerarbeit • Orientierungsförderung • Erweiterung des sozialen Umfeldes • Förderung der Kommunikationsfähigkeit • Förderung der verbalen und nonverbalen Ausdrucksmöglichkeit • Förderung des Sprachvermögens und Wortfindung • Förderung des Wir-Gefühls • Spirituelles Wohlbefinden • Schutz und Geborgenheit geben/schaffen/vermitteln • Schaffen einer beruhigenden Umgebung
Material	Kerzen, Bilder (Bild der verstorbenen Person), Blumen, Kondolenzbuch, Taschentücher, gestalteter Verabschiedungsbereich, Musik (laut Biografie abgestimmt auf den Verstorbenen, Lieblingsmusik).
Hinweise zur Gruppen-zusammen-stellung	Freiwillige Teilnahme, Einladung an alle, die in der Umgebung des Verstorbenen wohnen oder tätig sind (Bewohner, Mitarbeiter, Angehörige etc.), ruhiger Ort, Störungen vermeiden.
Einleitungs-phase	• Begrüßung • Vier Säulen der Begegnung: Emotionale Zuwendung, Initialberührung, verbale und nonverbale Kommunikation, ungeteilte Aufmerksamkeit • Ritual: Klangschale • Kalenderarbeit
Hauptteil	Gestaltete Mitte des Kreises mit Bild des Verstorbenen, Blumen, Kreuz (oder kulturspezifisches Symbol, Lied – beispielsweise: „My Way"). • Einleitende Worte – bewusst ansprechen, dass Person XY verstorben ist • Bild in die Runde geben, Memoryfragen stellen: *Was fällt Ihnen zu der Person ein?* *Was hat sie gerne gemacht?* *An welchen Aktivitäten hat sie teilgenommen?*

	Welche Interessen, Hobbys hatte sie? *Was hat diese Person ausgemacht?* *Was verbinden Sie mit der Person?* *Welche Rituale zum Thema „Trauer" kennen Sie und haben Sie für sich gefunden?* • TN die Möglichkeit geben, der Person noch das zu sagen, was sie gerne möchten, z. B.: *Es war schön, dich kennenzulernen. Danke für deine Gespräche.* ... Die TN sollen sagen können, was immer ihnen auf dem Herzen liegt. • Geben Sie den TN Zeit und Raum für aufkommende Emotionen und begleiten Sie diese. • Alle gehen zum Verabschiedungsbereich, stellen dort gemeinsam ein Bild auf, legen Blumen, Kerzen und einen gemeinsam ausgesuchten Spruch dazu.
Schluss	• Reflexion • Entspannungsteil mit Meditationsmusik • Persönliche Verabschiedung
Weiterführende Ideen	Messe, Gebetsrunde, Rosenkranz, Kondolenzbuch, Ausräuchern, mit reinigenden Ölen arbeiten. Sitzplatz der verstorbenen Person beim Mittagessen bewusst decken und mit Blumen, Kerze und Foto schmücken. Dabei eine kurze Gedenkminute einlegen und das Thema ansprechen. Gestaltung mit ausgesuchten Symbolen und Farben, passend zum kulturellen Bekenntnis. Achten auf multikulturelle Rituale.

6. Die Kunst der Sprache und des Berührens – Validation

Roman Hrasny

Kommunikationskultur

Unsere Arbeit mit alten, betagten und verwirrten Menschen ist auf verschiedenen Grundsteinen in Form von persönlichen und individuellen Ritualen des täglichen Lebens aufgebaut. Beginnend mit dem Anklopfen an der Tür beim Betreten des privaten Raumes unserer Bewohner und die Begrüßung bis hin zur Hilfestellung bei verschiedenen Aktivitäten des täglichen Lebens – etwa Körperwaschung, Essensausgabe, Begleitung zu unterschiedlichen Angeboten der psychosozialen Betreuung oder die nächtliche Betreuung durch das Pflegefachpersonal – werden Rituale ausgeübt. Um die Lebensqualität zu erhöhen, sollten auch ein regelmäßiges Aktivitätenangebot, die Einbeziehung der Angehörigen und eine ehrliche und aktive Kommunikation zu alltäglichen Ritualen werden. Angesichts der steigenden Zahl der Betroffenen mit der Diagnose „senile Demenz" in unseren Pflegeinstitutionen ist es äußerst wichtig, sich intensiv mit dem aktuellen Pflege- und Betreuungsstandard auseinanderzusetzen.

Durch ein kontinuierliches Beschäftigungsangebot und die Freiwilligkeit der Teilnehmer, dieses Angebot zu nützen, kann Menschen in hohem Alter (auch mit Desorientierung) ein lebenswertes und sinnvolles Dasein ermöglicht werden. Bedürfnisse wie der Wunsch, gebraucht zu werden und nützlich zu sein, lassen sich durch sinnvolle Tätigkeiten wie kochen, backen, singen, miteinander basteln und gestalten, sich bewegen, Feste des Jahreskreises (wie beispielsweise Geburtstage) feiern sowie durch aktive Teilnahme am religiösen Leben erfüllen. Gruppen, die Bewegung, Musik, Reminiszenz, Gedächtnistraining, Sinneswahrnehmung sowie die Aktivitäten des täglichen Lebens mit einbeziehen, fördern den Menschen in seiner Ganzheit durch ein sinnhaftes Erleben des eigenen Lebens.

Angehörige der Betreuten sollten in die Gestaltung des Lebens der Bewohner mit eingebunden werden, damit für sie kein Bruch in ihrem Beziehungsgefüge entsteht. Betreuer werden niemals die Familie, die alte und desorientierte Menschen oft brauchen, um aus der Einsamkeit und Isolation herauszukommen, ersetzen können. Angehörige sollten deshalb in die individuelle Pflege- und Betreuungsplanung einbezogen und eingeplant werden sowie sich aktiv und integrativ an der Lebensgestaltung ihrer pflegebedürftigen Familienmitglieder beteiligen.

Eine neue Kultur des Miteinanders, der gewaltfreien Kommunikation und ein anderes, humaneres Füreinander sind die Grundlagen für eine liebevolle Fürsorge in unseren Altenpflege- und Betreuungseinrichtungen.

6.1 Was ist Validation?

Validation ist ein methodisches, auf der Gefühlsebene basierendes Kommunikationssystem, über das man mit desorientierten, alten Menschen in Verbindung treten und diese Verbindung erhalten kann. Wenn dieses System gewissenhaft angewendet wird, so wird uns eine Reise in die Gefühlswelt eines alten, verwirrten Menschen gewährt. Validation ist ein kunstvolles, hochentwickeltes Kommunikationssystem, durch das einem desorientierten, alten Menschen ein Gefühl der Würde vermittelt wird. Das Vertrauen in die Tatsache, dass diese Personen selbst am besten wissen, wie sie sich heilen können, ist maßgebend für die Begleitung und Kommunikation mit Menschen mit Demenz.

6.1.1. Naomi Feil

Validation wurde im Jahr 1963 von einer amerikanischen, aus Deutschland stammenden Sozialarbeiterin namens Naomi Feil entwickelt. Frau Naomi Feil ist die Begründerin der Validationsmethode und geschäftsführende Direktorin des *Validation Training Institute* VTI in Cleveland, Ohio. Ursprünglich wollte sie die Bretter der Schauspielbühne erobern, stattdessen erobert sie heute die Herzen vieler Hilfe suchender Betreuer, die Menschen mit Demenz pflegen, für sie sorgen, sie begleiten und betreuen. Sie ist eine aktive Frau, die es schafft, in ihren Vorträgen über Validation Menschen jeden Alters, seien es Pflegekräfte, Angehörige, Betreuer oder Interessierte, sehr lebendig und überzeugend zu erreichen und zu berühren. Sie hält ihre Vorträge sowohl in englischer als auch in deutscher Sprache.

6.1.2. Was bewirkt Validation?

Frau Naomi Feil hat uns mit ihrer Kommunikationsform der Validation einen neuen Blickwinkel in Bezug auf Kommunikation mit hochbetagten, desorientierten Menschen und letztendlich auch in Bezug auf Kommunikation mit jedem einzelnen Menschen ermöglicht. Die Sensibilisierung, die durch die Validations-Methode ausgelöst wird, erlaubt uns, einander wieder humaner zu begegnen und sich wahrgenommener zu fühlen. Auf Validation beruhende Grundhaltungen verlangen von uns, dem alten, desorientierten und verwirrten Menschen in seine innere Gefühlswelt zu folgen, diese Welt zu benennen, zu bestätigen und dadurch für gültig zu erklären. Somit wird seine Welt akzeptiert. Durch Akzeptanz wird Respekt gezollt, wodurch das Bedürfnis nach Anerkennung gestillt wird. Desorientierte Menschen bewegen sich auf mehreren Bewusstseinsebenen gleichzeitig. Zum einen sind sie hier, zum anderen leben sie gleichzeitig in ihrer Vergangenheit. Sie erleben oft im Jetzt das, was früher war. Prinzipien der Validation anerkennen diese Tatsache und wertschätzen einen Menschen in seiner Ganzheit. Sie verleihen ihm ein Gefühl der Würde.

6.2 Alter und Desorientierung

Alle geäußerten Gefühle sind echt. Alte und desorientierte Menschen haben kein Bedürfnis, Gefühle zu heucheln. Für Angehörige und Betreuer ist es oft schwierig, aufgrund der zunehmenden Veränderung des Verhaltens im alltäglichen Leben, ausgelöst durch beginnende Verwirrung und durch fast tägliche Veränderung der Persönlichkeit und des Wesens, Nähe aufrechtzuerhalten und auch zu gewähren. Es erscheint einem Betreuer manchmal nicht machbar, einem desorientierten, alten Menschen mit gebührendem Respekt zu begegnen und ihn in seiner Vollständigkeit zu betrachten. Eine der größten Herausforderungen für Betreuer ist das Verstehen des Zustandes, das Verstehen der möglichen Entwicklung des Alterns sowie das Verstehen dieses Prozesses in seiner Auswirkung. Alte und an Desorientierung leidende Menschen sind so, wie sie sich fühlen. Für nahestehende Angehörige ist es oft schmerzhaft, zuzusehen, wie sich der Mann, die Frau, die Mutter, der Vater oder eines der Geschwister verändert und dadurch verloren wirkt.

Dieser Zustand verlangt von jedem Angehörigen viel Mut, Wehmut und Demut. Es erfordert Mut dazu, den ersten Schritt zu machen. Die Situation ruft Wehmut hervor, da man sich von diesem Menschen, welchen man gekannt hat, verabschieden muss. Des Weiteren erfordert es Demut, um völlig urteilsfrei eine andere, bis jetzt nicht bekannte und trotzdem vertraute Person im eigenen Leben willkommen zu heißen und sie trotz Krankheit und Alterung anzunehmen. Dieses Annehmen ist ein schwieriges Unterfangen, das durch Schulung und Änderung der eigenen Grundhaltungen, Neubewertung der eigenen Grundprinzipien und durch das Erlernen der Kommunikationstechniken der Validation bewältigt werden kann.

6.2.1. Validationstechniken

Die Validationstechniken der verbalen und nonverbalen Kommunikation sind in vier verschiedene Phasen der Desorientiertheit unterteilt. Die **erste Phase** ist die der unglücklichen Orientierung, die **zweite Phase** die der zeitlichen Verwirrung, die **dritte Phase** die der sich wiederholenden Bewegungen und die **vierte Phase** ist jene des Vegetierens. Das Erlernen der verbalen und nonverbalen Techniken, das Erlernen der Einschätzung der jeweiligen Phase und das angemessene Reagieren auf das Verhalten der alten und desorientierten Menschen helfen, den irreparablen Prozess der Vergesslichkeit leichter bewältigen zu können. Zu den Validationstechniken gehören:

- **Zentrieren**: Dies ist ein kurzer, durch die Atmung eingeleiteter meditativer Zustand, in dem man sich erdet und den Kopf von eigenen Gedanken und Emotionen befreit, um einem Menschen ungeteilte Aufmerksamkeit schenken zu können.
- **W-Fragen** (was, wie, wann, wo): W-Fragen haben die Macht, alte und desorientierte Menschen zum Sprechen und zum Nachdenken zu aktivieren. So können sie leichter ihre Gefühle ausdrücken. Die Frage nach dem Warum wird absichtlich nicht gestellt. Diese Frage erfordert eine funktionierende kognitive Fähigkeit. Da diese bei desorientierten Menschen nicht mehr zur Gänze vorhanden ist, führt sie zu Überforderung. Alte Menschen haben in den meisten Fällen nicht das Bedürfnis, sich rechtfertigen zu müssen.
- **Nach den Extremen fragen**: „Wann tut es am meisten weh? Was ist das Schlimmste, das passieren kann?" Fragen nach Extremen werden verwendet, wenn Zweifel oder Angst anstehen.
- **Polarisieren**: „Gibt es Momente, in denen Sie keine Schmerzen haben?" Fragen wie diese helfen dabei, sich daran zu erinnern wie es ist, wenn vorhandene Probleme nicht bestehen. „Gibt es Tage, an denen es am schlimmsten ist?" Diese Frage hilft, aus den Selbsthilfekonzepten des Lebens eine mögliche Lösung für Probleme zu finden.
- **Nach „damals und dort", „jetzt und hier" fragen**
- **Spiegeln**: Diese Technik erfordert viel Selbstbewusstsein und Können. Durch diese Technik darf kein Gefühl des Veräppelns entstehen. Sie wird bei Personen angewendet, die sich in der Phase der wiederho-

lenden Bewegung (z. B. ein pausenloses Wischen mit der Hand über den Tisch) befinden. Sie können durch das Spiegeln der eigenen Handlung erfahren, dass da noch eine andere Person ist, die in der gleichen Art und Weise beschäftigt ist wie sie, die ihr Tun erkennt und sie nicht permanent auffordert, mit dem ewigen Wischen aufzuhören. Das Wischen wird in der Validation als Beschäftigung gedeutet, welche die Aufgabe besitzt, das Bedürfnis nach Nützlichkeit zu stillen. Wenn ein mit der Hand über den Tisch wischender Mensch anerkannt und gelobt wird, so kann das Wischen mit der Zeit weniger werden. Wird das Bedürfnis nach Anerkennung und Wertschätzung gestillt, so besteht die Möglichkeit, dass das Wischen zur Gänze verschwindet.

- **Berührung**: Die Berührung ist in der Validation eine der wichtigsten Techniken, die dem Ausdruck der nonverbalen Kommunikation dient. Menschen in der Phase der unglücklichen Orientierung werden nicht berührt, da sie Nähe und Intimität meiden und nicht aushalten. Sie wollen nicht direkt angesehen werden. Berührung wird daher erst ab der zweiten Phase angewendet. Es werden Hände, Arme und Hinterkopf berührt. Bei großer beidseitiger Vertrautheit kann mit den Handballen auch sanft das Gesicht berührt werden. Naomi Feil nennt diese Art der Berührung Mutterberührung.
- **Wiederholen**: Das Wiederholen des Gesagten vermittelt Verständnis und Sicherheit. Durch das Wiederholen wird vermittelt, dass jemand zuhört, versteht und da ist.

6.2.2. Was braucht es, um alte und desorientierte Menschen zu erreichen?

Unsere neue Begegnung mit alten, desorientierten und verwirrten Menschen verlangt von uns Verständnis für Demenzerkrankungen, einen offenen Geist und die Bereitschaft, die unveränderbaren Zustände anzunehmen und sich auf diese einzustellen. Diese Veränderung passiert im Herzen, in unserem Zentrum, in unserer Mitte. Und an eben dieser Stelle sind auch unsere alten Menschen mit Demenz zu erreichen. Wir werden nicht immer verstehen, wieso sie manches sagen oder tun. Nicht selten werden sie etwas tun, was für uns keinen Sinn ergibt. Oft werden wir als betreuende Personen mit der Mutter verwechselt oder etwa mit einem Mann konfrontiert, der angeblich nackt unter dem Bett liegt und für die betroffene Person eine Bedrohung darstellt. Wir werden beschimpft, bespuckt, geschlagen, weggeschickt, als „deppert", „Schlampe" oder als „Feind" bezeichnet. Um all das so anzunehmen, wie es ist, bedarf es einer Art innerer Ruhe – des Zustands des Zentriertseins.

Zentriert zu sein erlaubt uns, aus dem Gesagten und Getanen ein Bedürfnis zu erkennen, das gerade jetzt gestillt werden will. Nicht die Kommunikation des Verstandes, sondern die Kommunikation des Herzens ist der
Schlüssel zum Tor in die „anderen Welten", die sich oft nicht sehr von der
Welt unserer eigenen alltäglichen Realität unterscheiden. Diese Kommunikation ist die Brücke, die es uns ermöglicht, hinüber in die Welt des
alten, verwirrten Menschen zu gehen – ein Ort, an dem fast alles fremd
und bedrohlich wirkt – und uns dort die Welt aus seiner Sicht anzusehen.
Ein Ziel der Validation ist es, mit einer alten, desorientierten und verwirrten Person ein Stück gemeinsam zu gehen, die Welt aus ihren Augen zu
sehen, sie zu begleiten und verstehen zu lernen. Wenn wir sie verstehen
wollen, so müssen wir ihr in ihrer jetzigen Situation zu einem Freund werden. Zu einem Freund, der das Bedürfnis der Vertrautheit (engl. *intimity*)
stillen kann. So kann ein alter, desorientierter und verwirrter Mensch in
seinem ewigen Suchen nach dem verlorenen Selbst und seiner sich auf-
lösenden Welt zur Ruhe kommen.

Vertrautheit wirkt harmonisierend. Mittels sensorischer, harmonisie-
rend-aktivierender Validations-Kommunikationstechnik wird es einem
alten Menschen ermöglicht, diesen Lebensabschnitt in Würde zu erleben.

6.2.3. Zielgruppe der Validations-Kommunikationsmethode

Validation wurde für Menschen entwickelt, die es nicht geschafft haben,
im Laufe ihres Lebens ihre Lebensaufgaben zu erfüllen oder zu bewältigen. Lebensaufgaben ergehen aus den theoretischen Annahmen der psychosozialen Entwicklung eines Menschen in seinen Lebensphasen, entwickelt von Erik H. Erikson im Jahr 1977.

Erikson geht davon aus, dass jeder Mensch von Geburt an verschiedene Aufgaben, die sich mit zunehmendem Alter ändern, zu erfüllen bemüht ist. Zu diesen Lebensaufgaben gehört das Umgehen mit
Misstrauen, Scham, Schuldgefühlen, Minderwertigkeitsgefühlen, Zweifel, Isoliertheit, Stagnation und im hohen Alter mit der Verzweiflung. Zu
den Lebensaufgaben zählen außerdem das Erlernen und der Erhalt von
Vertrauen, Autonomie, Initiative, Eifer, Identität, Intimität, Generativität
und im hohen Alter das Erlernen der Integrität.

Ein Mensch, der älter ist als 80 Jahre, der keine psychiatrische Vorge-
schichte vorweist, der es im Laufe seines Lebens geschafft hat, sich sei-

nen Lebensaufgaben zu stellen, sie zu bewältigen und zu erfüllen, wird bis an das Ende seines Lebens klar in seinem Geiste bleiben können. Alte Menschen, die sich den Ereignissen des Lebens gebeugt haben, die sich von ihren oft schmerzhaften Erfahrungen niemals wirklich erholt haben, ziehen sich in die Phase des Aufarbeitens zurück. Es sind Menschen, die ihre Trauer, ihren Zorn und ihre Wut, manchmal ihre Liebe zu sich selbst oder zu einem anderen Menschen ihr Leben lang unterdrückt haben – diese „Strategien des Überlebens" sollten genauso anerkannt werden. Diese Personen gelangen damit in das letzte Stadium der Lebensaufgaben. Sie kommen in die Aufarbeitungsphase, um eine Bilanz bzw. ein Resümee aus ihrem Leben zu ziehen.

Zur Hauptaufgabe dieses Stadiums gehören die Integrität der unterdrückten Gefühle und die Lösung dadurch entstandener Blockaden, die erst jetzt die Möglichkeit haben, sich zu befreien. Es nicht zu schaffen, sich in diese veränderungsreiche Welt zu integrieren, verursacht Verluste in großem Ausmaß. Mit dem Verlust der Kontrolle über sich selbst und über die eigene Welt können Gedanken, Systeme und Überlebensstrategien nicht mehr gesteuert werden. Das Lindern und Lösen dieser Blockaden ist uns heute durch Validation möglich. Die Begleit- und Heilmethode Validation bietet uns die Chance – sofern wir imstande sind, diese zu erkennen –, einer Erkrankung wie senile Demenz vorzubeugen. Diese Methode eröffnet betroffenen Menschen die Möglichkeit, ohne zusätzliche Hindernisse zum eigenen Ziel zu finden.

6.3 Der alte, desorientierte Mensch und seine Welt

Die Welt eines verwirrten Menschen ist verbunden mit dem unaufhaltsamen Fortschreiten der Verluste: der Verlust des Wissens, wie selbst einfache Dinge zu tun sind, der Verlust der Fähigkeit sich mitzuteilen, das Gesprochene zu verstehen, und letztendlich auch der Verlust der Fähigkeit, eigene Gefühle unter Kontrolle zu haben. Verwirrte Menschen sind meist nicht einsichtig und so gut wie immer der Meinung, sie hätten Recht. Nichts, was sie tun, geschieht aus Böswilligkeit. Alte und desorientierte Menschen verhalten sich immer nur so, wie ihre Krankheit es zulässt. Von außen verursachter Stress trägt zusätzlich zur Verschlechterung des gesundheitlichen Zustandes bei.

Desorientierte Menschen kommen nicht mehr mit Geld zurecht, können oft nicht mehr zählen. Sie fühlen sich oft überfordert und hilflos, unsicher und einsam. Sie ziehen sich zurück in ihre eigene Welt, oftmals in die Vergangenheit. Diese war die Welt, in der es Sicherheit gegeben hat. Sie jammern, klagen, schimpfen, wiederholen oft dieselben Wörter, suchen, horten, machen Vorwürfe, vergessen, haben Wahrnehmungs- und Bewusstseinsstörungen, projizieren ihre Fehlleistungen auf ihre Umgebung und haben oft Angst. In manchen Fällen wissen sie nicht, dass sie Kinder haben oder wie ihre Namen lauten. Sie wissen manchmal auch nicht, ob sie verheiratet waren und was ihr Beruf war. Sie erreichen aus ihrer Sicht den Abgrund der Nutzlosigkeit. Daher ziehen sie sich in die Welt des Säuglingsalters, in der es Vertrauen und Geborgenheit gab, zurück. In dieser Welt verstummen und erstarren sie. Sie können nur Urlaute und -bewegungen zulassen. Sie befinden sich im Stadium des Vegetierens. Ein Zustand, den man heute verhindern kann!

Ein Beispiel aus dem Alltag:

Frau B. ist 86 Jahre alt und in der Phase der zeitlichen Verwirrung. Sie sucht jemanden, der sie zum Bus bringen kann, damit sie nach Hause in ihr Städtchen fahren kann. „Ständig sagt mir jemand, was ich zu tun habe. Jeder zieht mich irgendwo hin und dann muss ich irgendwo sitzen bleiben, wo ich gar nicht sein will!" Sie beklagte sich darüber, dass sie sich unverstanden fühle und äußerte Unmut über das Benehmen der „Aufpasser". Sie stellte die Frage: „Können Sie mir sagen, was mit mir geschieht?" Auf mehrere Verzweiflungsaussagen und Bitten dieser Art ist niemand eingegangen. Wenn diese Frage einer mit der Validation vertrauten Person gestellt wird, so beantwortet diese sie ehrlich. Sollte sie die Frage nicht beantworten können, so würde sie dies dem Fragenden mitteilen und ihm versichern, jemanden zu finden, der eine zufriedenstellende Antwort geben kann.

In dem Moment, in dem ein ernsthaftes Bemühen um die Sorge des Betroffenen ausgedrückt wird, geschieht Validation. Man ist bemüht, das Problem zu lösen, und der Klient vertraut darauf, dass dies geschieht. Ein Vertrauensbruch im Aufarbeitungsstadium bewirkt eine negative Kettenreaktion, die alte und desorientierte Menschen in eine Art Depressionszustand versetzt und den Verlust der geistigen Fähigkeiten beschleunigt. Diese Menschen haben alleine nicht mehr die Kraft, sich aus diesem Zustand herauszuholen. Sie brauchen Menschen, die sie validieren.

6.3.1. Der Umgang mit Menschen mit besonderen Bedürfnissen

Es sollte, trotz des oft festen Rahmens einer Tagesstruktur, möglich sein, der Spontanität und den Wünschen unserer Bewohner den Vorrang zu geben. Die Möglichkeit einer individuell biografisch angepassten Betreuung, die aus dem Erfüllen der Bedürfnisse der Bewohner hervorgeht, ist ein Qualitätszeichen einer professionell betreuenden Pflege und Institution. Gute Qualität in der Pflege und den Betreuungsangeboten hilft den Bewohnern dabei, neugierig, agil, selbstbestimmend und aktiv zu bleiben. Bewohner einer Pflegeeinrichtung haben das Recht auf eine derartige Qualität.

Der Umgang mit alten, desorientierten Menschen verlangt von Betreuern und Angehörigen Aufmerksamkeit auf das jetzt Geäußerte und jetzt Gelebte. Ihre Aufgabe ist es, hundertprozentig da zu sein und die Fähigkeit zu entwickeln, von einer durch die alte Person geschaffenen Situation in die andere springen zu können. Jede dieser neuen Dimensionen sollte angenommen, nicht infrage gestellt und als wahr akzeptiert werden. Dies kann durch Validation erreicht werden – eine Kommunikationsmethode mit besonderen Grundhaltungen und Prinzipienaussagen, die sich auf unser Verhalten beziehen. Diese theoretischen Annahmen sind Grundlagen der Validation.

Eines dieser Prinzipien lautet: „Wir lügen alte, desorientierte und verwirrte Menschen nicht an!" Diese Personen wissen immer, wer ihnen gegenüber ehrlich ist. Sie erkennen, was Wahrheit und was nur bloße Verstellung ist. Sie reagieren positiv auf Fürsorge, Anerkennung, Berührung und auf freundlichen, respektvollen Umgang. Sie reagieren auf Empathie. Empathie meint das Einfühlungsvermögen, das Gefühle erkennt und auf diese angemessen reagiert. Empathie setzt eine positive Einstellung zu sich selbst und auch dem anderen gegenüber voraus.

6.4 Positive Aspekte und Ziele der Validation

Wenn eine aktivierende Wirkung durch Validation eingesetzt hat, so ist diese Aktivierung deutlich spürbar durch ein Nachlassen der vorwiegend negativen Emotionen wie seelischer Schmerz, Unruhe, Halluzinationen, Aggressionen oder Ängste. Durch einfühlsame Berührungen unserer Hände, unsere fürsorgliche Stimme und einen aufrichtigen, vertrauten Blick ist es uns möglich, Kommunikationsenergie durch unsere Mitte, durch unser Herz fließen zu lassen. Es ist die Energie, die imstande ist, aktivierend und unterstützend in der Herstellung des Gleichgewichts zu wirken. Energie, die aktivierend in der Lebensbegleitung wirkt und Verbesserungen innerhalb einer an sich negativen Entwicklung eines Verwirrungszustandes messbar macht.

Desorientierte Menschen brauchen, um sich aus eigener Kraft halbwegs zurechtzufinden, Ordnung, sinnhafte Umgebung, vertraute Personen und vertraute Beschäftigungen mittels sensorischer Aktivierung. Wir sollten alte, desorientierte und verwirrte Menschen nicht unterschätzen. Sie sehen, sie hören, sie fühlen und sie nehmen wahr. In den Momenten, in denen sie einem vertrauen, öffnen sie sich und gewähren Zugang in ihre Welt. Sie wissen, dass sie dieser Person vertrauen können und sie sich auskennt. Sie vertrauen darauf, dass sie es ist, die sich in dieser für sie oft nicht ertragbaren Realität auskennt. Sie wollen verlässlich und mit Anstand geführt werden.

6.4.1. Negative Aspekte der Vergangenheit verursachen Schmerzen im Alter

Unsere momentan betreute Generation von alten, mangelhaft orientierten und verwirrten Menschen hatte nicht die Möglichkeit, mit den eigenen Gefühlen ohne Scham, Schande oder Verdrängung umzugehen. Der Tod und die damit zusammenhängende Trauer wurden oft unterdrückt, Abtreibungen, Vergewaltigungen und Krankheiten tabuisiert, und Gehorsamkeit, basierend auf Angst, führte oft zu Missbrauch. Früher sprach man kaum über Gefühle. Und jetzt sind es die nicht aufgearbeiteten seelischen Schmerzen, die unsere alten, desorientierten und verwirrten Menschen beschäftigen. Immer wieder gibt es Momente, in denen diese Gefühle und Emotionen in Form von Äußerungen und Verhaltensweisen ans Tageslicht treten. Diese Menschen befinden sich im Aufarbeitungsprozess. Es steigen Gefühle in ihnen auf, die ein Leben lang eingesperrt waren und sich befreien wollen. Sie kommen hervor, damit sie noch einmal betrachtet werden können. Erst wenn sie erkannt, bestätigt und benannt werden, können sie als seelischer Schmerz nachlassen. Dies ist ein Teil des Ordnens aus dem Bedürfnis heraus, Harmonie wiederherzustellen, um in Frieden sterben zu können – ein heilsamer Prozess, der aus der eigenen inneren Weisheit angeleitet und von uns begleitet wird.

6.5 Bedürfnisse der alten, desorientierten Menschen

Maslows Pyramide der menschlichen Bedürfnisse aus dem Jahr 1977 geht davon aus, dass erst durch das Stillen der physiologischen Bedürfnisse wie Hunger und Durst sowie der Sicherheitsbedürfnisse danach gestrebt wird, auch psychische und soziale Bedürfnisse zu erfüllen. Es gibt einen Grund für das Verhalten alter und verwirrter Menschen. Hinter jeder Handlung eines Menschen, auch eines mangelhaft orientierten und eines desorientierten Menschen, steht eine bedürfnismotivierte Handlung. Zu diesen Bedürfnissen gehören:

- das Bedürfnis, ernährt zu werden
- das Bedürfnis, nützlich zu sein
- das Bedürfnis, dazuzugehören
- Selbstwert, Identität, Anerkennung, Wertschätzung
- das Bedürfnis, unerledigte Angelegenheiten aufzuarbeiten
- der Ausdruck der sexuellen Bedürfnisse und der sensorischen Stimulation

Alte, desorientierte Menschen fühlen sich verstanden, wenn ihre Bedürfnisse in Worten beschrieben werden. Wenn wir das benennen, was sie gerade beschäftigt und was sie gerade am Herzen haben, so akzeptieren wir das von ihnen Gesagte. Dadurch respektieren wir sie. Wenn Respekt als Bedürfnis gestillt wird, so lindern wir den inneren Stress, der auch durch Respektlosigkeit ausgelöst wird. Ungeteilte, aufrichtige Aufmerksamkeit in unserer Begegnung mit Menschen mit besonderen Bedürfnissen wird von ihnen als Geschenk angenommen. Diese Art von Aufmerksamkeit ist das Tor in die Welt der Desorientierung und Verwirrung, in der alles anders sein kann als in unserer gewohnten, alltäglichen Realität.

6.6 Die Umsetzung in einer Pflegeeinrichtung

In vielen Pflegeinstitutionen ist die Notwendigkeit der Veränderung unserer eigenen Grundhaltungen, unserer Kommunikation und der sich daraus ergebenden Beziehungen mit alten, desorientierten Menschen erkannt worden. Diese Veränderung wurde durch die immer häufigeren Konflikte ausgelöst, die sich aus dem nicht empathischen Aufeinanderzugehen der Betreuer, Angehörigen und Institutionen ergaben.

Fehlende Empathie, fehlende positive Einstellung zu sich selbst und die daraus resultierende negative Einstellung anderen gegenüber sind Gründe für Konflikte, die den alten, desorientierten Menschen weiter in seine Desorientiertheit ziehen. Gerade diese Konflikte sind es, die oft zu Ohnmacht, Ratlosigkeit, Verzweiflung und nicht selten zu Aggressivität und Gewalt an Betroffenen führen. Die Gleichgültigkeit dem Kranken und Schwächeren gegenüber wird zu einem anhaltenden Zustand und Problem in vielen Pflegebetreuungseinrichtungen.

Kommunikationsschulungen der einzelnen Mitarbeiter, Beratung der betroffenen Angehörigen und Unterstützung durch die Leitung der Einrichtung sind ein Garant dafür, alten Menschen dauerhaft ein Zuhause bieten zu können, in dem sie in Ruhe und Vertrauen ihre Aufarbeitungsprozesse ohne Hindernisse und Einschränkungen ausleben dürfen und können. Desorientierungen, verursacht durch verschiedene Erkrankungen, haben ein gemeinsames Bedürfnis – die Würde. Ein Team kann aus seiner Entwicklungsfähigkeit heraus dazu beitragen, dass Wertschätzung, die zum gegenseitigen Respekt beiträgt, aus der Kommunikation heraus gelebt wird. Ein wichtiger Punkt ist auch, einander zu vertrauen, gemeinsam lachen und weinen zu können und miteinander im Dienste der Schwachen zu stehen.

In einem solchen Betrieb zu wirken heißt auch, die Möglichkeit zu haben, sich selbst zu überprüfen, sich selbst reflektieren zu können und reflektiert zu werden. Dafür sollten von Pflegeinstitutionen bezahlte Supervisionen genützt und die Weiterentwicklung der alten, desorientierten und verwirrten Menschen fokussiert werden. Supervision unterstützt und begleitet oft ratlose Schwestern und Betreuer, die unsere alten Menschen nicht wirklich erreichen können. Pfleger und Betreuer kommen mit den Vorgaben der institutionellen Rahmenbedingungen nicht mehr zurecht, da der emotionalen Belastbarkeit zu wenig Aufmerksamkeit gewidmet wird. Pflegende Betreuer haben kaum die Möglichkeit, den Tod ihrer Schützlinge zu betrauern, da es für Trauer und viele andere emotional bedingte Konfliktsituationen kaum einen Raum gibt, in dem man geschützt den eigenen Emotionen freien Lauf lassen kann und dabei professionell begleitet wird. Supervision sollte eben auch der Selbstreflexion dienen, um sich des eigenen Verhaltens bewusst werden zu können und um Kommunikationsstrategien im Sinne der Professionalität zu erlernen. Das Erlernen und Eintrainieren der verschiedenen Strategien ermöglichen ein Vorbeugen und Verhindern des dauerhaften Ausbrennens in diesem oft kräftezehrenden Beruf. Nur so können wir uns gemeinsam im Kreis der professionellen Betreuung weiterentwickeln.

Oft kommen wir mit unserer eigenen menschlichen Verschiedenartigkeit in Berührung, die anerkannt und angenommen werden will – ebenso wie jeder, der an Desorientierung leidet, verstanden werden will. Im Zentrum unserer Bemühungen steht der alte, desorientierte und verwirrte Mensch in seiner Welt. Für ihn gibt es keine andere Welt. Nur seine eigene Welt hat Gültigkeit.

6.7 Die Validationsgruppe

Eine Validationsgruppe (VG) sollte ein fixer Bestandteil einer effektiv betreuenden Pflegeeinrichtung sein. Es ist eine Gruppe, die desorientierten Menschen ein Gefüge aus Geborgenheit, Aufmerksamkeit und Zuwendung bietet. Eine VG besteht aus Personen, die sich in der zweiten oder dritten Phase des Aufarbeitens befinden. Diese Menschen erfahren in der Gruppe Halt und Sicherheit. Dieser Halt und diese Sicherheit sind es, die es einem desorientierten Menschen ermöglichen, aus seiner Isolation, wenn auch nur für kurze Momente, zu entkommen. Jemanden aus seiner Isolation, und sei es nur für eine kurze Zeit, herauszuholen, vermittelt ein Gefühl der Sicherheit und gibt einem desorientierten und verwirrten Menschen eine Orientierung und den Hinweis: „Du bist nicht alleine!"

6.7.1. Wohlfühlrunde für desorientierte Menschen in der Phase der Zeitverwirrtheit und in der Phase der sich wiederholenden Bewegungen

Alte, desorientierte und verwirrte Menschen sind imstande auszudrücken, was sie wollen. Sie erkennen den Gruppenleiter (GL) der von ihnen besuchten Gruppe und wissen, ob sie sich in ihr wohlgefühlt haben. Sich wohlzufühlen ist ein entscheidendes Kriterium bei jeder Tätigkeit, die ein alter, desorientierter Mensch ausübt.

Eine VG findet in regelmäßigen Abständen, beispielsweise einmal wöchentlich, statt. Die Teilnehmer (TN) treffen sich in einem gemütlichen, großen Raum, der einen einladenden, harmonischen Charakter haben sollte. TN einer VG werden dieser je nach Desorientierungsphase zugeteilt. Informationen über Familienverhältnisse, Spiritualität, Beruf oder Begabungen, die über die TN aus ihrer Lebensbiografie bekannt sind, werden für die Gruppenzusammenstellung und die Rollen der einzelnen TN berücksichtigt. Die Rollen sollten den TN und der VG dienlich sein. Diese Rollen werden durch das Einverständnis des TN und der Gruppe aktiviert. Die VG ist ein kleiner Ersatz für ein Zuhause und für eine Familie, in der alles besprochen werden darf, in der nach gemeinsamen Lösungen gesucht wird und in der man sich Zeit füreinander nimmt. Eine VG bedeutet auch, neue Mitglieder der Gruppe willkommen zu heißen und sich von Mitgliedern zu verabschieden. Die Mitglieder sind sich einander sehr wichtig.

6.7.2. Mögliche Rollen:

- Vorsänger
- Taktgeber
- Bewegungsleiter
- Vorsitzender
- Gastgeber
- Begrüßer
- Ratgeber
- Verabschieder
- Serviettenausteiler

Was sind die Aufgaben der einzelnen Rollen?

Rollen sollen helfen, desorientierte Menschen wieder in ihr verloren gegangenes Sozialgefüge einzugliedern, um vorhandene soziale Kompetenz und die Ich-Kompetenz zu stärken. Das Wiedererfahren der eigenen Sozial- und Ich-Kompetenzen verleiht ein Gefühl der Wertschätzung und des Respekts, das dringend gebraucht wird. Durch das Ausüben der Rollen wird Status verliehen. Ein Status, der im Laufe eines menschlichen Lebens jedem Einzelnen zu einem wichtigen Symbol geworden ist. Einen Status zu haben bedeutet, das Bedürfnis nach dem Selbstwert, der Identität und der persönlichen Würde zu stillen.

Eine Validationsanwendung (VA) und VG ermöglichen es alten und desorientierten Personen, sich selbst wieder auszudrücken zu können. Sie lassen einen Menschen so sein, wie er gerade ist. Durch das „Seinlassen" werden Unruhe und Stress der TN reduziert. Stress- und Unruhereduktion gehören zu den Zielen einer VG und der VA.

6.7.3. Ziele einer Validationsgruppe:

- Reduktion der Beruhigungsmittel und Zwangsmaßnahmen
- Reduktion der Angst
- Verstärkung und Verlängerung der Aufmerksamkeit
- Aktivierung
- Entspannung
- Identität

6.7.4. Aufgaben des Leiters und seines Co-Leiters

VG werden durch ausgebildete Gruppenleiter (GL) angeleitet. Ein GL bereitet den Raum vor, in dem sich die TN der Gruppe wöchentlich treffen. Zu diesem Zweck stellt er einen Tisch mit Getränken, Keksen, Servietten und einer Musikanlage auf. Der Verlauf der VG wird nach jeder VG dokumentiert und ausgewertet. Der GL lädt die TN der VG persönlich zum Treffen ein. Der GL stellt eine Brücke bzw. eine Verbindung zwischen den TN her, die sich nicht erreichen können. Er gibt das Gesagte an jene TN weiter, die es nicht schaffen, sich aus eigener Aufmerksamkeit und Konzentration heraus aktiv an der Gestaltung der Gruppe zu beteiligen, sowie auch an jene TN, denen es aufgrund von Schwerhörigkeit nicht möglich ist, das Gesagte aufzunehmen. Er hält die Energie der Gruppenstunde durch das „Brückenbauen" und Verbinden aufrecht.

Das Wecken der Energie und Aufmerksamkeit, das Halten und Steigern der Aufmerksamkeit durch Bewegung und Stärkung, die Entspannung und der Ausklang sind Teile einer Gruppenstunde zum Wohlfühlen. Ein wichtiger Bestandteil einer VG ist ein Co-Leiter. Zu dessen Aufgaben gehört es, die TN in die VG und danach zurück in die Wohnbereiche zu bringen, außerdem kümmert er sich um deren Versorgung (Essen, Trinken und weitere Unterstützung), die Kanalisierung der unruhigen TN der Gruppe und die Begleitung der TN, falls sie die Gruppe verlassen. Ein Co-Leiter sollte den Sinn einer VG kennen und danach handeln.

6.8 Zum Nachdenken

Die Auseinandersetzung mit den Themen des hohen Alters und der Demenz wird uns in der Zukunft intensiv beschäftigen. Die hohe Lebenserwartung, sich verändernde körperliche Prozesse und die Verschiedenartigkeit der irreparablen geistigen Prozesse zeigen auf, wie es unseren alten Menschen in einer Wohlstandsgesellschaft geht. Vor allem, wie es jenen geht, die in Seniorenheimen, Altenheimen oder Altenresidenzen ihr restliches Leben verbringen dürfen.

Eine Betreuungseinrichtung zu beziehen findet für manche Personen nicht auf der Basis des freien Willens statt. Oft kommen sie aus einer stationären Einrichtung eines Krankenhauses direkt ins Heim. Dieses Abschieben bedeutet für manche Menschen einen totalen Verlust. Es fühlt sich für sie an, als würde man einem alten Baum seine Wurzeln abschneiden und ihn einfach an einen anderen Ort platzieren. Er wird bald sterben, falls er nicht schon beim Herausreißen aus seiner gewohnten Umgebung auf seelischer Ebene verstorben ist.

Ich weiß nicht, ob unsere alten Menschen in dieser modernen Welt jeweils den Status haben werden, den sie früher hatten. Damals wurden sie als weise angesehen und geehrt, sie wurden um Rat gebeten und bei wichtigen Entscheidungen für das Wohl der Gemeinde mit einbezogen. Sie hatten einen Status inne, der von jüngeren Generationen geachtet wurde. Familie und Gemeinschaft hatten die Pflicht, sich um die älteren Menschen zu kümmern.

Dies war ein Generationenvertrag, der heute immer wieder aufs Neue kontrolliert werden sollte. Auch die vorhandenen Grundhaltungen und Prinzipien sollten überprüft und neu bewertet werden. Welchen Wert hat ein alter Mensch in unserer Gesellschaft? Sehen wir nur Zahlen oder wollen wir auch die lachenden, stolzen und dankbaren Augen unserer alten Menschen sehen? Sie sind sehenswert. Gehen Sie nahe genug heran, sehen Sie genau hin, und Sie werden den Wert unserer alten Generation erkennen. Es ist ein Geschenk, das nicht abgelehnt werden darf.

6.9 Stundenbild

Titel/Thema	Zwei Themen werden zur Auswahl gestellt, beispielsweise: Wut und Freundschaft
Kurzbeschreibung	Die wöchentlich stattfindende Gruppe, mit gleich verlaufendem, ritualisiertem Ablauf, darf sich ihr Thema selbst wählen. Die einzelnen Gruppenmitglieder übernehmen eigene Rollen.
Förderziele	Kurzzeit- und Langzeitgedächtnis, Stärken der Ich-Kompetenz, Stärken der Sozial-Kompetenz, Stärken des Miteinanders, Harmonisierung, gustativer, auditiver und olfaktorischer Sinn, Körperbewegung, Sensorische Aktivierung
Material	Musik, Getränke, Kekse, schöne Servietten, Ball. Räumlich wäre ein geschützter, heller und freundlicher Raum von Vorteil. Für TN ohne Rollstuhl: Sessel ohne Lehnen
Hinweise zur Gruppenzusammenstellung	4–8 desorientierte Personen in Phase 2–3. TN, die besondere Aufmerksamkeit benötigen, sitzen neben dem Leiter oder Co-Leiter der Gruppe. Ein Co-Leiter ist Bedingung für das Leiten einer VG! TN werden Rollen, die sich aus ihren Biografien ergeben, zugewiesen. Die Bewohner werden gebeten, bei der Begrüßung ihre Rolle auszuführen. Eine mögliche Rolle ist der Vorsänger, sofern ein TN z. B. gerne im Chor gesungen hat. Ein Vorsänger stimmt das Begrüßungs- oder das Abschlusslied ein.
Eingangsphase	Die Begrüßung findet in Augenhöhe statt, die vier Säulen der Begegnung werden angewendet. Die TN werden aufgefordert, sofern sie es wollen, sich gegenseitig zu begrüßen. Bei der Begrüßung werden die TN an ihre Rollen erinnert und gebeten, die jeweilige Rolle zu übernehmen. Nach der Begrüßung wird der TN mit der Rolle des Begrüßers gebeten, die Gruppe willkommen zu heißen. Ein gleichbleibendes Begrüßungslied wird gemeinsam, Hände haltend, gesungen. Sofern sich kein Thema aus der Gruppe ergibt, werden zwei unterschiedliche Themen zur Auswahl gestellt. Sollte sich im Gesprächsteil der Themenschwerpunkt verlagern, so wird diesem gefolgt. Die eigene Dynamik der Gruppe kann zu bewegenden und gefühlvollen Momenten und Gesprächen führen. Das Gesprochene wird zusammengefasst.

Haupt-teilphase	Der Bewegungsteil wird durch den Auftakt des Bewegungs-leiter-TN eingeleitet. Eine beschwingte Musik, z. B. der Ra-detzkymarsch oder Walzermelodien, lädt zum Mitsingen, Mit-schwingen oder Mitklatschen ein. Ein Luftballon wird von TN zu TN gereicht, geschubst oder geworfen. Die Dauer des Bewegungsteiles beträgt etwa 10 Minuten. Nach dem Bewe-gungsteil folgt eine kurze Zusammenfassung des Geschehenen. Der TN mit der Gastgeber-Rolle wird gefragt, ob er die Gruppe mit den vorbereiteten Getränken, Servietten und Keksen ver-sorgen will. Dieser TN bietet den anderen eine Erfrischung an. Konsumiert wird mit musikalischer Untermalung (Walzer, Heu-rigenlieder, Wiener Lieder ...)
Ausgangs-phase	Kurze Zusammenfassung des Ablaufes. Abschied von jedem ein-zelnen TN. Der Verabschieder wird gebeten, ein paar Abschluss-worte zu sagen. Der Vorsänger stimmt das Abschlusslied, z. B. „Nun Ade, mein lieb Heimatland", an. Der GL dankt den TN der Gruppe für einen schönen gemeinsam erlebten Vormittag.
Weiter-führende Ideen	Die TN werden nach Abschluss einer VG in die Gemeinschafts-räume geführt und durch in Validation geschulte Mitarbeiter weiter betreut.

7. Die Kunst den Geist in Bewegung zu halten – Gedächtnistraining

Silke Herrich

7.1 Warum Gedächtnistraining betreiben?

Das menschliche Gehirn ist jener Körperteil, von dessen Leistungsfähigkeit es abhängt, wie gut wir uns – allgemein gesprochen – in der Welt zurechtfinden und uns an sie anpassen können.

Das betrifft also nicht nur unser Orientierungsvermögen, sondern auch viele andere Fertigkeiten: Wir alle haben Beispiele vor Augen, wie es das Leben erschwert, wenn Gehirnleistungen geschwächt sind, sei es in Form von Wahrnehmungsstörungen, Einschränkung des Sprach- und Ausdruckspotenzials oder Verlust des Beherrschens von Kulturtechniken wie Lesen und Rechnen, der Merkfähigkeit, des Konzentrationsvermögens oder der körperlichen Koordination.

An allen diesen Fähigkeiten, von denen wir abhängig sind, um unseren Alltag im Griff zu haben, ist das Gehirn maßgeblich beteiligt – und es dankt uns jedes Bemühen, das darauf gerichtet ist, diese Fähigkeiten aufrechtzuerhalten und eventuell zu verbessern (also jede Art von Gehirntraining), mit Funktionserhalt und gesteigerter Effizienz.

So verhält es sich auch mit dem Gedächtnistraining: Es erhält bzw. steigert die kognitive Leistungsfähigkeit und führt zur Stärkung eines positiven Selbstbildes.

Optimal ist das gemeinsame Üben in einer Gruppe von Gleichgesinnten – dies führt auch zum Erhalt der sozialen und der Kommunikationsfähigkeiten – und macht einfach mehr Spaß!

7.2 Die anatomischen Grundlagen

Haben Sie gewusst, dass unser Gehirn in der Lage wäre, Strom zu produzieren – und zwar so viel, um eine 20-Watt-Glühbirne zum Leuchten zu bringen? (Vielleicht kommt daher der Spruch: „Jetzt geht mir ein Licht auf!")

Die Erklärung dafür ist, dass unsere Nervenzellen – sogenannte **Neuronen**, die sich sowohl im Gehirn als auch im gesamten Zentralnervensystem befinden – selbst elektrisch geladen sind (das heißt, über ein Aktionspotenzial verfügen). Dieses Potenzial entlädt sich, wenn die Zelle einen sensorischen Reiz (eine Sinneswahrnehmung) erfährt.

Die elektrische Ladung durchläuft die Zelle bis an ihren Ausläufer, dessen Ende die Kontaktstelle (**Synapse**) zur Nachbarzelle bildet. Da die elektrische Ladung in der Regel nicht imstande ist, den Raum zwischen den Zellen (den sogenannten synaptischen Spalt) zu überwinden, muss die Natur zu einem Hilfsmittel greifen: zur Ausschüttung eines **Neurotransmitters** – ein Botenstoff, der den Spalt durchquert (bzw. in der Gehirnflüssigkeit „durchschwimmt"). In der Nachbarzelle angekommen löst der Botenstoff wieder ein Aktionspotenzial aus, das die Zelle bis zur Synapse durchläuft, wo erneut der Neurotransmitter zum Einsatz kommt.

Unsere Gehirnleistung ist von dieser Ausschüttung der Neurotransmitter abhängig: je stärker sie ist, desto besser ist auch die Informationsübertragung.

Die interessante Nachricht dabei: Die Stärke der Ausschüttung ist nicht immer gleich, sie wird vermehrt durch:

- die Intensität des Sinneseindrucks,
- die innere Beteiligung (Emotionen),
- die Aufmerksamkeit, die wir einer Sinneswahrnehmung schenken.

Das bedeutet für das Gedächtnistraining: Je intensiver die angebotenen Sinneswahrnehmungen, je stärker der Bezug der Teilnehmer (TN) zu den Inhalten und je mehr vorhandene Aufmerksamkeit, desto größer der Erfolg.

7.3 Wie das Gedächtnis funktioniert

Grundsätzlich werden in der Hirnforschung zwei Arten von Gedächtnis unterschieden: einerseits das sogenannte **prozedurale Gedächtnis**, das für unbewusste Routinehandlungen (Prozeduren) zuständig ist, also etwa für Bewegungsabläufe und all das, was uns „in Fleisch und Blut übergegangen" ist, z. B. Autofahren, Tanzschritte oder das Ausüben diverser Sportarten. Diese Art von Gedächtnis hat ihren Sitz in einer tiefen Region des Gehirns, im **Kleinhirn**.

Das **deklarative Gedächtnis** wiederum, das explizite Erinnerungen (z. B. an Menschen, Erlebnisse, bestimmte Orte oder Faktenwissen) speichert, wird in einer höher gelegenen Region des Gehirns verortet, nämlich in der **Großhirnrinde**.

Dort gibt es genau abgegrenzte Bereiche, die für die Verarbeitung von verschiedenen Sinneseindrücken und Fähigkeiten zuständig sind – und Langzeiterinnerungen werden in denselben Arealen gespeichert, in denen sie ursprünglich verarbeitet wurden (Bild 1).

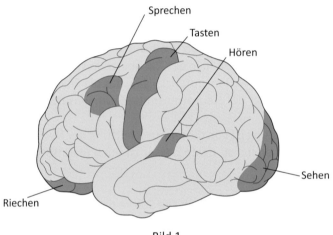

Bild 1

Bei beiden Arten des Gedächtnisses muss aber zuerst ein Lernvorgang stattgefunden haben: Informationen, sei es über eine noch unbekannte Bewegungsabfolge oder über neue Wissensinhalte, müssen zuerst über die Sinne in unser Gehirn aufgenommen werden.

Danach werden sie im **Kurzzeit- oder Arbeitsgedächtnis** erfasst: Dieses befindet sich in der Großhirnrinde genau hinter unserer Stirn, im vordersten Teil des sogenannten Stirnlappens.

Eine Kurzzeiterinnerung entsteht, weil der Pfad, den die aufeinanderfolgenden Nervenzellen bei der Reizübermittlung bilden, für einige Zeit markiert bleibt und so aufrechterhalten wird. Dies geschieht, weil in den Synapsen vorübergehend mehr Neurotransmitter ausgeschüttet werden, was den Informationsfluss erleichtert.

Soll eine Erinnerung auch langfristig gespeichert werden, ist es notwendig, dass sich der kurzfristig markierte Pfad der Neuronenverknüpfung auch dauerhaft stabilisiert: Es kommt zu einer biochemischen Veränderung in den Synapsen bzw. es werden überhaupt zusätzliche Synapsen gebildet.

Unser Gehirn ist also in der Lage, sich ständig umzuorganisieren, seine eigene Struktur zu verändern und sich neu zu vernetzen – ausgelöst durch neue Eindrücke, die verarbeitet werden müssen, durch Denken, Lernen und nicht zuletzt: durch Gedächtnistraining!

7.4 Verschiedene Komponenten des Gedächtnistrainings

Soll nun also eine Information von einer Kurzzeit- zu einer Langzeiterinnerung werden, muss man eines tun: sie bearbeiten. Das heißt: lernen.

Dazu kann man sich einiger **Techniken** bedienen, z. B.:

* Das **Ordnen der Information**, z. B. deren Zusammenfassung in Untergruppen mit bestimmten Oberbegriffen.
Beispiel: Einkaufszettel, den man sich einprägen möchte – hier kann man die Lebensmittel in Untergruppen aufteilen: alle Milchprodukte, jene aus der Obst- und Gemüseabteilung, Feinkost, Brot und Nudeln etc. Oder man sortiert nach Farben oder nach dem, was welches Familienmitglied gerne isst, oder auch danach, was man für jeweils eine Mahlzeit braucht.
* Die Verbindung mit **bildhaften Vorstellungen**, z. B. die Verpackung von Stichworten in eine Geschichte (je absurder, desto besser) oder die bildhafte Veranschaulichung beim Merken von Fremdwörtern, z. B. für „Hippocampus" (eine Gehirnregion): Pferd springt am Universitätsgelände herum.
Anderes Beispiel: Ihr Bankkarten-Code lautet 2185 – das Bild dafür könnte ein zweibeiniger, aufrecht stehender Drache sein, der eine Pranke mit fünf Fingern nach oben streckt (die Zahl Eins steht für ein Bein, die Zwei davor wird als Zahl gelesen, also: zwei Beine. Das Wort „acht" steckt in Dr**ach**e. Die Zahl Fünf steht für die fünf Finger).
* Die **Erstellung von Eselsbrücken**, Beispiel: **Reime** wie „3-3-3, Issos Keilerei" oder die **Anfangsbuchstaben-Methode** zum Merken der Planeten mit demselben Anfangsbuchstaben: „**M**ein **V**ater **e**rklärt **m**ir jeden **S**onntag **u**nseren **N**achthimmel für Merkur, Venus, Erde, Mars, Jupiter, Saturn, Uranus, Neptun", neuerdings ohne Pluto.

Sinnvoll ist auch das **Erfinden von Kurzwörtern**, um sich z. B. die Anfangsbuchstaben der Eigenschaften zu merken, die ein Ziel, das man
sich setzt, aufweisen soll: Es soll SMART sein, also spezifisch, messbar,
attraktiv, realisierbar und terminlich fixiert.

- Besonders gut im Langzeitgedächtnis verankert wird auch die Verbindung von neuen Informationen mit bereits vorhandenem Wissen, da
die neuen Inhalte direkt an die schon vorhandenen „andocken" können (beispielsweise vorhandenes Sprachwissen oder Wissen über ein
Fachgebiet erweitern).
Eine Technik, die sich ebenfalls dieses Prinzip zunutze macht, ist die
sogenannte **LOCI-Methode**, die aus der Antike stammt (lat. locus =
der Ort).
Dabei stellen Sie sich einen Ort vor, den Sie gut kennen, z. B. Ihre eigene Wohnung. Diese gehen Sie in Gedanken durch und legen dabei die Dinge, die Sie sich merken wollen, also beispielsweise alles,
was Sie heute noch erledigen möchten, an einem speziellen Ort ab:
Sie kommen zur Eingangstüre und wickeln gedanklich die Hunde-
leine um den Türgriff. Dies steht für: Spazierengehen mit dem Hund.
Dann gehen Sie ins Vorzimmer und legen ein großes Paket auf die
Hutablage (Geburtstagsgeschenk für Tante Mitzi besorgen), rollen im
Geiste einen Fisch mit Petersilie im Maul in den Teppichläufer ein
(fürs Abendessen besorgen) und legen die Zahnspange ihrer Tochter vor den Spiegel (Zahnarzttermin ausmachen). Weiter geht es in
die Küche, wo plötzlich ein Rad über dem Wasserhahn hängt (Fahr-
radschlauch besorgen) und Ihr Bruder Fritz am Küchentisch sitzt (anrufen!).
Auch hier gilt wieder die Devise: je verrückter, desto besser. Das Gehirn merkt sich Ungewöhnliches viel leichter als Langweiliges und Un-
auffälliges.
- Diese Techniken werden durch drei Faktoren kräftig unterstützt, nämlich durch:

1. **Aufmerksamkeit**
2. **Motivation**
3. **Wiederholung**

Darüber hinaus gibt es je nach Lerntyp (siehe unten) weitere Möglichkeiten, um die Aufnahme von neuem Wissen zu unterstützen.

Weitere Bestandteile eines abwechslungsreichen Gedächtnistrainings sind:

- **Wahrnehmungsübungen** zur Schärfung der Sinne (Hörübungen, Gegenstände ertasten, Riech- oder Kostproben, visuelle Übungen wie Fehlerbilder)
- Übungen zur **Schulung der Aufmerksamkeit** und Konzentration (z. B. Bewegungs- oder Rhythmusübungen, bei denen es ganz um die augenblickliche Präsenz geht, weil man sonst den Einsatz verpasst)
- **Wortfindungs- und Assoziationsübungen** (Anagramme, also ein längeres Wort, in dem andere, kürzere Wörter stecken bzw. aus dessen Buchstaben weitere Wörter gebildet werden können; Sprachspiele wie beispielsweise die Wörterkette: Kopfpolster – Polsterzipfel – Zipfelmütze etc.)
- Übungen zum **Erstellen logischer Verknüpfungen** (Zahlen- oder Symbolfolgen ergänzen, logische Wortbeziehungen wie: Welpe zu Hund verhält sich wie Ferkel zu …?)
- Förderung von **räumlichem Denken** (z. B. Grundriss und verschiedene Ansichten eines Hauses aus der Vogelperspektive vergleichen, was gehört zusammen, Labyrinthbilder …)
- **Kreativitätsübungen** (Beginn einer Geschichte vorlesen, jeder TN erzählt ein Stück weiter oder Fragen werden gestellt, auf die nicht mit Ja oder Nein, sondern ausführlich und möglichst ideenreich geantwortet werden darf, Zeichnen …)

Dabei ist es wichtig, auch die soziale Ebene (Partner- und Gruppenübungen) einzubeziehen und eine grundsätzlich **heitere und entspannte Atmosphäre** zu schaffen, in der sich die teilnehmenden Personen möglichst wohl fühlen und sich gut auf die Übungen einlassen können.

Beim Entwickeln von Übungen sind der Kreativität der Gruppenleitung wenig Grenzen gesetzt, grundsätzlich gilt: Die eigene Begeisterung (für ein Thema, eine Methode) und Neugier überträgt sich auch auf die Gruppe, dasselbe gilt für Unsicherheit.

7.5 Die fünf Sinne

Jeder Sinneseindruck, den wir aufnehmen (96 % aller Eindrücke, denen wir ausgesetzt sind, werden nicht aufgenommen, sondern aussortiert, um unser Gehirn vor Überlastung zu schützen), wird in elektrische Impulse umgewandelt und an das entsprechende Areal im Gehirn weitergeleitet – somit kann man sagen, dass unser Bild von der Wirklichkeit im Gehirn entsteht.

Der Mensch nimmt also Informationen über seine fünf Sinne (Sehen, Hören, Riechen, Schmecken, Tasten) auf – aber nicht jeder Sinn ist gleich gut ausgeprägt und nicht jeder Sinn wird gleich stark verwendet. Bei jedem Menschen gibt es einen Sinn, der bei der Informationsaufnahme und auch beim Abrufen von Gedächtnisinhalten im Vordergrund steht.

7.6 Die verschiedenen Lerntypen

Beim Gedächtnistraining mit Senioren ist besonders auf die Berücksichtigung der verschiedenen sogenannten Lerntypen (nach Frederic Vester) zu achten.

Welcher Sinn bei einem Menschen hauptsächlich in Verwendung steht, bestimmt den Lerntyp, und so werden grob drei Lerntypen unterschieden: der visuelle Typ, dem sich die Welt vor allem durch das Sehen erschließt; der auditive Typ, der sich hauptsächlich auf das Hören stützt; sowie der kinästhetische Lerntyp, bei dem die Bewegung und das Tasten im Vordergrund stehen.

Der visuelle Typ nimmt Lerninhalte besonders gut auf, wenn sie bildlich veranschaulicht werden, z. B. durch Fotos, Grafiken oder Animationen. Dieser Typ neigt auch dazu, sich selbst Skizzen oder Mindmaps anzufertigen und Relevantes in Skripten und Lernunterlagen, eventuell sogar mehrfärbig, deutlich hervorzuheben und zu unterstreichen.
Er schätzt die Verwendung von Flipcharts und Power Point, durch welche die wichtigsten Inhalte bei Vorträgen und Präsentationen nochmals schriftlich verdeutlicht werden. Wenn ihm etwas gezeigt und erklärt wird, ist ihm wichtiger, was er sieht, als das, was er hört.
Er liest gern, ordnet seine Gedanken durch Aufschreiben, liebt Listen aller Art, Filme und Diavorträge. Wenn er sich an etwas erinnert, kann er

oft genau sagen, wie die Information ausgesehen hat und wo sie genau zu finden war, z. B. in einem Zeitungsartikel: eher im hinteren Teil, rechts unten, die Überschrift Fett gedruckt, daneben ein Bild.

Um die visuellen Typen unter den TN des Gedächtnistrainings zu unterstützen, ist es daher wichtig, Beamer, Flipchart oder Whiteboard (je nach Verfügbarkeit) einzusetzen, Bilder zu verwenden, Listen zu erstellen und einzuprägen, mit Merktechniken zu arbeiten, die Inhalte in Bilder umzusetzen, schriftliche Unterlagen zu erstellen sowie die TN selbst etwas aufschreiben, ordnen oder zeichnen zu lassen.
Große Erfolge feiert der visuelle Typ auch bei Memory-Spielen.

Man erkennt ihn daran, dass er gerne und intensiv schaut und beobachtet, ab und zu ins Leere blickt (dann verarbeitet er Informationen und braucht gerade eine Pause von den visuellen Eindrücken), stark auf visuelle Reize reagiert oder sie einfordert („Könnten Sie das bitte aufschreiben?") sowie daran, dass er sich mittels bildhafter Sprache ausdrückt und Sätze sagt wie: „Ich sehe schon die Lösung", „Schauen wir einmal", „Ich sehe schon ein Licht", oder „Das wäre eine Perspektive".

Auch bei Hochbetagten und Demenzpatienten bleibt die Lesefähigkeit (funktionierender Sehsinn vorausgesetzt) oft sehr lange erhalten und kann, auch mithilfe von Unterlagen in Großschrift, noch gut genutzt werden – hier empfehlen sich beispielsweise Übungen, in denen Bilder den entsprechenden schriftlichen Begriffen zugeordnet werden sollen, z. B. Tierbilder/Tiernamen, Lückenwörter (Wörter, bei denen Buchstaben fehlen), Anagramme (hier empfiehlt es sich, das lange Wort aus einzelnen Buchstaben zu legen, die sich zu neuen Wörtern verschieben lassen) und Ähnliches.

Der auditive Lerntyp wiederum hört sehr aufmerksam zu, schreibt z. B. bei Vorträgen oft nicht mit, weil ihn das zu sehr ablenken würde – lieber nimmt er den Vortrag auf und hört ihn sich Zuhause mehrmals an. Manchmal schließt er die Augen, um sich noch besser auf die Worte konzentrieren zu können.
Dieser Typ braucht zu grafischen Darstellungen zusätzliche mündliche Erklärungen. Er kann gut zuhören, noch lieber aber redet er selbst. Die Sprache ist bei ihm das erste Mittel der Wahl: Um Dinge zu verstehen, muss er darüber reden oder diskutieren. Er hat einen großen Wortschatz und kann Gehörtes gut wiedergeben (z. B. Gedichte, Geschichten). Er hört gerne Musik und kann sich gut an Melodien erinnern.

Er sagt Sätze wie: „Das sagt mir etwas", „Das verstehe ich nicht", „Das klingt gut" oder „Das kann ich nicht mehr hören".

Im Gedächtnistraining fördern wir diesen Lerntyp optimal, wenn wir genügend Hörübungen einbauen: Melodienrätsel (Teil eines Liedes oder Instrumentalversion auf CD oder selbst mit Instrument vorspielen), Stimmen berühmter Persönlichkeiten oder Geräusche erkennen (gibt es auf CD, sonst live produzieren), Geschichten vorlesen und nacherzählen lassen, Geschichten erfinden, Sprachspiele, viel verbale Kommunikation und Austausch (z. B. Partnerübungen, in denen über die Lösung eines Problems diskutiert wird) etc.
Wichtig bei diesem Lerntyp ist auch, dass störende Nebengeräusche so gut wie möglich ausgeschaltet werden.

Der kinästhetische Lerntyp hingegen lernt durch das Tun. Nicht lange schauen oder zuhören, das ist seine Devise, er denkt nicht nach, sondern probiert aus – und lernt in und an der Ausführung selbst. Er ist tatkräftig und bewegt sich gern und viel. Wenn Sie jemanden kennen, der beim Lernen mit dem Buch durch die Wohnung wandert, dann haben Sie den kinästhetischen Typ vor Augen. Diese Menschen gestikulieren viel beim Sprechen, sie reden „mit Händen und Füßen", rechnen mit den Fingern, setzen ihren Körper sehr stark ein. Sie benötigen ihre Hände, um die richtigen Worte zu finden, spielen oft auch mit Gegenständen.
Sie sagen vielleicht: „Packen wir's an" oder „Probieren geht über studieren".

Alte Menschen, denen die Worte oft schon verloren gegangen sind, können über diesen Sinn sehr gut erreicht werden. Sie veranschaulichen das, was sie erzählen wollen, gerne mit Gesten und Bewegungen. Hier kann man ansetzen und beispielsweise über die Bewegung Gegenteile zeigen lassen (groß – klein, kurz – lang, dick – dünn, leicht – schwer). Weitere Einsatzmöglichkeiten für Tasten und Bewegung im Gedächtnistraining sind der Tastsack, Übungen mit Modelliermasse, (Sitz-)Tänze (Bewegungsfolgen einprägen), Koordinationsübungen, pantomimische Übungen (mit unterschiedlichem Schweregrad je nach Gruppe, vom Zeigen einer Bewegung wie Kerze ausblasen oder Holz hacken, die von den anderen erraten werden soll, bis zur Darstellung einer Redewendung oder Beruferaten ist alles möglich), Gruppenspiele, in denen es um Aufmerksamkeit und schnelles Reaktionsvermögen geht, die Verbindung von kognitiven mit motorischen Übungen (z. B. sollen die TN einen Ball fangen und gleichzeitig eine europäische Hauptstadt nennen), Rhythmusübungen mit Körpereinsatz (Klatschen, Stampfen ...) etc.

Zwar sollen auch der Geschmacks- und Geruchssinn durch Riech- und Kostproben im Gedächtnistraining regelmäßig gefördert werden; begeisterte Riecher oder Schmecker machen aber keinen eigenen Lerntyp aus.

Allgemein ist zu sagen, dass die Vertreter des jeweiligen Lerntyps über diesen Sinn bevorzugt zu erreichen sind, was aber natürlich nicht heißt, dass nicht auch die anderen Sinne gut ausgeprägt sein können – wir alle sind Mischtypen, meist mit einer Präferenz.

Bei älteren Menschen ist zu bedenken, dass sich die Sinnesleistungen im Alter verringern. Es empfiehlt sich daher, entsprechend deutliche und längere Sinnesreize anzubieten bzw. diese zu wiederholen.

7.7 Plädoyer für den Einsatz von Bewegung im Gedächtnistraining

Was auch bei älteren Menschen mit starken Wahrnehmungseinschränkungen sehr gut funktioniert, ist der Einsatz von Bewegung im Gedächtnistraining.

Darüber hinaus können auch Menschen, deren explizites Erinnerungsvermögen bereits stark beeinträchtigt ist (die also Probleme mit begrifflichem Denken haben wie z. B. Demenzpatienten), an bewegungsorientiertem Gedächtnistraining teilnehmen, da
Bewegungen automatisiert sind und **unbewusst** ausgeführt werden, uns oft aber auch als **Brücke zu bewussten Gedächtnisinhalten** dienen.

Hier wird beispielsweise an verinnerlichte Bewegungsmuster, wie sie bei der Ausführung von berufsbezogenen, handwerklichen oder häuslichen Tätigkeiten notwendig sind, angeknüpft. So werden Schlüsselreize gesetzt, die auch mit der Bewegung verbundene Erinnerungen und Gefühle ins Bewusstsein treten lassen. (So kann sich beispielsweise eine Dame mit Demenz beim Ausführen von Bewegungen zum Thema „Waschtag" plötzlich auch an Begriffliches, an Fakten erinnern, etwa an welchem Wochentag bei ihr zuhause früher der Waschtag war, wo die Wäsche getrocknet wurde und wie mühsam es immer war, die Kinderwindeln sauber zu kriegen!)

Eine weitere Möglichkeit besteht darin, vertraute Musikstücke, die vorzugsweise aus der Prägungsphase der teilnehmenden Personen stammen, zu Hilfe zu nehmen, um spontane Bewegungen auszulösen und Erinnerungen zu wecken, beispielsweise an Tanzveranstaltungen, Tanzschritte, Lieblingskleider oder Ähnliches.

Hier befinden wir uns an einem fließenden Übergang zur **Biografiearbeit**, die natürlich auch auf den Einsatz des Gedächtnisses angewiesen ist.

Aber auch im klassischen Gedächtnistraining für kognitiv fitte Personen ist der Einsatz von Bewegung von großem Wert.

Da im Gehirn eine **Aufgabenteilung** herrscht (spezielle Zuständigkeit gewisser Areale) und auch die beiden Gehirnhälften unterschiedliche Aufgaben übernehmen (die linke Gehirnhälfte ist beim Rechtshänder für logische und sprachliche Prozesse sowie für das abstrakte Denken zuständig, die rechte Hirnhälfte für bildhaftes Denken, Kreativität und Intuition, bei der Mehrzahl der Linkshänder ist es umgekehrt), ist es besonders wichtig, die Kommunikation unter diesen verschiedenen Arbeitseinheiten am Laufen zu halten.

Was den **Informationsaustausch** zwischen den beiden Hirnhälften (Hemisphären) betrifft, ist Bewegung der entscheidende Faktor. Bewegung hilft dabei, jene Nervenfasern, welche die Hirnhälften im sogenannten Balken verbinden, besser zu durchbluten und so eine verstärkte Kommunikationsfähigkeit zwischen den Hirnhälften zu ermöglichen, diese also besser zu vernetzen, was von enormer Wichtigkeit ist, da bei jeder Leistung des Gehirns beide Hemisphären beteiligt sind.

Auch wenn wir eine sprachliche Information oder eine Zahl in ein Bild umsetzen, um sie uns besser einzuprägen, machen wir nichts anderes, als die Fähigkeiten beider Hirnhälften verstärkt zu nutzen.

Was sich für das Zusammenspiel der beiden Hirnhälften als besonders förderlich erwiesen hat, sind Übungen aus der **Kinesiologie**, besonders die sogenannten Überkreuzbewegungen, z. B. rechter Ellbogen zum linken Knie, dann linker Ellenbogen zum rechten Knie.

Diese Überkreuzbewegungen können auch gut in **Kreis- oder Sitztänze** eingebaut werden, die ihrerseits wieder eine eigene Technik zur Gedächtnisförderung bilden. Auch das Einprägen von Tanzschritten im Paartanz zählt dazu.

Eine weitere wunderbare und einfache Methode: **Jonglieren** mit Tüchern (leichte Chiffontücher) oder Bällen (bei Fortgeschrittenen): Durch die ständige visuelle Wahrnehmung des Kreuzens der Jonglierobjekte vor dem Körper und dem Greifen danach wird hier die Vernetzung der beiden Hirnhälften in zweifacher Weise angeregt (da die motorische Aktivität der rechten Körperhälfte in der linken Hirnhälfte, die Bewegungen der linken Körperhälfte aber in der rechten verarbeitet werden).

Weitere wichtige Einsatzbereiche von Bewegung im Gedächtnistraining sind **Koordinationsübungen**, bei denen sich beispielsweise die obere und untere oder rechte und linke Körperhälfte unterschiedlich bewegen; **Auflockerungsübungen** oder **Bewegungsspiele** als Ergänzung zur Denkarbeit des Gedächtnistrainings bzw. zur verbesserten Versorgung des Gehirns mit Sauerstoff, zur Stärkung des Gruppengefühls oder einfach „nur" zum Spaß!

7.8 Der nicht zu unterschätzende Faktor Aufmerksamkeit

Wie oft hört man Sätze wie: „Jetzt habe ich schon wieder vergessen, wo ich XY hingelegt habe, ich glaub, ich hab schon ALZHEIMER!"
Abgesehen davon, dass dieser Satz große Ahnungslosigkeit darüber ausdrückt, wie es sich anfühlen muss, wirklich an einer Demenz zu leiden, ist die hauptsächliche Ursache einer Objektverlegung einfach pure Unachtsamkeit.

Man ist wie immer mit mindestens vier Dingen gleichzeitig beschäftigt, sperrt die Wohnung auf, und während man den Hund füttert, die Einkäufe verstaut, einen Blick auf die Post wirft und nebenbei den weiteren Verlauf des Abends plant, legt man den Hausschlüssel einfach irgendwo hin. Und, oh Wunder, findet ihn dann später nicht – sofern man nicht die praktische Angewohnheit hat, für alle wichtigen Dinge des Alltags einen fixen Platz zu haben und diese ohne Ausnahme nach Gebrauch wieder dort zu deponieren.

Wenn nicht, kommt hier die Aufmerksamkeit ins Spiel: Sie kostet zwar ein wenig Training und Zeit (nämlich den einen Moment, über den es gilt, sich bewusst zu sein, bevor man handelt), kann uns aber eine Menge Ärger ersparen, wenn es darum geht, verlegte Dinge, geparkte Autos etc. wiederzufinden (oder ein unbedachtes Wort wieder auszubügeln).

Darüber hinaus ist Aufmerksamkeit erstens notwendig, um das Augenmerk auf bestimmte sensorische Reize zu legen und sie dem Kurzzeitgedächtnis zuzuordnen (und sich nicht alles zu merken, was man wahrnimmt, was zu heilloser Überfrachtung im Gehirn führen würde), zweitens ist ohne Aufmerksamkeit weder ein Überführen von Gedächtnisinhalten in den Langzeitspeicher noch ein gezieltes Abrufen daraus möglich.

Das heißt: Wenn Sie sich etwas unbedingt merken wollen (z. B. den Namen Ihres Gegenübers, der Ihnen gerade vorgestellt wird) – seien Sie aufmerksam, schärfen Sie Ihre Sinne, konzentrieren Sie sich einen Moment lang. Das überträgt sich auf bestimmte Gehirnzellen, in denen verstärkt Neurotransmitter ausgeschüttet werden, die in weiterer Folge die Speicherung im Langzeitgedächtnis vorbereiten.

7.9 Fazit und Umsetzung

Um eine gesteigerte Informationsverarbeitung und Gedächtnisleistung des Gehirns zu erzielen, ist es also notwendig, ein möglichst abwechslungsreiches Gedächtnistraining anzubieten, das die Sinneswahrnehmung fördert und mehrere Komponenten des Gedächtnisses, verschiedenste Methoden sowie Bewegung umfasst.

Denn: Das Gehirn liebt Abwechslung und neue Herausforderungen, nur diese bewirken neue Verbindungen von Neuronen untereinander – unsere bestehenden Netzwerke erhalten wir durch ständigen Gebrauch und Integration von neuen Informationen –, und was das Beste daran ist: Die Weiterentwicklung und Formung des Gehirns ist in jedem Alter möglich!

Umsetzung in der Einrichtung:

Der Aufbau einer Stunde Gedächtnistraining sollte grundsätzlich dem Schema Einleitung – Hauptteil – Schluss folgen.

Die **Einleitung** kann rein verbal (Begrüßung und kurzer Überblick über den Verlauf der Einheit) oder mithilfe eines Rituals erfolgen, z. B. durch die Sammlung von Assoziationen zum aktuellen Thema.
Ob die ganze Einheit zu einem bestimmten Thema (ergibt sich aus dem Jahreslauf, aus Ihren persönlichen Interessen oder jenen der TN) geplant wird oder nicht, bleibt der Gruppenleitung überlassen. Oft ist es aber einfacher, sich auf ein Themengebiet zu beschränken (auch für die Gruppenteilnehmer).

Im **Hauptteil** wird nach einer lockeren Einstiegsrunde gerne eine Konzentrationsübung durchgeführt, um die Aufmerksamkeit zu bündeln, dann wird das Thema mithilfe verschiedenster oben vorgestellter Techniken weiterbearbeitet. Hier gilt es, die Zugänge zum Thema so breit zu streuen, dass jeder TN eine Andockmöglichkeit findet.

Zum **Schluss** sollte das Geübte nochmals kurz zusammengefasst und ein Ausblick auf die nächste Einheit gegeben werden (vor allem die Information, *wann* sie stattfindet). Auch ein Abschlussritual ist möglich (und bei verwirrten Personen oder Menschen mit Demenz auch wichtig).

Die Durchführung eines Gedächtnistrainings wird wesentlich dadurch erleichtert, dass die TN ähnliche kognitive Fähigkeiten aufweisen. Eine gemischte Gruppe von z. B. Menschen mit Demenz und kognitiv fitten Personen empfiehlt sich definitiv nicht.

Unterschiedliche Behinderungen (Hör-, Seh-, Gehbehinderungen) werden in einer Gruppe immer wieder auftauchen, hier sollten Sie darauf achten, dass die Sinnesreize ausreichend deutlich sind (klar und laut sprechen, groß schreiben) und wiederholt werden sowie für Hörbehinderte Plätze nahe der Gruppenleitung reserviert werden.
Gegebenenfalls auf schriftliche Übungen ganz verzichten und die ganze Einheit akustisch abhandeln (viele schriftliche Übungen lassen sich auch in Gesprochenes umsetzen).

Grundsätzlich ist für die Durchführung eines Gedächtnistrainings ein ausreichend großer, heller Raum mit oder ohne Tischen notwendig (hängt davon ab, ob geschrieben wird oder nicht), es sollte einen CD-Player für Hörübungen und eine Tafel oder ein Flipchart geben.

Die Gruppengröße kann bis zu 20 Personen umfassen, wobei diese Zahl als Maximum angesehen werden sollte. Nach unten hin ist der Teilnehmerzahl eigentlich keine Grenze gesetzt, auch eine Einzelförderung ist selbstverständlich möglich. Bei kognitiv eingeschränkten Personen ist die Gruppengröße entsprechend zu reduzieren (drei bis fünf TN bei Demenz).

Falls man sich dazu entschließt, Gedächtnistraining selbst anzubieten, ist es von Vorteil:

- entsprechende Aus- oder Fortbildungen zu besuchen,
- sich durch Fachliteratur weiterzubilden,
- sich ein großes Repertoire an Techniken und Übungen zuzulegen,
- sich ein entsprechendes Lager an Materialien anzulegen
- und zu guter Letzt: wach und neugierig zu bleiben und sich immer wieder aufs Neue Übungen auszudenken, die den TN Spaß machen und die sie dazu anzuregen, neu und anders wahrzunehmen und zu denken.

7.10 Stundenbild

Titel/Thema	„Herbststimmung"
Kurz-beschreibung	Gedächtnistraining zum Thema „Herbst" unter Einbeziehung mehrerer Sinne, Gedächtnisfaktoren und Bewegung.
Förderziele	• Wahrnehmungsübungen • Förderung von Kurz- und Langzeitgedächtnis • Förderung der Aufmerksamkeit und Konzentration • Förderung der Wortfindung und Kreativität • Förderung der Koordination
Material	Raum mit Flipchart, Tischen und Sesseln sowie Platz für die Bewegungsübung, CD-Player, CD mit Rilke-Gedichten (von Oskar Werner vorgetragen), Blatt mit im Buchstabenchaos versteckten Herbstbegriffen, Waldfundstücke und Joghurtbecher, Softball.
Hinweise zur Gruppen-zusammen-stellung	Geistig und körperlich fitte Gruppe mit gutem Hör- und Sehvermögen, maximal 10 Teilnehmer.
Eingangs-phase	• Begrüßung • Vorspielen des Gedichtes „Herbsttag" von Rainer Maria Rilke auf CD • Wiederholung Frage: „Wer, glauben Sie, ist der Mann, der das Gedicht spricht?" Assoziationen dazu sammeln. Wenn nötig, mit Zusatzinfos auf die richtige Spur führen (war Schauspieler am Burgtheater, hat auch in Filmen mitgespielt …). Auflösung
Haupt-teilphase	• Konzentrationsübung „Herbstbegriffe": Jeder Gruppenteilnehmer erhält ein A4-Blatt mit Buchstabenchaos. In diesem Chaos sind senkrecht und waagrecht herbstliche Begriffe (wie etwa Blätterwald, Herbststurm, Maronibraten, Erntedankfest etc.) versteckt, die gefunden werden sollen (insgesamt 12 Stück).

	<ul><li>– 10 Minuten Zeit zum Finden</li><li>– Auflösung</li><li>• Gedächtnisübung „Herbstspaziergang" (in Anlehnung an die LOCI-Methode)</li><li>– Die Teilnehmer stellen sich einen ihnen sehr vertrauten Spazierweg vor. An markanten Stellen dieses Spazierweges werden im Geiste bestimmte Gegenstände eines vorher festgelegten Einkaufszettels deponiert.</li><li>• Bewegungsübung mit Ball:</li><li>– Die Teilnehmer stehen im Kreis und spielen sich den Softball gegenseitig zu: Jeder, der den Ball fängt, nennt eine Tätigkeit, die man im Herbst macht (z. B. Laub rechen, Lieblingsroman lesen, ins Kino gehen, eine Städtereise planen etc.), im zweiten Durchgang wird nach Romantiteln gefragt, im dritten nach Reisezielen usw.</li><li>• Wiederaufgreifen der Gegenstände des Einkaufszettels, die am Herbstspaziergang deponiert wurden: Können sich die Teilnehmer noch an alle Dinge erinnern?</li><li>• Paarfindeübung mit Waldfundstücken</li><li>– Zapfen, Eicheln, Buchecker, Maroni, Rosskastanien, Haselnüsse und Ähnliches, von denen jeweils zwei Stück vorhanden sind, werden auf den Tisch gelegt, darüber werden Joghurtbecher gestülpt. Jeder Teilnehmer hebt einen Joghurtbecher in die Höhe, um zu schauen, was sich darunter befindet. Ziel ist es, sich die Plätze der Fundstücke einzuprägen und möglichst viele Paare zu finden.</li></ul>
Ausgangs-phase	<ul><li>• Das eingangs gehörte Gedicht „Herbsttag" als Lückentext mit der Aufgabe, die fehlenden Wörter zu ergänzen</li><li>• Zum Schluss nochmaliges Vorspielen des Gedichtes als Auflösung</li><li>• Verabschiedung</li></ul>
Weiter-führende Ideen	<ul><li>• Am Ende der Eingangsphase eventuell Frage nach Lieblingsherbstgedichten der Teilnehmer (Langzeitgedächtnis)</li><li>• Tastübung mit größeren Herbstattributen (Maiskolben, Zierkürbis, Plastiktrauben, große Walnüsse ...) in einem Korb: ertasten und nicht sagen oder aufschreiben, am Ende der Stunde die Frage: Können sich die Teilnehmer an alle Dinge erinnern?</li><li>• Gemeinsamer Buschenschankbesuch mit Maronibraten</li></ul>

8. Die Kunst der klangvollen Begleitung – Klangschalenarbeit

Margret Fritz

Welche Berechtigung haben Klangschalen in der Pflege und Betreuung von Senioren? Viele sind der Meinung, dass diese Schalen zu unseriös wirken und die Arbeit mit ihnen hauptsächlich in den esoterischen Bereich gehört. Hinterfragt wird auch, ob die Anwendung überhaupt Qualität besitzt. Gerade in der Arbeit mit Senioren ist mir folgende Aussage sehr vertraut: „Schön sind Ihre Schüsseln, aber was soll ich mit ihnen? Ich kaufe sicher keine." Fragen und Aussagen dieser Art bekomme ich zu hören, bevor ich die Klangschale bzw. die Schüssel anschlage. Ertönt das Instrument, sind zu Beginn ein Innehalten und ein Erstaunen bei den Klienten zu bemerken. Danach folgt meist ein tiefer Seufzer, ein Lächeln oder die Bemerkung: „Oh, ist das schön!"

Ertönt die Klangschale, wird der Mensch berührt und die Klangqualität führt zu Ruhe und Entspannung. Die Schallwellen, die beim Anschlagen der Klangschale freigesetzt werden, übertragen sich auf den Körper des Klienten und werden als prickelnde Vibrationen wahrgenommen. Diese angenehme Schallübertragung wird oft als tatsächliche Berührung empfunden.

Leider lässt die zwischenmenschliche, positive, emotionale Berührung im Alter nach, weil oft der Lebenspartner bereits verstorben ist, man alleinelebt und selten Besuch bekommt. Bewusste berührende Gespräche finden immer seltener statt. Die Berührung ist oft der Schlüssel zur Kommunikation. Über die Klangschalen werden Menschen berührt, und gerade bei Senioren und hochbetagten Menschen mache ich die Erfahrung, dass die Klangarbeit förderlich für die Sprachaktivität ist. In einer Anwendung werden zugleich mehrere Sinne aktiviert – das Hören (auditiv), das Sehen (visuell), das Spüren (taktil). Wird zudem mit Düften gearbeitet, werden zusätzlich der Geruchssinn (olfaktorisch) und das Erinnerungsvermögen aktiviert. Wenn man Klangschalenwasser anbietet, wird außerdem das Schmecken (gustatorisch) gefördert. Jede Klangarbeit ist ein Fest der Sinne, in dem die Lebensqualität gesteigert wird. Die Klanganwendungen können als Einzelaktivierungen sowie als Gruppenaktivierungen angeboten werden. Möglichkeiten der Klangarbeit finden sich auch in der Ritualarbeit, in der Arbeit des Jahreskreislaufes und in der Sterbebegleitung. Wegen der vielfältigen Einsatzmöglichkeiten und des ganzheitlichen Ansatzes der Klanganwendung lässt sie sich sehr gut in die Sensorische Aktivierung von Lore Wehner integrieren.

8.1 Allgemeines über den Klang

Woher kommt der Klang? Brauchen wir Klänge? Kann der Mensch nicht auch ohne Resonanzen und Rhythmen auskommen?

Eine Unzahl von Fragen könnte man sich zum Thema Klang stellen, und außerdem viele Tage, Nächte und Stunden damit verbringen, um zu diskutieren, zu hören, zu singen, zu fühlen und zu musizieren, um den Klang in seiner Vielfalt annähernd zu erörtern.

8.1.1. Ursprung des Klanges

Die Bedeutung des Klanges für uns Menschen ist eine sehr ursprüngliche. In allen schriftlichen und mündlichen Überlieferungen der Religionen und Kulturen der Welt wird dem Klang eine urschöpferische Kraft zugesprochen.

Im Johannesevangelium der Bibel steht: „Am Anfang war das Wort!" – also der Klang.

Vor 5000 Jahren wurde dem Klang in Indien in Bezug auf Religion, Medizin und den Alltag große Bedeutung zugesprochen. Er wurde als Bindeglied zwischen den Menschen und der Welt gesehen. Daraus entstand die Aussage: „Die Welt ist Klang, der Mensch ist Klang!"

Der Klang spielt als Beginn und als Urelement des Lebens eine zentrale Rolle.

8.1.2. Wahrnehmung von Tönen

Im Alltag nehmen wir die unterschiedlichsten Töne über das Ohr, die Knochen, unser größtes Sinnesorgan, die Haut, und sogar über unsere Körperflüssigkeit wahr. Zu erwähnen ist, dass unser Körper bis zu 70 % aus Wasser besteht, dazu kommen noch die Flüssigkeiten, die im Kreislauf zirkulieren, wie etwa Blut und Lymphe, sowie die Verdauungssäfte, die Sekrete, Exkrete und die Zellflüssigkeiten.

Wird eine Klangschale angeschlagen, übertragen sich die gleichmäßig schwingenden Schallwellen über die Haut, unser Ohr, unsere Körperflüssigkeiten bis hin zur kleinsten Zelle.

Der gesamte Organismus wird in Schwingung versetzt. Die Folge ist, dass der Atem des Behandelten ruhiger und tiefer und damit die Grundlage für den Alpha-Zustand erreicht wird. Dies ist jener Zustand des menschlichen Gehirns, der zwischen Wachen und Schlafen liegt und auch durch Entspannungsübungen hervorgerufen werden kann.

Die Tiefenentspannung fördert die Bewusstseinsöffnung und regt in einem umfassenden Sinne die Selbstheilungskräfte des lebendigen Organismus an, sodass sich die durch Erfahrung fixierten Steuerungsprogramme unseres Denkens und Handelns, die sogenannten „Glaubenssätze", lösen können, um in einem weiter gewordenen „Horizont" (vom Standpunkt des Betrachters aus) neu entdeckt werden zu können. Dies bedeutet eine Zuwendung aus einem geschlossenen System (wenn sich etwas „totläuft") hin zu einem offenen System (wenn sich immer wieder neue Perspektiven eröffnen). Insofern liegt der Sinn der Klangarbeit auch im Bewusstwerden der Wahrnehmung und der Selbsterkenntnis, was eben nicht eine Leistung des Verstandes ist, sondern vielmehr eine intuitive Erkenntnis, die mit allen Sinnen erfahren und begriffen wird. Dann erst folgt der Verstand, der das Erlebte erklären will. So werden nicht bloß Symptome einer Krankheit behandelt, sondern der Mensch in seiner Gesamtheit, der zudem liebevoll unterstützt wird.

Nun entfaltet sich die Wirkung des Loslassens. Wir sind nun imstande, uns von Sorgen und Problemen, von Verhärtungen und Blockaden zu lösen. Der Genesungsprozess kann somit durch die Klangarbeit in Gang gebracht werden.

Eine Klanganwendung soll, abgesehen von zahlreichen anderen Inhalten, in erster Linie dem Klienten guttun!

8.1.3. Unser Ohr: ein komplexes, wahrnehmendes Organ

Unser Ohr ist ein sehr komplexes, wahrnehmendes Sinnesorgan. Es ist in der Lage, bis zu 400.000 verschiedene Geräusche in einem Bereich von 20 bis 130 Dezibel zu unterscheiden. Wir können quasi „um die Ecke" hören. Das heißt, wir nehmen auch Geräusche wahr, die einige Meter von uns entfernt entstehen und nicht sichtbar sind.
Sogar beim Schlafen schließt sich das Ohr nicht, es bleibt sozusagen offen. Durch die kürzeren Tiefschlafphasen im Alter wird der alternde Mensch leichter von Umweltgeräuschen „aus dem Schlaf geholt". Unruhe und Ängste können die Folge sein.

Das Ohr ist für uns Menschen ein sehr wichtiges Sinnesorgan. Rechtzeitig Situationen wahrzunehmen, zu erkennen und einzuschätzen schützt uns vor Gefahren, macht uns selbstständiger und hilft uns, uns in dieser hektischen Zeit zurechtzufinden.

8.1.4. Entwicklung des Ohres

Wenn wir die Entwicklung des Ohres betrachten, erfahren wir, dass es als erstes aller Sinnesorgane ab der 18. Schwangerschaftswoche reaktions- und ab dem vierten Schwangerschaftsmonat hörfähig ist.
Alles Gehörte dringt als Oberton an unser Ohr, weil die Töne durch das Fruchtwasser gefiltert werden. Dies macht es für das sensible junge Hörorgan auch angenehmer, Töne wahrzunehmen.

Das Kind nimmt den Pulsschlag, den Herzrhythmus sowie die Atmung der Mutter wahr. Allmählich hört es auch die Stimmen, Geräusche und Töne von außen, wie etwa die Stimme der Mutter und der Personen, mit der die Mutter oft zusammen ist. So vernimmt es auch die Musik und andere Alltagsgeräusche, die ihm obertonreich gefiltert zugeleitet werden.
Dies bietet uns eine Erklärung dafür, warum uns obertonreiche Musik, im Herzrhythmus gespielt, in eine so starke Vertrautheit und Tiefenentspannung führen kann: weil sie uns an ein unbewusstes Erleben vorgeburtlicher Wahrnehmungen erinnert.

Untersuchungen haben ergeben, dass das Ohr jenes Sinnesorgan ist, das uns vorgeburtlich und bis zum Tod begleitet und uns als einziges Sinnesorgan sogar nach dem Tod lange aktiv erhalten bleibt.
Aus diesem Bewusstsein heraus ist gerade die Klangarbeit in der Sterbebegleitung eine wertvolle Unterstützung und Hilfe, den Tod anzunehmen und den Weg der Ewigkeit zu gehen.

8.2 Die Klangschale

Das Basisinstrument der Klangarbeit mit Senioren ist die Klangschale.
Die Schalen, die aus einem oder mehreren verschiedenen Metallen getrieben oder gegossen sind, werden von den Senioren des Öfteren liebevoll als „schöne Schüssel" bezeichnet.

8.2.1. Basiswissen über Klangschalen

Ursprünglich kommen Klangschalen aus dem asiatischen Raum, etwa aus Tibet, Indien, dem Himalajagebiet, China oder Thailand. Sie wurden und werden, heute weniger als früher, für religiöse und heilende Zwecke sowie als Haushaltsgegenstände verwendet. Klangschalen werden in unterschiedlichsten Ausführungen angeboten. Es gibt eine Vielzahl an Größen und Formen. Sie können aus hellem und dunklem Metall, glänzend, matt, dickwandig oder dünnwandig sein. Einige sind mit Mustern verziert oder tragen verschiedene Schriftzeichen. Von der unterschiedlichen Beschaffenheit hängt mitunter auch die unterschiedliche Schwingungsqualität ab.

Klangschalen werden mit einem einfachen oder mit Leder überzogenen Holzklöppel, mit einem Schlägel aus Filz oder Gummi, mit der Fingerkuppe, dem Handballen oder dem Fingerknochen am oberen Rand angeschlagen. Zusätzlich zum Anschlagen besteht die Möglichkeit, die Schale anzureiben.

Durch die verschiedenen Möglichkeiten, die Schalen anzuschlagen, und die ebenfalls zahlreichen Arten der Schalen gelingt es, eine derartige Vielfalt an Tönen aus einer Klangschale zu zaubern, dass die Faszination kaum ausbleiben kann. Die Klangschale unterscheidet sich von anderen, komplizierteren Instrumenten insofern, als dass sie uns als fröhliches Instrument begegnet, da sie sogleich zum Experimentieren und Spielen einlädt. Sie ist eine Quelle, aus der wir schöpfen können.

Auch in unseren Kulturkreisen finden wir Töne, die ähnlich klingen wie jene der Klangschale. Der Glockenschlag kommt dem Hörerlebnis der Klangschale beispielsweise sehr nahe.

Um sich selbst eine geeignete Klangschale anzuschaffen, benötigt man viel Zeit und Ruhe, damit das Ohr horchen und das Herz den Klang fühlen kann. So ist es am ehesten möglich herauszufinden, welcher Klang einem gefällt und von welchem Klang man berührt wird. Wenn mich selbst ein Klang fasziniert, habe ich die besten Voraussetzungen dafür geschaffen, dass dieser obertonreiche Klang auch andere Menschen berührt und seine heilende, beruhigende und klärende Wirkung entfalten kann.

8.2.2. Was sind Obertöne?

Die Klangarbeit ist untrennbar mit Obertönen verbunden. Und zwar deshalb, weil die Klangschalen beim Anschlagen einen jeweiligen Grundton und eine Vielzahl an gleichschwingenden Obertönen hervorbringen.

Den Begriff Oberton hat Christian Bollmann in einem seiner Konzerte treffend beschrieben: „Jeder Ton, zum Beispiel von einem Saiteninstrument oder auch unsere Stimme, besteht aus einem Grundton und einer Reihe von Obertönen, die über den Ton aufgebaut sind. Diese bestimmen den Grundton und die Klangfarbe. Jede Stimme hat ihr Klangmuster, das so einzigartig ist wie ein Fingerabdruck. Dieses Muster wird durch die Obertöne bestimmt. Wenn wir sprechen, schieben wir Obertöne hin und her. Wir alle gehen mit Obertönen um, ohne es zu wissen. Wir nehmen sie nicht wahr, weil wir nicht auf die Bedeutung des Klanges achten, sondern auf den Sinn der Sprache. Zusätzlich variiert unser Grundton durch die Sprachmelodie – und das in einem unglaublichen Tempo."

Durch das Anschlagen der Klangschale haben wir die Möglichkeit, wieder in Ruhe den reinen Klang zu hören und von dessen wohltuenden Schwingungen berührt zu werden.
Gerade in der Arbeit mit hochbetagten Menschen sind das Berührtwerden und die Kommunikation von großer Wichtigkeit.
Berührt zu werden, ohne Angst und Schmerzen zu leben, sich zu spüren, zur Ruhe zu kommen, endlich schlafen zu können und zu hören, wie es klingt, geborgen zu sein – all das bedeutet eine Steigerung der Lebensqualität.
Hier spannt sich der Bogen von der Urgeborgenheit im Mutterleib, wo wir das erste Mal obertonreiche Töne vernehmen durften, bis hinein ins hohe Alter, auch wenn das Ohr diese Töne nicht mehr so deutlich hören kann. Trotz allem kann man selbst im hohen Alter diese Obertöne über die Schwingung erspüren.

8.3   Voraussetzung einer Klanganwendung bei Senioren

Diese Methode ist nicht nur für Hochbetagte und Menschen mit Demenz geeignet, sondern auch für klar orientierte Personen mit allen Fähigkeiten und Ressourcen.

1. Um ein gutes Gelingen und einen reibungslosen Ablauf der Arbeit zu gewährleisten, ist es notwendig, im Vorfeld Aufklärungsarbeit bei den Angehörigen, Betreuern und dem Team der jeweiligen Einrichtung zu leisten. Dies kann zum Beispiel in Form eines Informationsabends oder in Form von Schnupper-Klangeinheiten geschehen. Weiters kann

getrennt werden zwischen einer solchen Vorinformation nur für Angehörige oder nur für das Betreuerteam.

Man könnte auch eine Kurzeinheit mit dem Klienten, den Angehörigen und dem jeweiligen Betreuer ansetzen, um ein Kennenlernen der Materie zu ermöglichen.

Um eine neue Methode zu verstehen, ist es immer sinnvoll, Möglichkeiten zur Selbsterfahrung zu schaffen.

2. Enorm erleichtert wird die Arbeit, wenn man sich im Vorfeld über die jeweiligen Klienten erkundigt und herausfindet, worauf bei welchem Betreffenden besonders viel Wert gelegt werden sollte. Vor allem bei Menschen, die sich nur nonverbal ausdrücken können, ist es hilfreich, sich im Vorfeld zu informieren. Erst dann kann ein entspanntes Arbeiten gewährleistet werden.

   Wir dürfen nicht vergessen und außer Acht lassen, dass hochbetagte Klienten in ihrer Jugend nicht selten zumindest das Ende des Zweiten Weltkrieges, vielleicht sogar an der Front, erlebt haben. Die Folge davon könnte sein, dass sie bei dem lauten Ton eines Instrumentes zurückschrecken, da davon Erinnerungen verschiedenster Art hervorgerufen werden könnten, die nicht nur wenig erfreulich sind, sondern auch enormen Stress bereiten können und angstauslösend wirken.

   Um damit entsprechend umgehen zu können, ist es wichtig, im Vorfeld Informationen eingeholt zu haben. Dies ist vor allem essenziell dafür, dass sich eine Person öffnen oder zur Ruhe kommen kann. Denn dazu braucht sie ein gewisses Maß an Vertrauen zum Klangbetreuer. Außerdem hat der Betreuer während der gesamten Einheit den Auftrag, den Klienten vor negativen Einflüssen von außen zu schützen.

3. Die Klanganwendung sollte immer seitens des Klienten freiwillig erfolgen und mit der Institution abgesprochen sein. Wenn dies nicht der Fall ist, ist die Anwendung keinesfalls zielführend und kann zudem zu unnötigen Spannungen zwischen dem Betreuerteam und den Bewohnern der jeweiligen Einrichtung führen.

4. Der Raum, in dem gearbeitet wird, sollte gut gelüftet, stimmig, einladend, vertraut und ruhig sein, damit ein Umfeld ermöglicht wird, das es erlaubt, sich zu entspannen. Es ist ebenfalls möglich, im Freien oder am sonnendurchfluteten Gang eine Klangeinheit anzubieten, wenn die Situation für die jeweiligen Personen entspannt ist.

   Wichtig ist, immer von der Ausgangssituation des Klienten auszugehen. Das heißt, finde ich ihn angezogen im Rollstuhl vor, so werde ich ihn angezogen im Rollstuhl behandeln. Es wird auch kein Schmuck entfernt. Der Grund dafür ist, dass die betreute Person nicht das Gefühl bekommen soll, bestohlen zu werden.

Manchen hochbetagten Menschen bereitet das Ausziehen der Schuhe Stress. Daher kann der Klient die Schuhe während der Anwendung anlassen, wenn er es möchte. Ein Ortswechsel kann genauso Unbehagen auslösen. Daher wird dort gearbeitet, wo sich der Bewohner im Moment wohlfühlt. Dies kann im Aufenthaltsraum, im Wohnzimmer, in einer Nische am Gang, im eigenen Zimmer am Sessel oder im Bett, im Rollstuhl oder im Garten sein. Wichtig ist, dass jede unnötige Belastung im Vorfeld zu vermeiden ist.

5. Ebenfalls sollte eruiert werden, ob der Bewohner einen Herzschrittmacher implantiert bekommen hat. Wenn ja, ist es notwendig, Rücksprache mit dem behandelnden Arzt zu halten, da durch die Schwingung der Schallwellen der Rhythmus des Herzschrittmachers beeinträchtigt werden könnte.

Hat ein Klient Metallimplantate im Körper oder akute Schmerzen, muss bei der Klangarbeit sehr behutsam vorgegangen werden. Das heißt, die Klangschalen dürfen nicht auf den betroffenen Körperstellen platziert, sondern daneben oder darüber angeschlagen werden. Bei starken Schmerzen ist es ratsam, die Klanganwendung auf einen späteren Zeitpunkt zu verschieben.

6. Es ist wichtig, dass die Person bei der Klangarbeit die Möglichkeit hat, ihr Unbehagen auszudrücken. Bei Senioren, die sich nicht mitteilen können,(wenn die Worte verloren gegangen sind), ist eine genaue Beobachtung während der Klangbetreuung von großer Wichtigkeit. Beispielsweise ist zu beachten, ob die Atmung gleichmäßig oder unruhig erfolgt und ob die Augenbewegung oder der Muskeltonus auffällig sind oder sich während der Einheit verändern.

Diese Beobachtungen erlauben Rückschlüsse darauf, ob es der jeweiligen Person bei der Arbeit gut geht und ob sie noch eine weitere Unterstützung eines Klangkörpers in der momentanen Anwendung an den verschiedenen Körperpartien benötigt.

8.4   Ziele und positive Aspekte

8.4.1. Ziele

Um die Ziele der Klangarbeit für Menschen in Senioren-, Pflege- und Betreuungseinrichtungen verständlich zu machen, werden nach Reinelt und Gerber vier Dimensionen beschrieben sowie Beispiele dazu angeführt. Auch die vier Säulen der Begegnung, die Lore Wehner in ihrem Buch „Sensorische Aktivierung" erläutert hat, sind ein wichtiges Element bei der Klangarbeit für Senioren in Pflege- und Betreuungseinrichtungen.

Die vier Dimensionen nach Reinelt und Gerber

Im Mittelpunkt dieser Arbeit steht der Mensch mit seinen Kompetenzen und mit seiner individuellen Persönlichkeit als **biologische, psychologische, geistige und soziale Einheit** (Körper, Geist und Seele). Diese vier Dimensionen, die Reinelt und Gerber beschreiben, stellen den Menschen als Gesamtsystem dar und stehen für **physische (körperliche), kognitive (geistige), psychische (seelische) und soziale Elemente** des menschlichen Seins. Die einzelnen Dimensionen weisen auf unterschiedliche Kompetenzen hin, die untrennbar miteinander verbunden sind. Es ist egal, von welcher Ebene aus man das menschliche Phänomen betrachtet. Wird in einen der vier Bereiche eingewirkt, so sind Veränderungen auch in den anderen Dimensionen zu erkennen.

Beispiel 1: Soziale Dimension

Wir nehmen an, dass eine Bewohnerin eines Seniorenwohnheims Urgroßmutter geworden ist.
Die Freude ist groß, als sie das Kind, ihren Urenkel, in den Armen hält.
Diese Freude wirkt sich auf die physische (körperliche) Dimension aus. Dies hat zur Folge, dass körperliche Beschwerden nicht mehr im Mittelpunkt stehen und dadurch die Symptome leichter ertragbar werden. Ich möchte die Betonung auf das Wort „schwer" lenken, das im Wort „Beschwerden" enthalten ist. Diese Schwere wird nicht mehr als solche empfunden und die Seniorin fühlt sich körperlich besser.
Veränderungen sind auch in der psychischen (seelischen) Dimension zu erkennen.
Wie schon erwähnt, bewegt ein freudiges Ereignis die Gefühle. Positive Gefühle aktivieren und mobilisieren uns Menschen. Handlungen werden gesetzt, die scheinbar in Vergessenheit geraten sind. Mutterinstinkte sowie Empfindungen der eigenen Weiblichkeit (die Frau, die empfängt und gibt) können kurzfristig geweckt und wahrgenommen werden.
Auch in der zuvor erwähnten kognitiven Dimension (Denken, Erinnern) werden Erinnerungen wach, zum Beispiel an die eigenen Kinder, als sie so klein waren. Die Sprachaktivität kann sich erhöhen. Worte werden ausgesprochen, die schon lange nicht mehr im Sprachgebrauch enthalten waren.

Beispiel 2: Kognitive Dimension

In der Nacht zieht ein heftiges Gewitter auf. Es beginnt zu blitzen und ein lauter Donner ist zu hören.

Ein Bewohner eines Altenpflegeheimes erwacht wegen des Gewitters, bemerkt die Blitze und hört den lauten Donner. Unweigerlich erinnert er sich an die letzten Kriegstage während seiner Jugend. Gefühle wie Angst, Wut und Machtlosigkeit übermannen ihn. Diese Gefühle wirken sich auf die psychische (seelische) Dimension aus.

Der Mann kann nicht mehr einschlafen und wird immer unruhiger. Er möchte am liebsten flüchten. Seine Stressbereitschaft steigert sich immer mehr.

Dazu kommt noch die physische (körperliche) Dimension: Der Körper verspannt sich. Kopfschmerzen, Magenkrämpfe, Übelkeit und Verspannungen der Muskulatur sind physische Auswirkungen dieser Stresssituation.

Das soziale Netz dieses Mannes ist intakt. Seine Unruhe wird bemerkt. Er bekommt Zuwendung, Berührungen, es wird mit ihm kommuniziert und er erhält die ungeteilte Aufmerksamkeit. Dies entspricht genau den vier Säulen der Begegnung, die Lore Wehner in ihrem Buch „Sensorische Aktivierung" beschrieben hat.

Dadurch kann die Beruhigung in den anderen Dimensionen eingeleitet werden. Der Körper entspannt sich, die Angst kann weichen und die Realität wird wieder wahrgenommen.

Basisziele:

Durch diese beiden Beispiele wird ersichtlich, dass Veränderungen in einer Dimension Reaktionen auf die verbleibenden drei Bereiche zur Folge haben. Greift Unterstützung von außen in eine der drei verbleibenden Dimensionen ein, startet die Reaktion aller Dimensionen.

Das heißt, wir greifen bei unserer Arbeit mit Menschen in ein individuelles, bestehendes Gesamtsystem ein. Dies bedeutet wiederum, dass wir den Klienten nur mit einer wertschätzenden und respektvollen Haltung mithilfe der Klanginstrumente begegnen können, um die Basisziele wie Beruhigung, Ausgleich, Stabilität, Entspannung und Harmonie in den vier Dimensionen zu erreichen.

Die Arbeit mit Obertönen und Gesang ist eine sehr schöne und wertschätzende Methode, um über die Schwingungsfrequenzen der Obertöne zu den Basiszielen zu gelangen. So wird der Körper über die Zuwendung berührt, über die Kommunikation nonverbal oder verbal aktiviert und durch das Zuteilwerden der vollen Aufmerksamkeit beschützt. Der

Klang wird bei einer Dimension angesetzt und wirkt auf die weiteren drei Dimensionen.

Kompetenzziele:

Wird ein Basisziel erreicht, ist der alternde, hochbetagte und demente Mensch bereit,

- Veränderungen im Alltag und im Jahreskreis anzunehmen,
- Aufgaben im alltäglichen Ablauf umzusetzen,
- kommunikative Äußerungen (nonverbal oder verbal) zu tätigen,
- zu hören und zuzuhören,
- wieder zu einem Schlafrhythmus zu gelangen,
- Freude anzunehmen und zu leben,
- sich berühren zu lassen,
- sich wieder zu erinnern (im Langzeit- sowie im Kurzzeitgedächtnis) und
- Interesse für Neues zu empfinden.

Der Klang ist ein wesentlicher Vermittler, um Berührungen und Kommunikation zuzulassen, und fördert das Körperempfinden der Grob- und Feinmotorik. Die Aktivierung der Wahrnehmungsfähigkeit über die Sinne für den eigenen Körper und der örtlichen Gegebenheiten sind ebenso in den Zielen der Klanganwendung enthalten.

8.4.2. Positive Aspekte

Die Vielfältigkeit des Klanges ist sehr gut für die Ritualarbeit in den verschiedensten Alltagssituationen einsetzbar.
Auch in der Sterbebegleitung ist der Klang der Obertoninstrumente eine bereichernde Unterstützung für Sterbende, Bewohner, Angehörige und Teammitglieder.
Für mich ist es sehr wichtig, zu erwähnen, dass eine Klanganwendung vordergründig, abgesehen von den vielen Inhalten, dem Menschen guttun soll.

8.5 Einsatzmöglichkeiten der Klangarbeit

Klanganwendungen sind so mannigfaltig wie die Klangvielfalt und der Mensch selbst.

Einsatzmöglichkeiten gibt es sowohl in der Gruppe als auch in der Einzelanwendung für klar orientierte Menschen mit allen Fähigkeiten und Ressourcen sowie für Menschen mit Demenz oder mit besonderen Bedürfnissen.

Eine Klanganwendung kann bei Seniorenrunden in Seniorenwohnheimen, in Seniorentagesstätten, in Pflegeeinrichtungen, in Hospizen oder im familiären Umfeld stattfinden.

Einsatzmöglichkeiten finden sich bei Hörbeobachtungen:
Wie klingt es bei uns, bei mir am Morgen, am Vormittag, zu Mittag, am Nachmittag, am Abend? Wie klingt meine Familie, wie klingen meine Freunde und meine Mitbewohner? Wie klingt mein Geburtstag? Wie klingt die Zubereitung meiner Lieblingsspeise?
Hier sind viele Möglichkeiten zur Unterstützung des Langzeit- sowie des Kurzzeitgedächtnisses gegeben.

Der Einsatz von Klangschalen kann auch dabei helfen, Übergänge im Alltag besser bewältigen zu können. So könnte die Klangarbeit ein Übergang von der Ruhepause zur Kaffeejause oder vom Fernsehen zur Nachtpflege sein.

Der Einsatz ist auch als Ritual möglich – am Beginn und am Ende einer Tagesgruppe kann die Klangschale verwendet werden, ebenso bei Geburtstagen oder als Begrüßung/Verabschiedung eines Mitbewohners. Es könnte auch einen Morgen- und Abendklang geben.

Einsatzmöglichkeiten in der Sterbebegleitung:
Die Klangschale kann zur Beruhigung des Klienten sowie zur Lösung von Ängsten, zur Berührungsunterstützung, zur Unterstützung und zum Trost der Angehörigen und der Betreuer des Sterbenden dienen.

Das individuelle Eingehen auf die Klienten in der Einzel- und Gruppenarbeit macht es möglich, dass keine Klangarbeit der anderen gleicht, wodurch die Faszination an der Anwendung mit Klang entsteht und sich diese ebenso weiterentwickelt wie der Klient selbst.

8.6 Stundenbild

Titel/Thema	Klangeinheit im Sitzen
Kurz-beschreibung	In dieser Einheit, die 10 bis 15 Minuten dauert, gibt es die Gelegenheit, sich in einer vertrauten und angenehmen Umgebung auf ein Klanginstrument, die Klangschale, einzulassen. Die gleichmäßig schwingenden und vibrierenden Schallwellen werden zu Beginn an den einzelnen Körperstellen und schließlich am gesamten Körper wohltuend wahrgenommen. Aufkommenden Gefühlen und Erinnerungen jeder Art werden in einer geschützten, wertschätzenden Atmosphäre Zeit und Raum gegeben, damit der Klient die Klanganwendung verbal und emotional ausdrücken kann.
Förderziele	• Stärkung der Körperwahrnehmung • Förderung der auditiven und taktilen Systeme • Aktivierung der Tiefensensibilität • Aufbau und Stärkung von Vertrauen • Erkennen und Zulassen von Emotionen • Förderung der Kommunikation • Aktivierung der Entspannungstechnik
Material	Eine Klangschale und ein dazu passender Filzschlägel mit Holzgriff
Hinweise zur Gruppen-zusammen-stellung	Hier ist im Vorfeld die Abklärung der Biografie und der Bedürfnisorientierung der Klienten bei den Angehörigen, der Stationsleitung und den Betreuern von großer Wichtigkeit. Bedeutsam sind auch die Vorinformation des Ablaufes der Einheit und die Klärung der Tagesverfassung der zu behandelnden Person, um eine harmonische Klangbegleitung gewährleisten zu können.
Eingangs-phase	• Der Bewohner wird mit Namen und mit Handreichen begrüßt. • Die Klangschale wird als Instrument vorgestellt. • Materialerfahrung: Der sitzende Teilnehmer bekommt die Schale zum Halten und Ertasten überreicht, damit die Größe, die Form und das Gewicht wahrgenommen werden können. • Assoziationen zu bekannten Gegenständen werden ermöglicht und geweckt.

	Die Klangschale wird auf eine Hand des Bewohners gestellt, der Klangbegleiter hält diese zur Unterstützung. Mit der anderen Hand hält er den Schlägel und schlägt einmal die Klangschale an. • Raum für Äußerungen und Wiederholungen wird von nun an gegeben. Anschließend wird die Klangschale in die andere Hand gelegt und ebenfalls angeschlagen.
Haupt-teilphase	• Der Klangbegleiter nimmt die Schale entgegen und gibt den Hinweis, dass der Klang nun am ganzen Körper zu spüren sein kann. • Die Klangschale wird, beginnend ca. 10 cm über dem Scheitel bis zu den Füßen, langsam nach unten geführt und dabei immer wieder in einem individuellen Taktrhythmus angeschlagen. Dies wird dreimal wiederholt. Auch in der Hauptteilphase wird der Raum für Kommunikation immer offengehalten. • Nun wird die Übung rückwärts über den Hinterkopf, den Rücken und bis zu den Füßen ebenfalls dreimal wiederholt. (Dies kann nur gemacht werden, wenn der Klient eine Rückenarbeit zulässt. Wenn nicht, wird die Rückeneinheit ausgelassen.) • Lässt der Bewohner Berührung zu, wird direkt auf den Körperstellen gearbeitet. Wenn nicht, wird ca. 10 cm vor bzw. über den Körperbereichen gearbeitet. • Füße: Die Art der Anwendung hängt von der Fußstellung des Klienten ab. Sollten die Füße beisammenstehen, wird die Schale auf beide gestellt, ist dies nicht der Fall, wird erst mit dem einen und danach mit dem anderen Fuß gearbeitet. Weiters wird die Klangschale über die Beine, den Schoß, Bauch und die Brust zu einer Schulter, den Oberarm, den Unterarm und zu der dazugehörigen Hand geführt. • Nun wird die andere Schulter mit der Hand des Klangbegleiters berührt, um den Teilnehmer darauf vorzubereiten, an welcher Stelle die Klangschale als nächstes angeschlagen wird. Die Hand bleibt so lange dort, bis die Schale über dieser Körperstelle angeschlagen wird. • Jetzt arbeitet sich die Klangschale an die andere Körperseite abwärts zum Oberarm, zum Unterarm und zu der dazugehörigen Hand. Die Schale wird nun ca. 10 cm über die Körpermitte von der Hand aus über den Bauch bis hin zum Kehlkopf und von dort aus nach hinten bis zur Halswirbelsäule gezogen, wo sie immer wieder während der nach oben geführten Bewegung angeschlagen wird.

	• Rückenarbeit: Wie schon erwähnt kann die Rückenarbeit nur dann angewandt werden, wenn der Klient dies auch zulässt. Von der Halswirbelsäule wird nun abwärts gearbeitet: zur Brustwirbelsäule, zur Lendenwirbelsäule, zum Steißbein und über das Gesäß bis hin zum Boden, wo die Klangschale einige Male angeschlagen wird. • Vom Boden aus wird die Klangschale nun drei Mal ca. 10 cm vom Körper entfernt über den Hinterkopf bis über den Kopf geführt und jedes Mal einmal angeschlagen. Nun wird diese Übung an der Vorderseite des Körpers von den Füßen weg bis über den Scheitel dreimal wiederholt.
Ausgangs-phase	• Die Klangschale wird achtsam mit der Holzseite des Schlägels angeschlagen, der Klangbegleiter geht dabei einmal um den Klienten. Der Klang wirkt wie eine helle Glocke, lässt den Bewohner wieder von der Entspannungsphase zurückkehren und symbolisiert zusätzlich, dass die Einheit zu Ende ist.
Weiter-führende Ideen	• Den Vornamen des Klienten am Beginn und am Ende der Einheit singen. Jeder Buchstabe des Namens wird individuell lange gesungen. • Anbieten von gemeinsamen Klangeinheiten mit Angehörigen, Betreuern oder Bekannten und Vertrauten, die ebenfalls im Seniorenwohnheim leben.

9. Die Kunst des Bewegens I – Motogeragogik

Thesi Zak

9.1 Bewegtes Erleben

„Bewegtes Erleben" – so kann das Konzept der Motogeragogik bzw. der psychomotorischen Entwicklungsbegleitung für alte und hochbetagte Menschen kurz und prägnant auf den Punkt gebracht werden.

„Moto" = die Bewegung, „Geragogik" = die Begleitung alter Menschen. Wird der Begriff der Motogeragogik in diesem Sinne aufgegliedert, so ergibt sich das Konzept der Begleitung alter Menschen mit und durch Bewegung.

„Psychomotorik" – auch in der Auflösung dieses Begriffes kommen wir auf ein ähnliches Ergebnis: „Psycho" = die Seele, „Motorik" = die Bewegung, also kurzum: „Über Bewegung die Seele des Menschen erreichen und stärken."

Das Angebot der Motogeragogik verwendet Bewegung als Medium, um den Menschen innerlich zu bewegen. Doch wie kann man Bewegung als Mittel zum Zweck bei Menschen einsetzen, die nahezu bewegungsunfähig sind?

Genau hier liegt der entscheidende Punkt:

In diesem Angebot wird Bewegung nicht wie bei sportlichen Übungen angeleitet, um diese in richtiger Bewegungsabfolge ausführen zu können, sondern es werden – fantasievoll, kreativ und unterstützt von vielfältigen Alltagsmaterialien – Anregungen gesetzt, die Menschen zur Bewegung verlocken sollen. Die Teilnehmer gelangen dabei selbst ins Tun, experimentieren mit dem mitgebrachten Material und entwickeln eigene Ideen.

Denn:

Wer sich selbsttätig handelnd erleben kann, der spürt Selbstständigkeit.
Wer Selbstständigkeit erfährt, der spürt Selbstwert.
Wer Selbstwert spürt, der festigt sein Selbstbewusstsein.

Das Kernanliegen der Motogeragogik besteht darin, den Menschen dabei zu begleiten, selbst zu handeln und seine Persönlichkeit zu festigen und zu stärken.

9.2 Zielbereiche der Motogeragogik

Körpererfahrung: Es geht darum, ein Angebot zu gestalten, mithilfe dessen der Mensch seinen alternden, schmerzenden, nicht mehr optimal funktionierenden, möglicherweise stark beeinträchtigten Körper wieder positiv erleben kann. In diesen Einheiten kann erlebt werden, dass durch den Einsatz des eigenen Körpers doch noch viele Bewegungen möglich sind.

Hierzu ein Beispiel aus der Praxis:

In einer meiner Gruppen hatte ich eine Dame, Frau S., die jeden Montag mühsam mit ihrem Gehgestell ausgerüstet den Weg auf sich nahm, um sich in unsere Stunde zu schleppen. Ich kannte sie nur mit dick einbandagiertem Bein, und Woche für Woche erzählte sie mir, welchen Kummer sie mit diesem Körperteil habe. Sie wurde mehrmals erfolglos operiert. „Alles kaputt", schloss sie jedes Mal den Bericht über ihr Bein.
Ich antwortete immer wieder, wie toll ich es finde, dass sie trotz dieses Handicaps jede Woche kommt und so gut es für sie geht mitmacht.
Eines Tages stellten wir gemeinsam aus vielen kleinen Zeitungspapierbällchen, welche die Teilnehmer formten und auf eine große Zielscheibe in der Mitte des Sitzkreises warfen, einen großen Ball aus Zeitungspapier her.

Dieser wurde nach Fertigstellung rundum gereicht und auf verschiedene Weisen geworfen und gefangen, und schließlich entwickelte sich ein „Zeitungs-Fußballmatch".

Das Spiel wurde immer ausgelassener und Gelächter füllte den Raum. Man konnte fast so etwas wie eine „Stadionstimmung" wahrnehmen, und immer mehr Personen beteiligten sich an diesem Match. Auch Frau S. spielte mit. Ich traute meinen Augen kaum und sah extra einige Male bewusst zu – sie benützte genau das Bein, von dem sie mir so oft erzählt hatte, wie sehr sie dieses seit Jahren im Stich ließ.
Die fröhliche Stimmung war deutlich zu spüren, und Frau S. wurde sogar Torschützin, da sie dem vis-à-vis sitzenden Herren zwei Tore schoss.

Bei der Reflexionsrunde machte ich sie auf meine Beobachtung aufmerksam, dass sie zum Schießen jenes Bein benützt hatte, das von ihr als „kaputt" bezeichnet wurde.

Sie sah zuerst mich und dann ihr Bein mit ungläubigen Augen an, wiederholte diesen Vorgang einige Male und sagte schließlich: „Ja ... Jetzt wo Sie es sagen ... Jaaa!!!", und ihr Gesicht strahlte, sie richtete sich kerzengerade auf, stand nach der persönlichen Verabschiedung auf, packte ihr Gehgestell und ging fast normalen Schrittes aus dieser Einheit.
Von da an setzte sie vermehrt auch dieses Bein ein. Sie hatte also im freudvollen, bewegten Geschehen erlebt, dass der von ihr bereits abgeschriebene Körperteil doch noch oder wieder teilweise einsatzfähig war, und dies hat ihr Selbstbewusstsein und somit ihre Persönlichkeit maßgeblich gestärkt.

Materialerfahrung: Wie schon zu Beginn erwähnt, verwendet der Motogeragoge, vor allem in der Arbeit mit Menschen mit Demenz, hauptsächlich Alltags- sowie Naturmaterialien, die den Personen aus ihrem aktiven Leben bekannt sind.
Wirft man einen Blick in den Aufenthaltsraum einer Pflegestation bietet sich meist das Bild von Menschen, die in gebeugter Haltung in einem Sessel oder Rollstuhl sitzen und beinahe regungslos vor sich hin starren. Beginne ich mit meiner Einheit, ist die Situation meist ähnlich. Spätestens aber ab dem Moment, an dem jeder Teilnehmer eingeladen wird, sich ein Material zu wählen, kommt Bewegung in die Gruppe. Dem Menschen wohnt als Urtrieb der Forscherdrang und die Lust inne, etwas zu erkunden, anzugreifen und somit seine Neugierde zu befriedigen.
So wiederholt sich wöchentlich das gleiche Phänomen: Halten die Teilnehmer das mitgebrachte Material in Händen, beginnen die meisten, etwas damit zu tun.
Meine begleitende Aufgabe ist es nun, zu sehen, was jemand tut und dieses Tun verbal zu formulieren sowie die gefundene Bewegung selbst mitzumachen.

Beispiel: Als Material verwenden wir in einer Einheit Drahtkleiderbügel. Meine Einladung lautet: „Bitte probieren Sie aus, wie Sie den Kleiderbügel in Bewegung bringen können!" Vorerst tut sich kaum etwas. Ich beobachte genau und erkenne, dass eine Dame den Kleiderbügel mit den Fingern betastet und sage: „Ich sehe, dass Frau Z. mit ihren Fingern die Form des Kleiderbügels nachfährt. Wer möchte, probiert das auch!", und ich übernehme ihre Bewegung und mache sie nach. Kurz darauf entdecke ich, dass ein Herr den Bügel auf dem Handgelenk hängen hat und ihn schaukelt. Wieder beschreibe ich das, was ich sehe, und mache es mit. Oftmals entstehen diese Bewegungen, vor allem in Gruppen mit Menschen mit Demenz, unbewusst. Nenne ich aber die Person beim Namen und erläutere das, was ich sehe, ist zu beobachten, dass der Genannte erst mich ansieht, dann den Gegenstand, den er bewegt, und dann wieder mich. Man kann erkennen, wie den Teilnehmern bewusst wird, dass das, was sie machen, gesehen, benannt, übernommen und somit wertgeschätzt wird. Ein Nicken oder ein Lächeln zeigen dieses Erkennen an, und zunehmend werden bewusst Ideen erprobt.

Sozialerfahrung: Der Mensch ist an sich ein soziales Wesen. „Der Mensch braucht das Du, um zum Ich zu werden", sagt der Philosoph Martin Buber. Was passiert im Alter und verschärft sich im Laufe einer Demenzerkrankung? Der Mensch verliert zusehends seine Sozialkontakte, erkennt oftmals seine Angehörigen oder Bekannten nicht mehr, zieht sich immer mehr zurück und isoliert sich. Meist sitzen die Senioren schweigend nebeneinander im Aufenthaltsraum. Der nachlassende Gehörsinn und eingeschränkte Mobilität machen es ihnen nicht gerade leichter, sich einander zuzuwenden – weshalb es auf der Pflegestation kaum soziale Interaktion untereinander gibt.
In den Stunden des gemeinsamen, bewegten Erlebens in den motogeragogischen Einheiten gelingt es durchaus, auch das Miteinander wiederzubeleben.

Manches Spiel oder mancher Impuls gelingen nur zusammen – etwa, wenn es gilt, viele bunte Schwämme gemeinsam auf einem großen, im Kreis gespannten Netz zum Tanzen zu bringen. Gibt jeder TN nur ein bisschen etwas von seiner Kraft und Bewegungsmöglichkeit, beginnen die bunten Schwämme auch schon zu hüpfen!
Hat die Gruppe die Aufgabe erhalten, verschiedene Wasserbälle im Kreis ständig in Bewegung zu halten, so bedarf es des Einsatzes aller, dass dies auch gelingt.
Soll ein Tuch eine Brücke zum Nachbarn darstellen und soll gemeinsam getanzt werden, braucht es zum Erleben dieses Vorhabens den jeweiligen Partner! Auch in Gruppen, in denen die Menschen nicht mehr Herr ihrer Sprache sind, kann ein Miteinander gut möglich sein! Ich habe beobachtet, wie TN mit ihrem Blick dem Geschehen folgen und zusehen, wenn ein anderes Gruppenmitglied etwas probiert oder gar vorzeigt!
Einer der schönsten Momente in solch schwachen Gruppen ist, wenn plötzlich gemeinsam gelacht wird, z. B. in dem Moment, in dem es gelun-

gen ist, die vorhin erwähnten tanzenden Schwämme nach Ende des Tanzes, der von Musik begleitet war, bis an die Decke zu katapultieren. Oder auch jene Szene, in der wir mit selbstgefertigten Zeitungsbällchen in eine Zeitungsballschlacht geraten und ich, in der Mitte des Kreises hockend, schon mehrmals von TN getroffen wurde. Lachen verbindet – auch jene Menschen, die verbal nicht mehr miteinander kommunizieren können.

Die Basisdimensionen des Konzepts der psychomotorischen Entwicklungsbegleitung:

Beziehung: „Wir müssen uns miteinander verwickeln, um uns entwickeln zu können." (A. M. Comparetti) Dieses Zitat bedeutet für mich, dass wir uns mit den Menschen, die wir begleiten, gemeinsam auf den Weg machen. Wir sind in den Einheiten, die wir als Bewegungsgruppenleiter gestalten, Spiel-, Bewegungs- oder Tanzpartner.
Nicht der anleitende Gruppenführer sollte unsere Rolle sein. Wir sollten der Begleiter unserer Dialoggruppe sein, der Anregungen und Impulse setzt, die Menschen motiviert und sie dazu verlockt, ins eigene Tun zu kommen und selbsttätig zu werden. Dies passiert unter anderem dann, wenn die Möglichkeit gegeben ist, mit Materialien zu experimentieren und somit eigene Ideen zu finden.
Ich zitiere noch einmal den Philosoph Martin Buber, der diese bedeutsame Aussage tätigte: „Der Mensch braucht das DU, um zum ICH zu werden."
Miteinander unterwegs zu sein und gemeinsam unterschiedlichste, freudvolle Bewegungsabenteuer zu erleben, kann Unglaubliches bewirken! In diesem bewegten Geschehen den eigenen Körper und seine Kompetenzen wiederzuentdecken und somit das „ICH" zu stärken, das im „WIR" erlebt wird, ist Schwerpunkt des motogeragogischen Angebotes.

Raum: Spielraum, Freiraum, Handlungsraum – diese Räume eröffnen wir den Menschen, die wir bewegend begleiten. Diese Räume brauchen allerdings tragende Wände, Stützen und Säulen, damit es möglich wird, sich in ihnen sicher und frei zu bewegen und sie gut nützen zu können. Diese „Wände" oder „Stützen" stehen für die Rituale, mit welchen die Stunden beginnen und enden, sowie für die klaren Phasen einer Einheit, die immer gleich aufgebaut ist und in ihrer immer wiederkehrenden Wiederholung mit der Zeit auch mehr Sicherheit gibt, da jeder TN weiß, was als nächstes kommen wird. Jede Einheit bedarf dieser Rituale und der Struktur, denn nur wenn der Mensch sich in diesen sicher fühlt, wird er sich in dem symbolischen Raum vertrauensvoll und freudig bewegen können.

Zeit: Emmi Pikler sagt: „Die Zeit, die wir miteinander verbringen, sollte von hoher Qualität sein." Diese Aussage sollte für alle Personen gelten, die Menschen begleiten.

Ein asiatischer Spruch besagt Folgendes: „Das Gras wächst nicht schneller, auch wenn wir daran ziehen." In der Begleitung der Menschen, mit denen wir arbeiten, gilt es, ihnen Zeit zu lassen und sie nicht zu drängen. Oft habe ich erlebt, dass Menschen wochenlang, monatelang zusehen und nicht augenscheinlich aktiv mitmachen.

Immer wieder hört man den Kommentar: „Der/die schaut ja **nur** zu!!" Dieses „nur" sollte weggelassen werden, denn ich merke immer wieder, wie das Zusehen bewusster und intensiver wird und Menschen oft nach einer sehr langen Phase, in der sie sich in der Zuschauerrolle befinden, plötzlich erstaunlich aktiv einsteigen.

Eine Dame, bei der ich kaum Hoffnung hatte, dass sie je aus ihrer Lethargie erwachen würde, nahm nach eineinhalb Jahren plötzlich eine aufrechtere Haltung ein, nahm Material an und entwickelte sich tatsächlich zu einer durchaus aktiven Teilnehmerin, die sogar einzelne Worte aussprach, mit denen sie ihre Freude über das Erleben zum Ausdruck brachte. Mit großer Anstrengung brachte sie etwa das Wort „herrlich" über die Lippen. Dies war laut dem betreuenden Pflegepersonal ihr erstes Wort nach mehreren Jahren!

Wird den Menschen Zeit gegeben, werden ihnen Räume eröffnet und wird die Beziehung zu ihnen tiefgehend gestaltet, kann man sie erreichen und Erstaunliches mit und in ihnen bewegen.

Jonny Kiphard (Begründer der Motopädagogik in Deutschland) sagt, dass die vierte Basisdimension, der **Inhalt** gar nicht so wichtig ist. Es gehe weniger darum, WAS wir mit den Menschen, die wir begleiten, machen, sondern WIE wir es machen!

Natürlich sollte gut überlegt und geplant sein, was wir ihnen anbieten, aber das Wichtigste ist die psychomotorische Haltung, die der Motogeragoge den TN gegenüber einnimmt und lebt!

Neben diesen soeben beschriebenen Basisdimensionen sind auch die **psychomotorischen Grundprinzipien** der motogeragogischen Haltung von großer Bedeutung.

Ganzheitlichkeit: Ausgehend von einem holistischen Menschenbild ist es der Motogeragogik ein Anliegen, den Menschen in seiner Gesamtheit anzusprechen. Sowohl psychisch wie physisch, körperlich wie geistig, äußerlich wie innerlich soll der Mensch, den wir begleiten, bewegt werden.

Entwicklungsorientiertheit: Im motogeragogischen Angebot geht es niemals um die Erbringung einer größtmöglichen Leistung eines TN, sondern um die Begleitung, Förderung und Stärkung der bestmöglichen Entwicklung jedes Einzelnen.

Handlungsorientiertheit: Das übergeordnete Ziel und Hauptanliegen dieses Angebotes ist es, den Menschen in selbsttätiges Handeln zu bringen. Nur wer sich selbsttätig handelnd erlebt, kann Selbstständigkeit erfahren. Nur wer Selbstständigkeit erfährt, kann Selbstwirksamkeit erleben. Nur wer Selbstwirksamkeit erlebt, kann sein Selbstbewusstsein und somit seine Persönlichkeit stärken.

Ressourcenorientiertheit: Im bewegten Erleben soll jeder TN seine Stärken erleben. Gerade bei den hochbetagten, nahezu immobilen Menschen besteht die Hauptaufgabe darin, das Angebot so zu gestalten, dass jeder für sich spüren kann: „Es geht noch etwas!" oder „Es geht wieder etwas!"
Wird die eigene Stärke wahrgenommen, hilft dies, Defizite zu kompensieren und in den Hintergrund rücken zu lassen.
Zu erleben, dass man wieder ein Stück mehr kann, steigert die Lebensqualität!

Freiwilligkeit: „Alleine das Wissen, einen freien Willen zu haben und diesen auch einsetzen zu können, reicht schon", ist Renate Zimmer, eine bekannte deutsche Psychomotorikerin, überzeugt.
Das Angebot einer motogeragogischen Einheit kann angenommen werden oder nicht. Das Wort „Bewegung" schreckt oftmals gerade alte Menschen ab.
Ich versichere den Menschen, die ich einlade, in die Stunde mitzukommen wöchentlich, dass sie nicht mitmachen müssen, dass es aber einfach schön wäre, wenn sie dabei sind, denn: Dabeisein ist alles!
Meist sind genau jene Menschen, die zuvor beteuern, dass sie sicher nicht aktiv mitmachen können/werden/wollen, diejenigen, die nach spätestens zwölf Minuten fröhlich und motiviert mitten im Geschehen sind!

Kommunikationsorientiertheit: Mein Motto ist es, mit den Menschen, die ich bewegend begleite, gemeinsam unterwegs zu sein. So versuche ich, immer mit ihnen im Dialog zu sein.

Oft ist dies sprachlich nicht mehr möglich. In diesen Fällen kommt es darauf an, gut zu beobachten und zu fühlen, was diese Menschen beschäftigt, welche Erfahrungen ihnen gut täten, welches Angebot genau für diese Gruppe passend ist.

Sich wöchentlich aufrichtende Körper, strahlende Augen, lächelnde Gesichter bis hin zu einzelnen Worten, die bereits sprachlos Gewordenen plötzlich wieder über die Lippen kommen, bei Menschen, die sonst fast nur bewegungs- und regungslos vor sich hinstarrend in ihren (Roll-)Stühlen „hängen", bestärken mich von Einheit zu Einheit, am richtigen Weg in der Begleitung dieser Menschen zu sein.

9.3 Stundenbild

Titel/Thema	„Steinzeit"
Kurz-beschreibung	Motogeragogische Einheit mit Naturmaterial: Steine
Förderziele	• Augen-/Handkoordination • Geschicklichkeit
Material	Schottersteine, Stoffsack
Hinweise zur Gruppen-zusammen-stellung	Sitzgruppe
Einleitungs-phase	• Begrüßung jedes einzelnen TN • Begrüßungsritual für die ganze Gruppe • Gespräch über den Tag und die Jahreszeit • Ein großer Schotterstein wird im Kreis herumgereicht, jeder fühlt, hebt und riecht daran. Ein Gespräch über den Stein und seine Beschaffenheit kommt zustande. Wenn möglich, Fragen stellen: *Wo finden sich solche Steine?* etc. • Ein Stoffsack mit einigen kleinen Schottersteinen darin wird nun in einer ersten Runde von Person zu Person weitergegeben. In einer zweiten Runde wird der Stoffsack, wenn möglich, einander zugeworfen. In der dritten Runde wird der Name eines TN genannt, dem der Stoffsack zugeworfen werden soll.
Hauptteil	Jeder wählt einen Stein aus und der Bewegungsgruppenleiter lädt die TN ein, auszuprobieren, wie sie den Stein in und mit ihren Händen bewegen können. Nun muss er gut beobachten, welche Ideen die Personen haben, um diese dann selbst aufzunehmen und nachzumachen. So stellt er die Idee jenen TN zur Verfügung, welchen (noch) nichts eingefallen ist. Folgende Anregungen kann der Bewegungsgruppenleiter im Laufe der Stunde einbringen: • *Welche Flächen finden Sie auf Ihrem Körper, auf denen Sie den Stein balancieren können?* • *Gibt es Möglichkeiten, den Stein zu halten, ohne die Hände dazu zu verwenden?*

	• *Kann der Stein etwas anderes darstellen? Können Sie ihn in etwas verwandeln, was er eigentlich gar nicht ist?* • *Welche Möglichkeiten finden Sie, den Stein nur mit den Füßen zu bewegen?* • *Lässt sich der Stein als Rhythmusinstrument verwenden?* (Eventuell passende Musik, z. B. ländliche Marschmusik, abspielen, zu welcher der Rhythmus mit dem Stein geklopft wird.) • Der Bewegungsgruppenleiter geht mit einem grünen, schmalen Tuch (Schal) von Person zu Person und lädt sie ein, den Stein gemeinsam über die „Wiese" zu rollen, die von den TN und dem Bewegungsgruppenleiter gehalten und bewegt wird. • Der Bewegungsgruppenleiter legt ein kleines Blatt auf den Stein eines TN. Dieser versucht nun, das Blatt auf den Stein eines anderen TN gleiten zu lassen. So wird das Blatt reihum, ohne Verwendung der Hände, weitergegeben.
Schluss	• Zu einer passenden Musik werden die TN eingeladen, sich mit dem Stein abzureiben oder zart abzuklopfen, oder der Motogeragoge bietet an, dies zu tun. • Jeder TN wirft seinen Stein in einen Korb/Behälter, mit dem der Bewegungsgruppenleiter im Kreis herumgeht. • Der Motogeragoge wiederholt, was in der Stunde geschehen ist und was zu erleben war. Wenn Sprache möglich ist, werden die TN nach ihren Erlebnissen und Erfahrungen gefragt. • Verabschiedung der Gruppe mit Ritual. • Verabschiedung von jedem einzelnen TN mit einer persönlichen Rückmeldung, was ihm gut gelungen ist.
Weiterführende Ideen	Möglichkeit anbieten, Steine mitzunehmen.

137

10. Die Kunst des Bewegens II – Integrativer Tanz

Andrea Ferner

> *Bewegung manifestiert sich in unseren Zellen, im Pulsieren unseres Blutes, im Rhythmus unseres Atems. Sie gelangt auch im Steigen und Fallen der Meereswellen und im Wechsel von Nacht und Tag zum Ausdruck. Bewegung ist Leben und der Ursprung des Tanzes. Jeder Körper, so alt oder jung er auch sein mag, hat die Fähigkeit, sich zu bewegen, selbst wenn sich nur der kleine Finger bewegt, oder man sich lediglich vorstellt, eine Bewegung auszuführen.*
>
> *(Anna Halprin)*

10.1 Förder- und Aktivierungsmethode

Der „Integrative Tanz" möchte den Tanz in alltägliche Lebenszusammenhänge integrieren, in sozialer, psychischer und physischer Hinsicht. Er ist für die Arbeit mit älteren Menschen besonders gut geeignet, da Musik und Tanz Erinnerungen, auch Körpererinnerungen, wecken und somit das Körperbewusstsein und die Koordination der Bewegungen aktivieren, erweitern und für den Lebensalltag nutzbar machen können. Gleichzeitig schaffen Kreistänze durch das Schwingen im gleichen Rhythmus ein Gefühl der Verbundenheit, ermöglichen Erfahrungen von Getragensein in der Gruppe und wirken dadurch der Vereinzelung in unserer Gesellschaft entgegen.

Kreistänze:

Menschen tanzen seit Jahrtausenden. Menschen tanzten, um die Rhythmen des Lebens und der Natur zu begreifen, um all ihre Gefühle auszudrücken, um Lebensereignisse, Übergänge und Initiationen gemeinsam zu erleben, aber auch als Versuch, Deutungen für ihr Dasein zu finden. Der Tanz ist zusätzlich ein sakrales Mittel, um eine harmonische Ausgeglichenheit zwischen Himmel und Erde sowie Leib und Seele zu erreichen. In fast jeder Kultur sind durch Jahrhunderte hindurch Gemeinschaftstänze weitergegeben worden, die sich vor allem in den Ländern Südosteuropas bis heute eine lebendige Tradition bewahrt haben.

Dazu ein paar Beispiele bzw. „Bilder":
In bulgarischen Dörfern versammeln sich Menschen z. B. zu Frühlingsbeginn, um mit bestimmten Tänzen die Erde zu streicheln, wachzuklopfen und zu wecken, damit die Saat gut austreibt und reiche Ernte bringt. Auch bedeutende Übergänge und Rituale im Leben von Männern und Frauen, wie etwa der Übergang des Mädchens zur Frau, werden im gemeinsamen Tanz gefeiert.

In Griechenland wird in vielen Tänzen überschäumende Lebensfreude zum Ausdruck gebracht, ebenso werden auch andere Gefühle wie Trauer gemeinsam betanzt, was eine gute Möglichkeit zur Verarbeitung darstellt. Ein anderes Beispiel für die gemeinschaftsstärkende Wirkung sind bestimmte Kreistänze, mittels derer sich die Witwe nach dem Trauerjahr wieder in die Gemeinschaft einbindet. Für alle großen religiösen Feste wie z. B. Ostern, Weihnachten, Marienfeste usw. gibt es ganz spezielle Tänze, wobei ein einziger Tanz oft sehr lange dauern und somit meditative Wirkung entfalten kann.

Die Schritte unterscheiden sich oft je nach Gegend: Am Festland werden gern erdige, auf den Inseln federnde Schritte getanzt, die mit den Bewegungen und Wellen des Meeres vergleichbar sind.
In Russland gibt es sehr viele Mädchenreigen, in denen unverheiratete Mädchen, singend und tanzend im Kreis miteinander verbunden, all ihre Hoffnungen und Ängste zum Ausdruck bringen.

Tanz ist integrativ im Sinne …

… sozialer Integration

- Der Tanz ist vom Kindes- bis ins hohe Alter eine hervorragende Möglichkeit, Gemeinsamkeit in der Verschiedenheit zu erleben und zuzulassen und somit der Tendenz zur Vereinzelung in unserer Gesellschaft entgegenzuwirken.
- Der Tanz ermöglicht wertvolle Erfahrungen von Getragen- und Aufgehobensein in der Gruppe.
- Das Umkreisen eines Mittelpunktes und das Schwingen im gleichen Rhythmus schaffen ein Gefühl der Verbundenheit – ohne anstrengende Worte.
- Der Tanz fordert uns auf, ganz im Augenblick, in der Gegenwart, in unserem Körper und im gemeinsamen Prozess mit anderen zu sein.

… psychischer und physischer Integration

Leben ist Bewegung.

Körper, Geist und Seele werden durch den Tanz gleichzeitig angesprochen, genährt und miteinander verbunden.

Wandelt sich der Körper, wandelt sich der Geist und umgekehrt.

- Der Tanz hilft, mit Stimmungen und Gefühlen wie Trauer, Freude, Zorn und Mut in Kontakt zu kommen, sie auszudrücken und auszugleichen.
- Jeder Tanz spricht andere Kräfte an: Stampfen könnte Zorn oder Mut ausdrücken, Wiegen könnte Trost zum Ausdruck bringen.

Tanzen im Kreis kann ein ganzheitliches Heilungsgeschehen in Gang setzen.

10.2 Ziele und positive Aspekte

In dem wunderbaren Buch „Das Herz wird nicht dement" beschreiben die beiden Autoren Udo Baer und Gabi Schotte das **Leibgedächtnis**. Darunter verstehen sie das Gedächtnis der Sinne, des Körpers, der Klänge und der Situationen sowie die Tatsache, dass die Betroffenen auf das Leibgedächtnis zurückgreifen können, selbst wenn das Gedächtnis des Denkens verloren gegangen ist. Zusätzlich kann das Gedächtnis der Sinne das Gedächtnis des Denkens wieder anregen und ihm Anstöße geben. Dies ist vergleichbar mit dem Radfahren, auch das verlernt man nicht. Musik und Tanz, die Menschen innerlich bewegen und „das Herz berühren", wecken Erinnerungen, auch Körpererinnerungen, und aktivieren und bekräftigen damit oft das Körperbewusstsein und die Koordination der Bewegungen.

Tanz fördert die leibliche Bewusstheit und Gesundheit:

- verschiedenste Sinne wie auditiver, visueller, taktiler und vestibulärer Sinn werden aktiviert: „Ich bewege mich und lasse mich mit allen Sinnen bewegen." (Sturzprävention durch Bewegungsimpulse). Untersuchungen zeigen, dass die Sturzhäufigkeit bei tanzenden älteren und hochbetagten Menschen wesentlich geringer ist als bei jenen, die nur Gymnastik machen.
- Körper, Geist und Seele werden durch den Tanz gleichzeitig angesprochen, genährt und miteinander verbunden.

140

- Atmung und Stoffwechsel werden aktiviert, Herz und Kreislauf gestärkt.
- Die Eigenkräfte älterer und hochbetagter Menschen werden aktiviert und machen somit ein seelisches Auftanken innerhalb einer zeitlich begrenzten Verbundenheit möglich.
- Für betreuende Personen ist der Tanz eine wertvolle Möglichkeit, Kraft zu schöpfen und ins seelisch-körperliche Gleichgewicht zu kommen (Burnout-Prophylaxe).

Tanz fördert das Selbstbewusstsein:

- Das Wir-Bewusstsein wird gestärkt durch das Getragen- und Aufgehobensein in der Gruppe sowie durch die Verbundenheit im durchgefassten Kreis mit „gebender" und „nehmender" Hand.
- Wiedergewinn eines positiven Vergangenheitspotenzials (gute Erlebnisse und Erfahrungen aus der Vergangenheit): Durch dieses kann der eigene Körper wieder „gut gespürt" werden.
- Die Identität und das Selbstwertgefühl des Einzelnen werden durch die Bildung sozialer Netzwerke im Kreistanz gestärkt.
- Im Rhythmus der Musik ist es möglich, seinen eigenen Rhythmus wiederzufinden.

Tanz fördert den emotionalen Ausdruck:

- Rhythmus, Musik, Klang, Takt, Bewegung: Tanz ist der Urausdruck eines Menschen.
- Meditative Qualitäten führen zu ganzheitlicher Entspannung.
- Lebensfreude wird gefördert.
- Fantasiereisen und getanzte Bilder können Menschen mit den eigenen Gefühlen in Kontakt bringen.
- Fremde Erlebens- und Verhaltensaspekte (stampfen, schreien, annähern, abgrenzen) können mit vielfältigen Tanzformen gefahrlos geprobt und eingeübt werden. Resonanz und Unterstützung erfolgen durch die Gruppe in der gemeinsamen Bewegung.

Tanz fördert soziale Netzwerke, Kommunikation und Beziehungsfähigkeit:

- Sich als Teil des Ganzen bzw. des Kreises zu erleben, durchbricht die Isolation.
- Erweiterung des Bewegungsspektrums: Leibliche Haltungen und Verhalten (z. B. Rückzug) werden in Tanz umgeformt.

- Gezielt eingesetzte Gruppentanzformen und einfache Rituale wirken gemeinschaftsbildend und ermöglichen die wertvolle Erfahrung des Getragen- und Aufgehobenseins in der Gruppe.

10.3 Die konkrete Umsetzung

Ein tänzerischer Dialog ist sowohl in der Gruppe als auch in Einzelarbeit (z. B. mit bettlägrigen Schwerstkranken) möglich. Letztlich ist es für die Wirkung nicht entscheidend, ob Menschen gehend, sitzend oder liegend teilnehmen. Dabei sind Imagination, Rhythmus, Musik und Tanz, in der Gruppe vor allem strukturierte Tänze (Kreistänze), hilfreich.

10.3.1. Materialien

- CD-Player für die Arbeit mit Gruppen
  bzw. kleines, leicht zu transportierendes Gerät für Einzelarbeiten mit Bettlägrigen.

- Musik:
  - Eine Auswahl geeigneter Kreistanz-CDs finden Sie in der Literatur-liste. Oft erhalten Sie solche CDs direkt bei Tanzseminaren.
  - Walzer, Polka, Marschmusik, klassische Musik mit unterschied-lichen Qualitäten (ruhig, lebhaft, fröhlich, wehmütig ...)
  - Die Lieblingsmusik der Klienten ist aus der Biografiearbeit eruierbar.

- Tücher:
  Jongliertücher, in den verschiedensten Farben und Größen erhältlich. Gut eignen sich auch weiße Seidentücher, die man entweder weiß be-lässt oder bemalt.
  Verwendung: Anstatt einander an den Händen zu fassen wird mit Tü-chern eine Verbindung im Kreis gebildet (besonders dann, wenn di-rekter Körperkontakt nicht vertraut ist). Die Tücher können auch als Ausdrucksmittel verwendet werden: Wellen, Wind, fallende Blätter usw. mithilfe des Tuches tanzen.

- Schleier:
  1,50 m × 3 m große Tücher aus Voile-Stoff, in den verschiedensten Farben erhältlich.
  Verwendung: Man kann sich damit einhüllen, den Schleier als zweite Haut verwenden. So kann man sich selbst gut spüren. Er kann als Schutzmantel oder als Versteck genutzt werden. Von außen wird der

Verschleierte nur schemenhaft wahrgenommen, er selbst aber kann die Umgebung gut sehen.

- Schwungtuch:
rundes Tuch aus Nylonfallschirmstoff, in bunten Farben mit Griff-schlaufen in unterschiedlichen Größen (Durchmesser: z. B. 3,5 m × 5 m) erhältlich.
Verwendung: Impulse, z. B. die unterschiedlichen Qualitäten der Elemente (Feuer, Wasser, Luft und Erde) oder ein Gewitter zu passender Musik, können gemeinsam in Bewegung umgesetzt werden.

- Stoffbänder:
5–8 cm breit, mind. 20 m lang, in unterschiedlichen Farben, auf einer Spule aufgerollt.
Verwendung: Das Band wird im Kreis unter den Teilnehmern so entrollt, dass ein riesiger Stern entsteht, der von allen gemeinsam mit einer Hand gehalten wird. Mit einem gelben Band lassen sich zum Beispiel wunderschön „Sonnenstrahlen" tanzen, mit einem bunten Band „Wiesenblumen" usw.

- Bambusstäbe:
ca. 30–40 cm lang, Durchmesser: 1–1,5 cm.
Verwendung: besonders für Paararbeiten geeignet; pro Paar zwei Bambusstäbe. Zwei Teilnehmer sitzen einander gegenüber, halten mit jeder Hand je einen Bambusstab gemeinsam. Abwechselnd bewegen sich die Personen zu unterschiedlichsten Musikstücken. Dabei übernimmt ein Partner die Führung, während der andere sich bewegt, sich fallen und führen lässt. Die Rollen wechseln ab.

- Rasseln, Schellenkette, Holzlöffel, u. a.:
Verwendung: zur Unterstützung verschiedenster Rhythmen.

- Teelichter mit Glas- oder Tonschälchen:
Teelichter sind sehr stimmungsvoll für die Kreismitte zu meditativen Tänzen.
Verwendung: Wenn es für die Teilnehmer möglich ist, mit der rechten Hand eine Schale formen, in dieser ein Teelicht halten und in die linke Hand des Nachbarn legen, um einen geschlossenen Kreis zu bilden. Gut geeignet für einen ruhigen Ausklang einer Einheit, für „stille" Zeiten (z. B. Advent) oder für Rituale (Verlust, Tod eines Mitbewohners etc.).
(Bitte beachten Sie dabei die Regeln Ihrer Einrichtung zum Umgang mit offenem Feuer bzw. achten Sie auf Feuermelder.)

143

- Fantasiereisen:
Bücher mit Fantasiereisen finden Sie im Literaturverzeichnis.
Verwendung: Die während der Fantasiereise entstandenen Bilder
können in Bewegung und/oder im Malen umgesetzt werden.

- Texte, Gedichte:
zum jeweiligen Thema selbst auswählen.

- Decken, Sessel

- Zeichenpapier, Klemmbretter, Malstifte (Buntstifte, Ölkreiden ...)

- Geschenke aus der Natur:
Z. B. Früchte, Holzstücke, Rosenblüten, Wiesenblumen (lassen Sie Ihrer Fantasie freien Lauf).
Verwendung: Z. B. Blüten an Teilnehmer verteilen, den Duft riechen
lassen und einladen, zu spüren, welche Bewegungen zur Musik entstehen wollen.

10.3.2. Gruppenzusammenstellung und Dauer einer Einheit

Bei klar orientierten Menschen	10 bis 20 Personen	60 bis 120 Minuten
Bei Demenzstufe 1 und 2	4 bis 8 Personen	Kurzaktivierung, 10 bis 20 Minuten; mindestens eine unterstützende Person
Bei Demenzstufe 3	Einzelaktivierung im Bett	10 bis 20 Minuten, indivi- duell sehr unterschiedlich

Die Raumgröße richtet sich danach, ob im Sessel bzw. Rollstuhl sitzend
oder stehend getanzt wird.
Einheiten im Garten sind genauso möglich und können wunderschön
sein.

10.3.3. Ausbildung

Um den Integrativen Tanz weitergeben zu können, ist es natürlich wichtig, diese Art von Arbeit selbst erlebt und die Wirkungen in der eigenen
Seele erfahren und gespürt zu haben.

Kreistanzseminare und -abende werden in Österreich in vielen Bildungs-
häusern (z. B. im Bildungshaus Großrußbach bei Wien, *http://www.
bildungshaus.cc*) und in anderen Einrichtungen angeboten.

Die Arbeit des Integrativen Tanzes kann man u. a. in Seminaren, die im Rahmen der Ausbildung zum Sensorischen Aktivierungstrainer angeboten werden, kennenlernen.

10.3.4. Wichtige Arbeitsprinzipien

Raumgestaltung:

Um von Beginn an eine angenehme Atmosphäre zu schaffen, ist es wichtig, die Kreismitte und den Raum rechtzeitig vorzubereiten und einladend zu gestalten:

* zur Einstimmung auf die „Stunde"
* zur Unterstützung und Verstärkung eines Themas
* als Impuls für eine Arbeit

Die „Mitte" (Mittelpunkt des Tanzkreises) kann mit angenehmen Farben, Düften, Tüchern, Blumen, Sträuchern und mit zum Thema passenden Gegenständen gestaltet werden.

Einstimmung und Ausklang:

Begrüßungsritual und Abschlussritual:
Die Begrüßung sollte bei Kindern und alten Menschen immer auf die gleiche Weise ablaufen.

Einstimmung:
* Ankommen und den Alltag mit Bewegungen „abschütteln"
* Atemübungen zu ruhigen, fließenden Armbewegungen und zu langsamer Musik (z. B. „Watermark" von Enya)
* auf das Thema mit einer passenden Melodie einstimmen

Ausklang:
* Feedbackrunde bei orientierten Teilnehmern
* eine Frucht oder eine Blüte aus der „Mitte" zum Mitnehmen aussuchen lassen
* einen Tanz, der vielen besonders gut gefallen hat, nochmals tanzen
* Abschlussritual mit einem meditativen Tanz, evtl. mit Kerzen

Einzel-, Paar- und Gruppenarbeit:

Vom ICH zum DU zum WIR
Einzeln: Jeder Teilnehmer nimmt sich Zeit, um sich auf ein konkretes Thema einstellen, Bilder und Bewegungen entstehen lassen zu können

und den Tiefgang zu bestimmen (z. B. mithilfe einer Fantasiereise – oder den Duft einer Rose mit geschlossenen Augen einatmen und dazu Bewegungen entstehen lassen).

Paar: Über gespiegelte, verstärkte und/oder neue Bewegungen durch den anderen zu neuen Einsichten und Lösungen kommen.

Gruppe: Verbindende und Halt gebende Form der Kreistänze erleben und durch die gemeinsame Arbeit immer wieder etwas ganz Neues entstehen und wachsen lassen, sich in größeren Zusammenhängen wiederfinden.

Exakte Vorbereitung (mit dem Mut zur Lücke):

Um ruhig, aufmerksam und empathisch arbeiten zu können, ist es wichtig:

- einen persönlichen Zeitplan und eine Materialliste zu erstellen,
- Musik und Tänze für unterschiedliche Stimmungen auszuwählen, um auf die Situation in der Gruppe eingehen zu können,
- einzelne Sequenzen vorzubereiten, die untereinander ausgetauscht oder weggelassen werden können, wenn es der zeitliche Ablauf und/ oder die Gruppensituation erfordern.

Ganzheitlicher Zugang:

… bedeutet, den Teilnehmern Tanz über verschiedene Zugänge anzubieten, um ein „Lernen und Erleben mit allen Sinnen" zu ermöglichen.

Einige Beispiele:

- Über das Fühlen: Handbewegungen am Rücken eines Partners in einer Paararbeit „tanzen" (z. B. ein Gewitter zum Sommer aus den „4 Jahreszeiten" von Antonio Vivaldi)
  Verschiedene Meridiane werden durch unterschiedliche Arten, einander in den Kreistänzen an der Hand zu fassen, aktiviert.
- Über das Hören: Das in einer Fantasiereise Erlebte in Bewegung, in „Freiem Tanz" ausdrücken.
- Über das Sehen: Die während einer Fantasiereise entstandenen inneren Bilder und Vorstellungen werden auf Papier gemalt oder gezeichnet und auf diese Weise ohne Worte festgehalten. Anschließend kann jeder Einzelne sein Bild in Bewegung umsetzen, „betanzen". Diese Tänze sind ein kreativer Akt, einzigartig, und entstehen aus Bewegungen, Gefühlen und inneren Bildern. Sie ermöglichen individu-

ellen Ausdruck und können neue Perspektiven im Leben jedes Einzelnen entstehen lassen.

Kreative Prozesse fördern:

Durch äußere Impulse wie Musik, Materialien, Gedichte, Fantasiereisen, Bilder u. Ä. können innere Prozesse in Gang und im Tanz und in der Bewegung zum Ausdruck gebracht werden. Daher ist es wichtig, bei der Auswahl der Materialien einfühlsam und achtsam zu sein.
Das Selbstvertrauen, Flexibilität im Denken und Handeln, die Schärfung der eigenen Wahrnehmung und dadurch auch die Wahrnehmung in Bezug auf andere Teilnehmer werden gefördert.

Wertschätzung:

Jeder Teilnehmer wird so wahr- und angenommen, wie er ist.
Um den Selbstwert der Teilnehmer zu fördern, ist es wichtig:

- sich „alle Zeit der Welt" zu nehmen und zu geben, im Bedarfsfall Inhalte zu kürzen, denn „weniger ist mehr",
- für eine einfühlsame Raumgestaltung und gute thematische Vorbereitung zu sorgen,
- keine Bewertungen, sondern ehrliche, wohlmeinende Rückmeldungen zu geben,
- jeden Teilnehmer Wünsche äußern und Grenzen setzen zu lassen, die eingehalten werden müssen.

Vorsichtiges Heranführen an körperliche Kontakte:

Wenn die körperlichen Kontakte über das Händereichen beim Tanzen hinausgehen, ist größte Sensibilität des Gruppenleiters notwendig.
Wichtig ist, schrittweise eine vertraute Atmosphäre in der Gruppe aufzubauen.
Dabei hat die Freiheit des Einzelnen Priorität. Jeder Teilnehmer kann bestimmen, inwieweit er Kontakt möchte oder nicht.
Eine gut überlegte Vorbereitung und Flexibilität beim Anleiten ist Voraussetzung.
Hilfsmaterialien: Bälle, Stöcke, Tücher.

147

Gebundener Tanz – Freier Tanz:

- Der gebundene Tanz:
  Dieser gibt Struktur und Ordnung, bietet Halt, verbindet, fördert Gruppendynamik und Gemeinschaft.
- Der freie Tanz:
  Durch ihn wird eine Kommunikation des Tänzers mit der Musik, dem Rhythmus, der eigenen Bewegung und somit mit sich selbst möglich. Eine einfühlsame Hinführung ist für „unerfahrene" Tänzer wichtig.

10.4 Stundenbild

Titel/Thema	Mit Tanz und Musik gemeinsam den Frühling wecken.
Kurz-beschreibung	Mit dem nahenden Frühling die Natur und unsere Lebenskräfte in Kreistänzen, Fantasiereisen und durch Zeichnen gemeinsam wecken, Neues ans Licht bringen und erblühen lassen. *„Sich wie die Blüte* *dem Sinn des Lebens öffnen –* *die Sonne suchen."* *(Haiku von Ernst Ferstl)*
Förderziele	Leibgedächtnis wecken: Musik und Tanz wecken Erinnerungen, auch Körpererinnerungen, und aktivieren und bekräftigen damit oft das Körperbewusstsein und die Koordination der Bewegungen. • Wiedergewinn eines positiven Vergangenheitspotenzials (gute Erlebnisse und Erfahrungen aus der Vergangenheit): Durch diese den eigenen Körper wieder „gut spüren" können • Wir-Bewusstsein stärken: Getragen- und Aufgehobensein in der Gruppe durch die Verbundenheit im Kreistanz • Fremde Erlebens- und Verhaltensaspekte können mit vielfältigen Tanzformen gefahrlos geprobt und eingeübt werden. Resonanz und Unterstützung erfolgt durch die Gruppe in der gemeinsamen Bewegung • Erweiterung des Bewegungsspektrums: Leibliche Haltungen und Verhalten (z. B. Rückzug) können im Tanz umgeformt werden • Sinnesförderung: „Ich bewege mich und lasse mich mit allen Sinnen bewegen" (auditiv, visuell, taktil) • Kinästhetisch (das gute Körpergefühl, das man einmal hatte, wiedergewinnen) • Vestibulärsystem (Sturzprävention durch Bewegungsimpulse) • Multiple Stimulierung durch Imagination in Fantasiereisen • Stärkung der Identität und des Selbstwertgefühls des Einzelnen: durch Bildung sozialer Netzwerke im Kreistanz • Stärkung von Herz und Kreislauf • Anregung der Kommunikation
Material	Sesselkreis, CD-Player, ein Chiffontuch für jeden Teilnehmer. Kreismittengestaltung: mehrere kleine Schalen mit Erde und Samenkörnern; rundherum Frühlingsblumen, die mit einem brau-

	nen Tuch verhüllt sind und erst nach der Fantasiereise sichtbar werden; unterschiedliche Kreistanzmusik, passend zum Thema Frühling; Klemmblöcke mit weißem Papier, Wachsmalkreiden.
Hinweise zur Gruppenzusammenstellung	Bei klar orientierten Menschen: 10 bis 20 Personen Bei Demenzstufe 1 und 2: 4 bis 8 Personen Bei Demenzstufe 3: Einzelaktivierung im Bett
Einleitungsphase	• Begrüßungsritual: Klangschale • Kalenderarbeit: Datum, Monat, Jahr und Jahreszeit kurz besprechen • Erinnerungsarbeit: Musikstück aus verschiedenen Ländern spielen, die auf den Frühling hinweisen, z. B. russische Frühlingsreigen, „Jahreszeitenkanon", „Löwenzahnwalzer" … • Teilnehmer werden aufgefordert: Frühlingslieder, -tänze, -bräuche, -rituale aufzuzählen; Erinnerungen und Erlebnisse, Besonderheiten vom Frühlingsbeginn zu erzählen; Blumen zu nennen, die nur im Frühling blühen.
Hauptteil	Durchgefasste Handhaltung (wenn möglich: rechte Handfläche zeigt nach oben („bekommen"), linke nach unten („geben")) 1. Den eigenen Körper wecken: – Wiegen des Oberkörpers zu einer Melodie im ¾-Takt, z. B. zu „Biserka", einem Kreistanz aus Serbien. – Abwechselnd klatschen und stampfen, z. B. zu „Tasanac" aus Kroatien oder „Podaraki" aus Griechenland. 2. Die Erde wecken: – Boden mit den Füßen streicheln, z. B. zu „Harsaneek" aus Armenien – Abwechselnd mit den Fersen klopfen, um die Saat im Boden zu wecken, sowie kreisende Handbewegungen ausführen, um den Winter zu vertreiben, z. B. zu „Proletni Igri", einem Frühlingsritualtanz aus Bulgarien. – Stampfen, zu „Tasanac" (s. o.) oder Marschmusik. 3. Eine kurze Fantasiereise erzählen: vom Samenkorn in der Erde, über das Keimen, Wachsen und Erblühen. Das braune Tuch in der Kreismitte wird entfernt, sodass die darunter verborgenen Frühlingsblumen sichtbar werden. 4. Jeder soll ein Bild, das während dieser Erzählung entstanden ist, zeichnen.

	5. Austausch über das Erlebte in Paaren oder in der Groß-gruppe; danach die Zeichnungen um die gestaltete Mitte wie Blütenblätter legen. 6. Chiffontücher verteilen und Knospe, Blüte und fliegende Lö-wenzahnschirmchen mit den Tüchern zur Musik, z. B. „Lö-wenzahnwalzer" aus Dänemark, „tanzen".
Schluss	Ausklang: Tücher bleiben zusammengeknäuelt als „Blüte" im Schoß liegen; zu einem ruhigen Frühlingslied, z. B. „Jahreszeitenkanon", durchgefasst im Kreis im Takt wiegen. Alle Teilnehmer können ihre Zeichnungen mitnehmen. Abschiedsritual: persönliche Verabschiedung.
Weiter-führende Ideen	Zur Lieblingsblume (z. B. zu ihrem Duft, zu ihrer Farbe) eine ei-gene Bewegung, einen Tanz entstehen lassen. Kräuter finden und essen. Frühlingsblumen mit Wortkarten. Frühlingsrituale fremder Länder.

151

11. Die Kunst aus Musik und Bewegung – Rhythmik und Musik
Im kreativen Zwischenraum von Körpererfahrung und Musikerleben

Christina Priebsch-Loeffelmann und Teresa Leonhardmair

11.1 Was ist Rhythmik?

Rhythmik ist ein künstlerisches Bildungsangebot und Begleitung auf dem individuellen Weg der Entwicklung. Der deutsche Universitätsprofessor für Musikpädagogik Karl Heinrich Ehrenforth charakterisierte ihre inhaltliche Ausrichtung in einem Vortrag in Dresden im Jahr 2002 als „Wechselspiel zwischen Musikfinden über den Leib und Leiberfahrung über die Musik". Dies bedeutet, in der Rhythmik werden die vielfältigen Beziehungen zwischen Musik und Bewegung gesucht und gestaltet. Der „Rhythmus", ein das menschliche Leben prägende Prinzip, wurde zum Namensgeber, weil dieser ein fundamentaler Vermittler zwischen Körper, Bewegung, Musik und Interaktion ist und damit auch Träger des methodisch-didaktischen Aufbaus sowie des künstlerischen Gestaltens im Prozess einer Rhythmikeinheit.

Was Rhythmik auszeichnet, ist der kreative Zwischenraum. Dieser besteht im körperlichen Musikerleben und im rhythmischen Prinzip, in der Improvisation als Basis des künstlerischen Verständnisses sowie in der Arbeit mit elementaren Mitteln wie Bewegungen, Klängen, Materialien, Sprache und den sich daraus ergebenden Aufgaben. Dieser Zwischenraum regt grundlegende Erfahrungen von Zeit, Kraft, Raum und Form an und ermöglicht Lernen auf emotionaler, sozialer, sensomotorischer, kognitiver und kreativer Ebene.

Der Ursprung des Faches Rhythmik liegt in den großen reformpädagogischen Umbrüchen an der Schwelle vom 19. zum 20. Jahrhundert. Der Genfer Musikpädagoge und Komponist Emile Jaques-Dalcroze bemerkte in seinem Unterricht am Konservatorium, dass seine Studenten Musik zwar technisch beherrschten, diese zu empfinden aber nicht in der Lage waren. Dies war für ihn der Impuls, nach neuen Formen der Musikvermittlung zu suchen. Er entwickelte eine musische Erziehung, die über Bewegung stattfindet. Der Körper wird in der Rhythmik als Instrument im Sinne der sichtbar gewordenen Parameter der Musik aufgefasst. Dass dabei auch über die Musik hinausgehende Fähigkeiten entwickelt werden können, war nicht zuletzt Grund dafür, dass Jaques-Dalcrozes Methode von seinen Schülern, ihrer beruflichen Herkunft gemäß, auch für andere pädagogische Bereiche adaptiert und weiterentwickelt wurde.

Da die Inhalte der Rhythmik den Menschen in seiner psychophysischen Ganzheit erreichen können, sind alle Menschen eingeladen, an einer Rhythmikeinheit teilzunehmen. Denn die ressourcenorientierte Ausrichtung, die sich an den bestehenden Fähigkeiten und Fertigkeiten der Teilnehmer orientiert, respektiert deren individuelles Tempo und geht auf die individuelle Entwicklung ein: Rhythmik begleitet, beobachtet und unterstützt auf diesem Weg. Auf diese Weise als Person bestärkt, kann jeder Teilnehmer selbstständig im vielfältigen Angebot einer Rhythmikeinheit aktiv werden. Insbesondere im Bereich der Geragogik hat sich gezeigt, dass die Senioren in ihrer Motivation blockiert werden, sobald sie sich permanent in ihren Schwächen berührt oder zu Aktivitäten gedrängt fühlen.

Das Nachlassen sowohl ihrer körperlichen als auch kognitiven Kräfte konfrontiert sie ohnehin täglich mit deren Grenzen und fordert Ruhephasen ein. Werden die Bedürfnisse alter Menschen allerdings als Stärken betrachtet und deren spezielle Kompetenzen aufgegriffen, wird eine Kontaktaufnahme vereinfacht und eigene Ideenfindung angeregt – die Akzeptanz gegenüber Neuem steigt. Diese Haltung zeigt sich in der Rhythmik, wenn die Inhalte wertfrei vermittelt werden und die Person als Ganzes mit ihren Schwächen und Stärken mit einbezogen wird: So stehen in einer Improvisation zum Thema Dynamik unterschiedliche Lautstärken wertfrei nebeneinander, sind sensible Wahrnehmung und Langsamkeit genauso gefragt wie das konzentrierte Sein im Moment und die Achtsamkeit gegenüber dem emotionalen Gehalt der Angebote oder der Schatz an Erinnerungen und die Reife alter Menschen.

Die rhythmische Arbeit ist ein Beitrag für einen reicheren, schöneren, leichteren Alltag von Senioren. Der Ansatz bei Bewegung und Körperwahrnehmung unterstützt den Erhalt der Mobilität, schult den Gleichgewichtssinn und schafft einen wertschätzenden Zugang zum eigenen Körper. Die musischen Elemente und der künstlerische Ausdruck wecken Erinnerungen und stärken das Selbstbewusstsein. Die Betätigung in der

Gruppe oder mit einem Partner eröffnet Spielräume für vielfältige Kommunikation und fordert zu Offenheit, Flexibilität und Motivation heraus.

Dass ein Potenzial von Rhythmik darin besteht, hinsichtlich struktureller Bedingungen flexibel agieren zu können, ist auch im Bereich der Geragogik von Vorteil: So besteht eine ideale Gruppengröße zwar in etwa aus acht Teilnehmern und ist ein für Bewegung geeigneter Raum sinnvoll, allerdings ist es ebenso möglich, in Einzelarbeit, in Klein- oder Großgruppen zu arbeiten. In der Rhythmik wird auf die momentanen Gegebenheiten im Sinne einer Improvisation reagiert – der Inhalt korrespondiert mit dem Vorhandenen. Erfährt der Leiter einer Gruppe, dass nur zwei Teilnehmer die Rhythmikeinheit besuchen und der Festsaal belegt ist, kann auch ein kleines Zimmer Verwendung finden. Die dort aufgefundene Gitarre wird für das gemeinsame Singen eines Liedes genutzt, das die Teilnehmer am Morgen im Radio gehört haben. Im Anschluss führt das Singen allerdings weiter zur Umsetzung der musikalischen und emotionalen Inhalte in eine improvisierte Bewegungsgestalt.

Diese Offenheit gegenüber den Gegebenheiten und umgekehrt die Verwendung rhythmischer Inhalte in anderen Disziplinen erschweren für Außenstehende häufig die Abgrenzung der Rhythmik zu anderen Gebieten. Im Gegensatz zu herkömmlichen musikpädagogischen Ansätzen steht in der Rhythmik die Körperbewegung als gestalterisches Mittel im Sinne des Instruments und als Ort des Musikerlebens dauernd im Zentrum. Im Gegensatz zum Tanz werden keine vorgegebenen Schrittfolgen eingeübt – gearbeitet wird mit basalen Bewegungen und dem Ziel, ein Wechselspiel mit der Musik zu erreichen. Während im Sport die effiziente Bewegung im Fokus der Aufmerksamkeit steht, arbeitet Rhythmik mit der „musikalischen Bewegungsqualität" und dem Ausdruck. Im Hinblick auf therapeutische Verfahren ist festzuhalten, dass sich Rhythmik über die Förderung musischen Erlebens und Gestaltens definiert, das besondere Verhalten der Teilnehmer als solches respektiert und im Tun aufgreift.

11.2 Wesensmerkmale der Rhythmik

11.2.1. Zusammenspiel von Musik und Bewegung

Musik und Bewegung sind jeweils Urphänomene menschlichen Lebens, die sich in ihrer Vielgestalt nur schwer einer absoluten Definition unterordnen lassen. Rhythmik setzt an dieser Mehrdimensionalität an und nimmt die unterschiedlichen Bedeutungszuschreibungen und Erscheinungsformen von Musik (z. B. heteromodale Wahrnehmungsformen, verschiedene Musikstile etc.) und Bewegung (z. B. Motorik, Emotion, Beziehung etc.) auf. Von besonderer Bedeutung ist das Verständnis einer ursprünglichen Verbindung von Musik und Bewegung, das in der westlichen Zivilisation weitgehend verloren gegangen ist, was gleichsam eine Entwicklung darstellt, die sich nicht am Erleben orientiert. Im Ursprung des heutigen Musikbegriffs, im altgriechischen Terminus μουσική (musiké), wird diese Verbindung deutlich, meint dieser doch nie Musik im heutigen Sinne alleine, sondern stets den Konnex von Klang, Sprache, Körper und Psyche. Was theoretisch oft schwer zu fassen scheint, wird in der Rhythmik praktisch erlebbar: Es gibt keine Musik ohne Bewegung, keine Bewegung ohne Musik. Die Teilnehmer machen diese Erfahrung beispielsweise beim Umsetzen des Metrums einer Musik im Gehen: Das Musikstück löst die Bewegung auf eine natürliche Art und Weise aus, die auch noch im Sitzen spürbar bleibt; umgekehrt können durch körperliche Bewegung, trotz fehlender akustischer Begleitung, musikalische Parameter wie Puls, Tempo, Rhythmus und sogar melodisch-sprachliche Assoziationen initiiert werden.

In der freien Bewegungsbegleitung reagiert der Musiker über Tempo, Rhythmus, Klang und Dynamik auf die Bewegungsqualität, die wiederum in einem direkten Wechselspiel die Musik beeinflussen kann. Bewegungsbegleitung hat sich auch im pädagogischen und pflegerischen Alltag bewährt (z. B. Gehen, Aufsetzen, Waschen, Anziehen etc.), da sie der Situation eine musische Qualität und Leichtigkeit und damit auch einen neuen Sinn verleiht. Der bewusste Einsatz von Musik und Bewegung steht in der Rhythmik also immer in einem konkreten gestalterischen Kontext, der eine bezugslose Hintergrundmusik irrelevant werden lässt, aber unterschiedliche Möglichkeiten konkreter Zielsetzungen eröffnet: So können Musik und Bewegung anregen, begleiten und konkret im Hinblick auf ein Ziel eingesetzt werden. Dies kann im Bereich gesundheitspräventiver, pädagogischer oder künstlerischer Ergebnisse liegen. Da die Wechselwirkungen von Bereichen (z. B. Sensomotorik, Emotion, Kognition, Ästhetik) und Mitteln (z. B. Musik, Körperbewegung, Material/Instrumente, Sprache) sowie handelnden Personen besonders forciert werden, ist die Wirkung der kompatiblen Ausdrucksformen Musik und Bewegung auf den Menschen besonders effizient.

11.2.2. Das rhythmische Prinzip

Das rhythmische Prinzip ist das zweite wesentliche Merkmal des Unterrichts. Wissenschaftliche Untersuchungen bestätigen, dass ein rhythmischer Wechsel und die Verknüpfung verschiedener Bereiche positive Effekte auf Erleben und Lernen haben. Die Ursache dafür liegt nicht zuletzt darin, dass menschliches Dasein in der Welt insgesamt einem natürlichen, flexiblen Rhythmus folgt, und keinen starren linearen Entwicklungen. Es ist ein stetiges Pendeln zwischen den Polen, wie Tag und Nacht, wachsen und ruhen, aufnehmen und verdauen. Der Rhythmus ist also ein universelles Prinzip, das genützt werden will.

Geübte Rhythmiklehrer besitzen die Fähigkeit, sich auf den individuellen Rhythmus der Teilnehmer und der Gruppe sowohl in der Planung als auch spontan im Unterricht einzustellen. Rhythmus meint dabei ein Suchen nach der Balance zwischen zwei gegensätzlichen Polen, wie beispielsweise musizieren und zuhören, bewegen und ruhen, handeln und denken, gemeinsam und alleine, Struktur und Freiraum. Der Einbezug möglichst vieler Polaritäten bestimmt die Rhythmikeinheit. Dabei wird versucht, innerhalb des Wechsels zwischen den Polen einen Ausgleich zu finden, der nie zur starren Struktur verkommt, sondern immer in Bewegung bleibt.

Die aktive Beobachtung der Gruppe, die Wiederholung bestimmter Aktivitäten, eine eingehende Vorbereitung sowie das spontane Reagieren auf das momentane Geschehen unterstützen die Resonanz zwischen dem Leiter und dem Rhythmus der Gruppe. Bewegt sich z. B. eine Gruppe mit Tüchern zur Musik und der Leiter nimmt bei manchen Teilnehmern ein Nachlassen der Kräfte in den Armen und das Ausbleiben von Bewegungsideen wahr, bei anderen wiederum eine bestehende Freude an der Bewegung, so wird deutlich, dass sich der persönliche Rhythmus der Teilnehmer voneinander unterscheidet. Die Entspannungsphase ist in der Planung allerdings erst später vorgesehen, außerdem möchte der Leiter die Übung noch nicht abbrechen. Deshalb reagiert er spontan auf das Geschehen, indem die Musik leiser gestellt und die Gruppe angeleitet wird, die Arme sinken zu lassen, der Bewegung nachzuspüren, die Gliedmaßen abzustreifen und auszuschütteln. Ein neuer Impuls für eine Bewegungsphase erfolgt über eine Veränderung der Gruppenstruktur: Die Teilnehmer finden in Paaren zusammen und werden zu einer neuen Übung angeleitet.

Sobald Müdigkeit auftritt, kann wieder zu einer kurzen Entspannung hingeführt werden. Ein neuer Rhythmus im Geschehen entsteht. Neben der Anwendung des rhythmischen Prinzips im Prozess der Rhythmikeinheit können und sollen auch Inhalte als ein Pendeln zwischen den Polen gelehrt werden: Die Auseinandersetzung mit der Dynamik wird zu einem vielfältigen Spiel zwischen laut und leise, die Arbeit mit der Melodie zu einem Pendeln zwischen hoch und tief, zwischen Dur und Moll, der Klang wird als eine Bandbreite von Holz bis Metall erlebbar und Kommunikation als Wechsel zwischen Führen und sich führen lassen, Dialog und Monolog. Auf diese Weise wird das Lernen zum Spiel.

11.2.3. Elementarer künstlerischer Ausdruck

Rhythmik ist ihrem Selbstverständnis nach – in Methode, Zielsetzung, Handlung und Ergebnis– künstlerische Arbeitsweise und als solche zunächst anwendungs- und zweckfrei. Ausgehend von einem anthropozentrischen Kunstverständnis, das jedem Menschen schöpferische Qualitäten zugesteht, ist die Reduktion auf das Elementare Kennzeichen ihrer Arbeitsweise. Da das Elementare in der kleinsten Gestalt und in der höchsten Ausreifung existiert, schließt Rhythmik niemanden am schöpferischen Prozess aus. Eine heterogene Gruppe, die sich mit der Klangqualität eines Musikstücks beschäftigt, kann sowohl den kognitiv beeinträchtigten Teilnehmer im Rollstuhl als auch den tänzerisch erfahrenen, mobilen Teilnehmer in die Aktivität einbeziehen. Denn jeder kann sich beispielsweise den weichen, fließenden Klängen der Harfe nähern – sei es über eine winzige Fingerbewegung oder in einer raumgreifenden Fortbewegung.

Das Künstlerische hat existenziellen Charakter und ist naturgemäß an ein menschliches Bedürfnis nach Ausdruck gebunden. Künstlerische Tätigkeit intensiviert dieses Bedürfnis, schult die dafür nötigen Fähigkeiten und gibt über das Resultat sofort Rückmeldung. Die Freude an der Gestaltung unterstützt zudem das Selbstbewusstsein des Teilnehmers. Für Menschen mit Beeinträchtigung stellt dies einen idealen Weg zur Verbesserung der Selbst- und Fremdwahrnehmung und damit aus einer Isolation heraus dar, weil sich das Individuum im Hier und Jetzt als leibliches Selbst erfährt und Kenntnis von der Welt erhält.

Rhythmik ist bereits in der Planungsphase künstlerisch geprägt: Wie an ein Thema herangegangen wird und wie die Elemente miteinander verknüpft werden, kann bereits als am rhythmischen Prinzip orientierte Gestaltung verstanden werden. Diese ist gleichsam Inszenierung. Das heißt, Handlungen werden nicht bis ins Detail vorbestimmt, sondern es wird bewusst das Spiel der Kräfte auf der „Bühne" der Teilnehmer forciert, das Ungeplante eingeplant, die kreative Spannung bewusst erzeugt. Eine Rhythmikeinheit als solche ist zudem geprägt von Neuschöpfung und vielfältigen offenen Spielräumen. So werden spontane Äußerungen der Teilnehmer wie Gesten, Mimik, die Stimmung oder Geräusche nicht als Störfaktoren, sondern als kreative Momente aufgegriffen. Zwar stehen der Prozess und das Erleben im Vordergrund – Musik und Bewegung spüren und sich berühren lassen –, doch das daraus Entstandene ist durchaus ein Ergebnis mit künstlerischem Wert, das allerdings nicht bewertet, sondern lediglich interpretiert wird.

11.3 Methodisch-didaktische Merkmale der Rhythmik

11.3.1. Lernen in der Rhythmik

In der Rhythmik wird der Mensch ganzheitlich betrachtet: als Mensch mit Körper, Emotionen und Intellekt. Jede Art zu lernen wird wertgeschätzt: körperliches Erleben ebenso wie individuelles Fühlen, Empfinden und Denken. Alle Ebenen des Lernens im Menschen werden angesprochen, indem der ganze Mensch rhythmisch bewegt wird. Beim gemeinsamen Bewegen des großen Schwungtuchs beispielsweise steht die Motorik von außen sichtbar im Zentrum. Jedoch wird darauf geachtet, dass sich alle Teilnehmer dabei wohlfühlen und die Bewegung durch musikalische Begleitung unterstützt wird. Weiters überlegt die Gruppe, wie das Spiel optimiert werden kann, und tauscht die Eindrücke nach der Übung untereinander aus. Erleben – Erkennen – Benennen: In jedem Element einer Rhythmikeinheit werden diese drei Ebenen beachtet und der Situation und den Teilnehmern entsprechend flexibel angepasst.

Diese Flexibilität steht in Verbindung mit dem rhythmischen Prinzip, das der natürlichen Dynamik des Lernens folgt. Werden dafür Handlungsräume geschaffen, steht nicht das intellektuelle Lernen allein im Mittelpunkt, sondern wird der Ausgleich und die Ergänzung von emotionaler, kognitiver und körperlicher Betätigung erreicht. Rhythmik verknüpft diese Bereiche, was das Lernen abwechslungsreicher, nachhaltiger und zugleich einfacher macht.

Auch das besondere Zusammenspiel von Musik und Bewegung berührt den Menschen in seiner Ganzheit. So wird Musik körperlich über Bewegung produziert und werden motorische Impulse über Musik erzeugt. Der künstlerische Ausdruck ist als Kommunikation stets auch soziale Aktivität. Und schließlich eignet sich der Mensch musische Inhalte, ästhetisches Verständnis und Kenntnis von der Welt wesentlich auch über das Denken und Gedächtnis an. Verschiedene Hirnregionen werden also permanent vernetzt. Dies bedeutet, dass nicht nur inhaltlich gelernt wird, sondern auch Fähigkeiten ausgebildet werden, die in der Ganzheitlichkeit fest verankert und dadurch ins tägliche Leben integriert werden können.

Ganzheitlichkeit meint immer auch die Verknüpfung der Sinne mit der Bewegung, der Sensomotorik, sowie die Verknüpfung der Sinne untereinander. Hören und sehen, spüren und Bewegung wahrnehmen, riechen und schmecken stehen mit dem bewegten Körper in Verbindung: Man bewegt sich zu etwas hin, das man sieht; man wendet den Kopf zur Quelle des Geräusches; man spürt beim Tanzen, was die Beine tun; man bewegt die Hand beim Ertasten einer Oberfläche. Je genauer die Wahrnehmung ist, desto wacher und selbstbewusster bewegt sich ein Mensch durch das Leben. So kann eine einfache Übung, bei der ein Fuß über einen Noppenball rollt, die gesamte Haltung verbessern oder ein Spiel mit dem graziös fliegenden Tuch zur Bewegung motivieren. Rhythmik zielt darauf ab, möglichst alle Sinneskanäle zu trainieren, vorhandene Fähigkeiten zu erhalten und zu erweitern.

Menschliches Sein in der Ganzheit ist auch Sein miteinander. Soziales Lernen ist in jedem Alter wichtig, wenngleich es sich immer anders gestaltet. Senioren neigen dazu, sich zurückzuziehen, sobald ihre Kräfte nachlassen. Rhythmik ermöglicht Kontakte zum Ich und Du auf leichte, spielerische Weise. Das Erleben der anderen ist in die musische, entspannte Atmosphäre eingebettet, an der jeder in der Gruppe teilnehmen kann – auch wenn nicht aktiv musiziert, sondern nur aufmerksam zugehört oder zugesehen wird.

In der gemeinsamen Auseinandersetzung mit den Schnittstellen von Musik und Bewegung steht das kreative Moment im Vordergrund. Kreativität ist in jedem Menschen angelegt und nicht nur auf das Künstlerische beschränkt: Man benötigt sie auch im Alltag – unabhängig vom Alter –, um sich neuen Situationen anpassen und diese selbsttätig gestalten zu können. Rhythmik gibt viel Raum für kreatives Gestalten. Bei der

Beschäftigung etwa mit einem Seil eröffnet sich ein unendlicher Schatz an Bewegungsmöglichkeiten; bekannte Lieder können bei einer Veränderung des Textes zu eigenen Interpretationen der Melodie werden. So kann durch die Rhythmik über die Anregung der Kreativität spielerisches und flexibles Denken bei alten Menschen erhalten und gefördert werden.

11.3.2. Der Körper als Instrument

Der leiblich-sensorische Zugang der Rhythmik zu Inhalten, insbesondere musikalischer, aber auch jener aus dem Bereich der Kreativität und des sozialen Lernens, ist ein weiterer wichtiger methodischer Ansatz. Da es in der Rhythmik primär um künstlerisch-musikalischen Ausdruck geht, ist die Rolle des Körpers in diesen Lernebenen von besonderer Bedeutung. Der Körper ist im menschlichen Dasein das erste Instrument und die Bewegung die elementarste Möglichkeit, sich auszudrücken. Im Mutterleib reagiert und kommuniziert der Mensch bereits über seine Bewegungen und drückt damit aus, was er von sich selbst, von der Mutter und der Umwelt, vor allem akustisch, wahrnimmt. Erst mit der Geburt steht dem Kind das zweite körperliche Instrument, die Stimme, zur Verfügung, die wiederum mit dem Leib ganz und gar verbunden ist: An ihr werden innere Bewegungen, Emotionen sowie körperliche Beweglichkeit oder Spannung des Individuums hörbar.

Die Sensibilisierung des Körpers und seiner Sinne in Bewegung und Entspannung ist Fundament vieler Lernprozesse beim Kind wie beim Erwachsenen. Die Erfahrung des eigenen Körpers und dessen Bewegung sind Basis für die elementare Kommunikations-,Gestaltungs- und Ausdrucksfähigkeit sowie für das Denken. Auch die Musik baut auf dieser Grundlage auf: Wir musizieren mit unserem Körper, dessen Durchlässigkeit und Spannkraft in Verbindung mit unserem Körperbild dafür bestimmend ist, wie musiziert wird.

In der Rhythmik wird der Körper selbst zum Instrument. Im Zusammenspiel mit Musik, Stimme, Sprache, Klängen und Geräuschen wird der Körper im ganzleiblichen, persönlichen Ausdruck erlebbar. Im Zentrum steht die wertschätzende Vermittlung von Möglichkeiten und Grenzen des Körpers, dessen Gesetzmäßigkeiten und gestalterische Möglichkeiten erfahren werden. Der Körper wird zudem als primärer Zugang zu den anderen gedacht, ganz im Sinne dessen, wie Fremd- und Selbstbezug in der menschlichen Entwicklung ausgestaltet werden: Die Sinne, menschliches Sozialleben, Fühlen und Denken sind zum Zeitpunkt der Geburt primär körperlich. Erst nach und nach werden Fähigkeiten differenziert, doch bleiben sie stets mit dem Körper verbunden. Dies bedeutet, das körperliche Erleben ist lebenslänglich die Basis einer Person und deren Ausdrucksfähigkeit. In der Rhythmik wird auf diese Verbundenheit besonderer Wert gelegt und ein achtsamer, wertschätzender Umgang mit dem eigenen Körper gepflegt. Denn er ist das Instrument unserer Seele, auf dem wir täglich spielen.

11.3.3. Spiel und Improvisation

Spiel und Improvisation sind wesentliche Bausteine im methodischen Fundament der Rhythmik. Zwar existieren diese naturgemäß auch außerhalb des Künstlerischen, doch scheint es bemerkenswert, dass Kinder musische Komponenten wie selbstverständlich in ihr Spiel einbeziehen. Dies verdeutlicht nur das Faktum, dass Improvisation und der spielerische Umgang mit Musik und Bewegung Momente eines ursprünglichen Erfahrungsschatzes aller Kulturen sind. Johan Huizinga charakterisiert in seinem bekannten Essay „Homo Ludens" das Spiel als „freies Handeln", das aus dem Alltäglichen heraustritt und in einer Sphäre spezifischer Aktivität aufgeht. Diese Sphäre ist abgeschlossen und von einem „heiligen Ernst" gekennzeichnet. Das Spiel fesselt also, umfängt den Spielenden, fordert seine Authentizität ein und gibt umgekehrt die Erfahrung des Lebendigseins zurück. Ähnliches wird in der Improvisation erlebbar, dessen lateinische Wurzel „im-providus" verdeutlicht, dass sie sich im Bereich des „Unvorhersehbaren", des „Unvorherhörbaren" bewegt und in ihr Erfinden und Realisieren auf Um- und Irrwegen im Hier und Jetzt zusammenfallen. Wer an der Improvisation teilhat, ist gefordert, unmittelbar zu reagieren, eigeninitiativ zu handeln oder sich der Situation anzupassen. Dies bedingt Wachheit und genaues Wahrnehmen, Fantasie und Kreativität sowie Neugierde und Emotionalität. Spiel und Improvisation sind menschliche Begegnung im Sein und Miteinandersein schlechthin. Die Teilnehmer können sich aufeinander einstimmen, Barrieren abbauen, sich auf ein Risiko einlassen und Normen auflösen sowie Bewertungskriterien ausschalten. Dabei erleben sie die Gemeinschaft in besonders intensiver Weise und erhalten neue Impulse für die Erweiterung des individuellen Ausdrucks.

Weil sie prozess- und erlebnisorientiert sind, ganzheitliches Lernen und vielfältige Antworten favorisieren, sind Spiel und Improvisation ideale Formen des Handelns für die Rhythmik. Im Vorfeld dieser Handlungen sollte auf eine positive und anregende Atmosphäre und eine Sensibilisierung der Teilnehmer geachtet werden, z. B. über eine Explorationsphase und die Klärung der Rahmenbedingungen, um eine gelungene Improvisation zu ermöglichen. Der Leiter ist aktiver Beobachter, Impulsgeber und kann gegebenenfalls auch Akteur sein. Er hat in jedem Fall auf einen bewussten Anfang und ein eindeutiges Ende (Stille) sowie auf die Dauer und den Spannungsbogen (Konzentration) zu achten. Als Impulse können verschiedenste Angebote gesetzt oder auf die Situation reagiert werden: So können neben musikalischen Inhalten wie Klängen, Melodien, rhythmischen Patterns, Liedern oder Musikstücken und Bewegungen des Körpers auch Emotionen und Stimmungen, die Natur im Jahreskreis, Texte und Wörter, Erinnerungen und Bildmaterial die Ausgangspunkte und Inhalte einer Improvisation sein.

11.3.4. Der Einsatz von Instrumenten und Materialien in der Rhythmik

Instrumente und Materialien spielen in der Rhythmik eine bedeutende Rolle. Diese sind jedoch weder Selbstzweck noch bloßes Hilfsmittel, sondern stehen im Kontext der Vermittlung raumzeitlich-dynamischer Eindrücke im musischen Interaktionsraum. Der Einsatz von Instrumenten und Materialien geht über ihren primären Zweck hinaus, indem sie als Dinge besonderer Art in ihrer Mehrdeutigkeit in die jeweilige Situation eingebunden werden. Ein Klangholz etwa kann sowohl als Klinger Einsatz finden als auch im Sinne eines Mediums in der Körperbewegung mit einem Partner, was die Sensomotorik jeweils neu herausfordert: Das Klangholz kann auditiv, taktil und kinästhetisch erlebt werden. Damit dieser sinnesfördernde Ansatz gewährleistet ist und die vom Gegenstand ausgehende Faszination erhalten bleibt, ist auf Qualität, sorgsamen Umgang, adäquates Hintergrundwissen sowie auf bewussten Einsatz in Bezug auf Grundthematik, Umgebung und Teilnehmer zu achten. Zudem braucht das Erleben der Charakteristika des Gegenstandes Zeit im selbsttätigen Entdecken.

Grundsätzlich kann in der Rhythmik jeder Gegenstand, jedes Instrument integriert werden, sofern Anreize zu Spiel, Klang und/oder Bewegung gegeben sind. Jedoch haben sich bestimmte Geräte und Instrumente als besonders geeignet erwiesen. Als „Standardmaterialien" werden im Allgemeinen Bälle und Kugeln (Tennis-, Noppen-, Soft-, Gymnastikball, Holzkugel, Murmeln), Säckchen aus Baumwollstoff (Füllung aus Getreide oder Hülsenfrüchten), Seile (geflochten), Tücher (Chiffon-, Baumwoll-

oder Schwungtuch aus Futterstoff) und Stäbe (Rundhölzer, Holzstäbe) eingesetzt. Rhythmik setzt am kulturübergreifenden Vorkommen dieser (Spiel-)Geräte an: Deren Grundfunktionen sind allen Menschen zugänglich und deshalb so verständlich, weil das Material in Form und Beschaffenheit auf ihr wichtigstes Merkmal reduziert ist. Diese Klarheit erleichtert Wahrnehmung und Strukturierung. Neben den Standardmaterialien haben sich zudem Gegenstände aus Natur und Alltag (z. B. Muscheln, Nussschalen, Äste, Steine, Kastanien, Blätter sowie Bierdeckel, Hosengummi, Zeitungspapier, Teppichfliesen, Kartonrollen etc.) bewährt. Material aus der Natur hat den Vorteil, insbesondere auch olfaktorisch anzuregen: Formen, Farben und Gerüche können erlebbar werden, im Speziellen für Menschen mit Beeinträchtigung, die wenig Gelegenheit haben, im Freien aktiv zu sein. Die Dinge des Alltags werden in einem neuen Kontext erlebt und fordern die Fantasie heraus, Gewöhnliches ungewohnt zu verwenden.

Musikinstrumente erhalten in der Rhythmik ihren primären Wert im Zusammenspiel von Klang, Körperbewegung und Interaktion. Im Vordergrund steht das aktive Tun am Instrument, das sich nicht an Fertigkeiten orientiert, sondern am kreativen Zugang. Eine herausragende Rolle, gerade in der Arbeit mit alten Menschen, spielt die menschliche Stimme, weil sie dem Leib und damit dem Menschen besonders nahe ist. In der Rhythmik hat das Singen in Gemeinschaft zwar einen wichtigen Platz, doch bedeutet der Umgang mit der Stimme noch mehr – kommt es doch weniger auf die objektiv richtige Intonation als auf den kreativen Einsatz an. So können beispielsweise verbale Fragmente oder klingende Laute eines Teilnehmers zu rhythmischen Grundmustern in einer Improvisation werden.

Mit der Beobachtung, dass gelungene Klangergebnisse die Aufmerksamkeit anziehen, soll auf die Bedeutung der Instrumentenwahl hinsichtlich der Thematik, der Atmosphäre und der Teilnehmer verwiesen werden. Das heißt, die Art des Klangs und dessen mögliche Wirkungen, die Qualität des Instruments, die Handhabbarkeit, der Einsatz in Bewegung und die Vorlieben der Teilnehmer sind wichtige Kriterien für die Auswahl. Grundsätzlich kann alles herangezogen werden, das klingt. Auch Möbel, Wände oder der Boden können zur Geräuscherzeugung kreativ eingesetzt werden. Ebenso bietet sich die Körperperkussion (z. B. klatschen, schnipsen, stampfen) als spontanes Instrument an. Aufgrund ihrer einfachen Handhabung und Transportfähigkeit haben sich folgende Instrumente bewährt: Trommeln (z. B. Handtrommel, Djembe, Conga), diverse Rasseln, Klanghölzer, Rainstick, Kalimba/Sansula, Zimbeln, Schellen, Glöckchen und Klangschalen.

Viele unbewusste Faktoren gestalten die Arbeit in der Rhythmik mit. Neben Aspekten wie Raum, Atmosphäre oder Tagesverfassung der Gruppe ist der Symbolgehalt von Materialien und Instrumenten wesentliches Moment, welches das innere Gefüge des Menschen direkt anspricht. Der altgriechische Begriff συμβάλλειν (symballein) drückt aus, dass es sich um ein Zusammentreffen/-fügen zweier Welten handelt. Eindeutigkeit und Vieldeutigkeit treffen aufeinander. So steht die Rundheit für symbolische Inhalte wie ewige Wiederkehr, Einheit und Geborgenheit, das Göttliche und die Vollkommenheit und löst zudem individuelle Projektionen aus. Ein langsames Musikstück in Moll wird tendenziell mit Traurigkeit, Schwermut oder Ruhe assoziiert. Dass hier keine allgemeingültigen Schlüsse gezogen werden dürfen, versteht sich von selbst, doch soll bewusst werden, dass sich „hinter" dem Gegenstand oder Klang noch eine andere Welt eröffnen kann. Für die Praxis bedeutet dies, die möglichen Wirkungen zu beachten, sie nicht zu unterschätzen und die Chance zu erkennen, Unsichtbares sichtbar zu machen, die Handlung sinn-voll zu erweitern. Dass dies im Besonderen für Menschen gilt, die einen intuitiv-emotionalen, weniger kognitiv-rationalen Zugang zum Material haben, macht Materialien und Klänge in der Geragogik besonders wertvoll.

11.4 Stundenbild

Titel/Thema	Steine: Ausgangspunkt für Kreativität und Sensibilisierung
Kurz-beschreibung	Vom Hören, Spüren und Bewegen verschiedener Materialien über das Abstimmen der Bewegung mit der Gruppe und der Musik zur gemeinsamen Bewegungsgestaltung im Sitzen kommen.
Förderziele	<ul><li>Sensibilisierung der Wahrnehmung (auditiv, visuell, taktil)</li><li>Kreativität durch Assoziationen</li><li>Wahrnehmung der Gruppe</li><li>Neue Bewegungsideen finden und erkennen</li><li>Beweglichkeit</li><li>Aufrichtung</li><li>Koordination in der Bewegung und Wahrnehmung (visuell und auditiv)</li></ul>
Material	Kleine Rasseln, Xylofon (wenn vorhanden), CD (abwechslungs-reiche Musik: melodiöse und rhythmisch Teile), Steine verschiedener Formen (ca. dieselbe Größe, leicht in der Hand zu halten), Bälle verschiedener Größe und Beschaffenheit, davon zwei bis drei Gymnastikbälle o. Ä.
Hinweise zur Gruppen-zusammen-stellung	Auch bei Einschränkungen in der Bewegungs- und Wahr-nehmungsfähigkeit sowie für eine sehr heterogene Gruppe geeignet.
Einleitungs-phase	<ul><li>Begrüßungslied</li><li>Assoziationen: a) zu Geräuschen und Klängen mit Stimme und Xylofon b) zu Steinen, die (bei geschlossenen Augen) in der Hand empfangen werden</li><li>Weitergeben im Kreis: a) zwei bis drei Steine; evtl. zu einem Lied im Metrum b) die verschiedenen Bälle c) zwei bis drei Gymnastikbälle werden mit den Füßen weitergerollt d) „Fußballspiel" mit den Gymnastikbällen (Leiter in der Mitte als Hilfe)</li></ul>

Hauptteil	• Mit einem Stein in der Hand zur CD-Musik Bilder in die Luft „malen"; Leiter zeigt vor, Teilnehmer ahmen nach; die Hand- und Armbewegungen erfassen auch den Oberkörper. Nach ca. der Hälfte des Musikstücks Handwechsel! • Zur (gesungenen) Melodie der CD werden Rasseln verteilt und Steine eingesammelt. • Zu einem einfachen Lied das Metrum rasseln; dabei Variation in Tempo und Dynamik/Lautstärke; Handwechsel ansagen! • Der Xylofon-Musik lauschen (Abwechslung von einzelnen Tönen und verbundenen Tönen (Glissandi); danach dazu passend Punkte oder Linien mit Rasseln in die Luft malen.
Schluss	• Fixierte Bewegungsgestaltung (einfache Abfolge) zur CD-Musik im Sitzen mit den Teilnehmern erarbeiten (Ideen sammeln und ausprobieren, emotionale Assoziationen wecken, Ausdruck verbessern, ganze Gruppe in Verbindung mit der Musik bringen). Zuerst nur Beinbewegungen, dann die Armbewegungen dazu. Wenn möglich können die Bewegungen auch im Stehen und eventuell sogar im Raum ausgeführt werden.
Weiter- führende Ideen	• Gemeinsam neue Rasseln oder andere Instrumente basteln. • Anschließend ein „echtes Bild" auf Papier zur Musik malen. • Auf einem Spaziergang besondere Steine und andere Dinge sammeln.

II Praxis

1. Einleitung in den Praxisteil

Brigitte Huto

Liebe Leser!
Sie alle kennen den Spruch:
„In einem gesunden Körper wohnt ein gesunder Geist." (Juvenal – griechischer Philosoph)
Meine Abwandlung dieses Spruchs für ältere Menschen, die ich begleite, lautet:
„In einem bewegten Körper wohnt ein wacher Geist."

Ich hoffe, dass ich Sie auf den folgenden Seiten für die neuen Wege der Aktivierung begeistern kann.
Dabei ist mir eine fundierte Stundenbildvorbereitung besonders wichtig. Man hat damit einen Leitfaden, und dieser gibt dem Gruppenleiter (GL) Sicherheit. Im Folgenden sehen wir uns einen Stundenaufbau gemeinsam an.

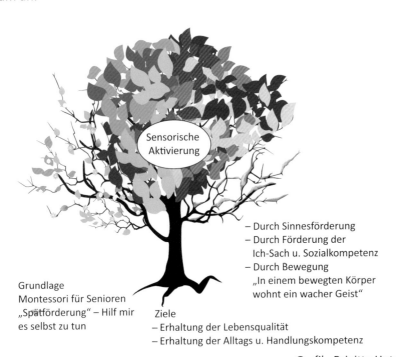

Sensorische Aktivierung

– Durch Sinnesförderung
– Durch Förderung der Ich-Sach u. Sozialkompetenz
– Durch Bewegung „In einem bewegten Körper wohnt ein wacher Geist"

Grundlage Montessori für Senioren „Spätförderung" – Hilf mir es selbst zu tun

Ziele
– Erhaltung der Lebensqualität
– Erhaltung der Alltags u. Handlungskompetenz

Grafik: Brigitte Huto

1.1 Stundenaufbau

1.1.1. Das Thema

Das Thema sollte dem Aktivierungsschwerpunkt entsprechend (z. B. Aktivierung im Jahreskreis, biografische Aktivierung, Aktivierung nach Wünschen oder Aktivierung nach aktuellen Ereignissen) ausgewählt werden.

Themen für den Aktivierungsschwerpunkt „Frühling" könnten beispielsweise sein:

- Frühlingsblumen
- Spaziergang bzw. Entdeckungsreise – entdecken, was im Garten oder im Blumenkästchen blüht
- Muttertag
- Ostern und dessen Bräuche (Eier färben, Osterstrauch schmücken, Palmweihe, Karwoche, Besuch eines Kreuzweges)
- Literaturrunde – z. B. „Kräutermärchen" von Folke Tegetthoff

1.1.2. Die Vorbereitung

Tipps für eine gelungene Umsetzung:

1. Gruppenzusammenstellung:
   Aktive Teilnehmer (TN) und TN mit Demenz sollten in separaten Gruppen aktiviert werden. Jeder TN soll erreicht bzw. intensiv wahrgenommen werden. Aktive Gruppen können mehr gefördert und gefordert werden. TN mit Demenz brauchen mehr Zeit für die Wahrnehmung und das Abrufen ihrer Erinnerung.
   Es soll darauf geachtet werden, wer neben wem sitzt. Vertragen sich zwei Sitznachbarn nicht, so stört das die Konzentration beider TN.
   Die Personen in der Gruppe sollten immer dieselben sein, damit Zusammengehörigkeitsgefühl und Gruppendynamik entstehen können.

2. Für die Aktivierungseinheit ist es von Vorteil, einen ungestörten, ruhigen Raum vorzubereiten. In jenem Raum sollten nicht allzu viele Gegenstände vorhanden sein, da diese ablenken können. (Siehe „Vorbereitete Umgebung" im Buch „Sensorische Aktivierung" von Wehner/Schwinghammer.)

3. Das Aktivierungsmaterial sollte vorbereitet sein und nicht erst während der Stunde gesucht werden müssen. Die TN verlieren sonst das Interesse, im schlechtesten Fall beginnt sich die Gruppe aufzulösen. Nur sehr geübte und beständige Gruppen würden damit zurechtkommen.
Die vorbereitete Umgebung. Auch die Sessel sollten schon aufgestellt sein. Es empfiehlt sich ein Sesselkreis, in dem das Material in der Kreismitte aufgelegt sein kann. Es soll eine angenehme Atmosphäre herrschen.
Getränke sollten auf einem Beistelltisch bereitgestellt sein.

4. Wichtig ist auch eine zweite Person, die zusätzlich unterstützend wirkt, z. B. ein zweiter Aktivierungstrainer, ein ehrenamtlicher Mitarbeiter, ein Zivildiener, die Abteilungshilfe oder ein Pflegehelfer. Dies ist notwendig, falls jemand die Gruppe verlassen möchte.

Wenn Sie auf diese Punkte achten, können Sie die TN gelassen empfangen. Die TN können in Ruhe ankommen, sich umsehen und schon einmal Kontakt miteinander aufnehmen, bevor die Stunde beginnt.

1.1.3. Das Material

Das Material fördert die Konzentration und Aufmerksamkeit. Durch die Aktivierung aller Sinne und Systeme wird das Erinnerungsvermögen geweckt.
Das Material sollte auf die Bedürfnisse, Fähigkeiten und Ressourcen der TN abgestimmt sein. Es sollte gut greifbar, gut ertastbar und groß genug sein, wie z. B. Nüsse, Geräte, Blumen oder Haushaltsgegenstände.

1.2 Ziele

Unsere Hauptziele sind:

* die Erhaltung der Lebensqualität
* die Erhaltung der Alltags- und Handlungskompetenz

Weitere Ziele: Siehe dazu das Buch „Sensorische Aktivierung" von Wehner/Schwinghammer.
Um diese primären Ziele zu erreichen, sollte die Person auf mehreren Ebenen gefördert werden.

1.2.1. Die Förderung der Kompetenzen:

- **Ich-Kompetenz** – Stärkung der Selbstbestimmung, des Selbstwertgefühls, des Selbstbewusstseins
- **Sach-Kompetenz** – Umgang mit der Umwelt, Übungen des täglichen Lebens, der Umgang mit Dingen, Zweck und Gebrauch. *„Hilf mir, es selbst zu tun."* (Maria Montessori)
- **Sozial-Kompetenz** – diese entsteht im Miteinander. Das Wir-Bewusstsein wird gestärkt. Umgangsformen untereinander, Respekt, Rücksichtnahme und Kommunikation werden auf verbaler, nonverbaler und emotionaler Ebene erlernt.

1.2.2. Die Sinnesförderung

Sinne können visuell, auditiv, taktil, gustatorisch, olfaktorisch, kinästhetisch, vestibulär und propriozeptiv gefördert werden.
Welche Sinne angesprochen werden, ist von der Methode und dem Thema abhängig.

1.2.3. Die Förderung durch Bewegung

„In einem bewegten Körper wohnt ein wacher Geist."
Der Körper kann durch Tänze im Sitzen, Rhythmik, Klangschalenarbeit, Motogeragogik, Spiele und Lieder in seiner Bewegung gefördert werden. Dabei gilt das Prinzip der Freiwilligkeit.
Der GL kann die TN immer wieder zum Mitmachen einladen und motivieren, sollte sie aber niemals zwingen. Die Gruppendynamik, die entsteht, trägt meist selbst dazu bei, dass die TN von sich aus mitmachen. Eine Ausnahme wäre vielleicht ein körperliches Defizit. Doch da liegt es wiederum am GL, auch diese Personen intensiv mit einzubeziehen.

1.3 Eingangsphase

1.3.1. Die Begrüßung

Die Begrüßung beinhaltet die vier Säulen der Begegnung: Blickkontakt, Hautkontakt, emotionale und verbale Zuwendung sowie die Initialberührung (vor allem bei Personen mit Demenz).
Die Begrüßung ist ein ganz wichtiger Bestandteil der Stunde. Wichtig ist, dass jeder TN einzeln vom GL mit seiner ganzen Aufmerksamkeit und Empathie begrüßt wird. Besonders bei Personen mit Demenz nimmt dieser Teil viel Zeit in Anspruch.

1.3.2. Das Ritual

Für ein Ritual kann ein Lied oder ein klassisches Musikstück verwendet werden.

> **Tipp:** Bei aktiven Gruppen kann das Rituallied je nach Thema wechseln bzw. dem Thema angepasst werden. Bei Gruppen mit TN mit Demenz ist es ratsam, nur ein Lied zu wählen, das dann bei den Treffen zusammen gesungen wird. Die Gruppe sollte in die Suche nach einem gemeinsamen Lied eingebunden werden.
> Rituale geben Sicherheit und Orientierung – in diesem Fall sagt es aus, dass die Stunde beginnt.

1.3.3. Die Kalenderarbeit

Die Gruppe stellt gemeinsam den Tag, das Datum und die Jahreszeit fest. Bringt man immer wieder Dinge aus der Natur mit, die zur Jahreszeit passen, können diese von den TN befühlt, beschrieben und benannt werden. Beispiele für die Jahreszeit Frühling: Eine Frühlingsblume, Bärlauch, ein blühender Kirschzweig oder Holunderblüten können mitgebracht werden.
Ich persönlich habe zusätzlich einen Kalender mit einem Sinnspruch für jeden Tag des Jahres. Dieser wird von mir vorgelesen und es wird mit den TN kurz besprochen, was er bedeutet.

1.3.4. Die Überleitung zum Hauptteil

Dies kann eine Geschichte, ein Gedicht, ein Tanz im Sitzen, Wissenswertes zum Thema oder ein Gegenstand sein.

1.4 Hauptphase

Memoryfragen – Wer, Was, Wann, Wozu, Wie, Wo, Weshalb, Woran, Welche?
Stundenzusammenfassung – gemeinsam wird zusammengefasst, was die Gruppe heute gemacht hat.

Alle angeführten Stundenbilder können sowohl mit aktiven TN als auch mit TN mit Demenz durchgeführt werden. Dafür passt man die Stundenbilder je nach Gruppenzusammenstellung an.

Bei dementen Gruppen gilt: weniger ist mehr. Im Hauptteil können einige Fragen weggelassen oder weniger Material bereitgestellt werden.
Während der Stunde ist es wichtig, für Reaktionen der TN Raum zu lassen. Es ist in Ordnung, auch einfach einmal still dazusitzen und abzuwarten, was von den TN vorgeschlagen wird bzw. was sich ergibt. Es ist wünschenswert, Gespräche und Diskussionen unter den TN zuzulassen, die Gruppe aktiv werden zu lassen, sie aber auch wieder zum Thema zurückzuführen.

Stundendauer: bei aktiven Gruppen 60–90 min, bei Personen mit Demenz 40–50 min, je nach Tagesverfassung auch kürzer.

1.5   Schlussphase

Wichtig ist, sich für das Mitmachen zu bedanken und den TN nochmals die ganze Aufmerksamkeit zu schenken und sie zu stärken. Beispiel: „Danke, dass Sie uns ein Stück aus Ihrem Leben erzählt haben. Danke, dass Sie Ihren Nachbarn so unterstützt haben."
Ritual: Lied – unsere Stunde ist nun zu Ende.
Verabschiedung – vier Säulen der Begegnung.

1.6   Weiterführende Ideen

In den nachfolgenden Stundenbildern werden weiterführende Ideen angeführt. Diese können in der Nachmittagsrunde an das Vormittagsthema anschließen. Auf jeden Fall sollten sie dem Aktivierungsschwerpunkt entsprechen.

1.7   Die Rolle des Gruppenleiters

Eine Gruppenstunde verlangt vom GL sehr viel Energie. Es ist nicht immer möglich, eine Stunde so durchzuführen, wie man sie geplant hat. Verlieren Sie in solchen Situationen nicht den Mut. Ratsam wäre ein Reflexionsbericht, um die möglichen Gründe des Abkommens vom Leitfaden zu erkennen, etwa die Tagesverfassung der TN und des GL, Aufbau des Stundenbildes, Materialwahl, gewählte Räumlichkeit, Gruppenzusammenstellung oder die Gruppengröße.

Es fließt viel Zeit und Energie in die Vorbereitung. Dies betrifft nicht nur die schriftliche Vorbereitung, hinzu kommt noch die Materialsammlung und möglicherweise auch ein Reflexionsbericht. Ein hohes Maß an Idealismus ist eine gute Voraussetzung dafür, da oft viel private Zeit investiert werden muss. Erfahrungsgemäß ist es leider noch immer so, dass der Beschäftigungsbereich gesellschaftlich einen geringen Stellenwert besitzt. Es herrscht immer noch die Meinung vor, dass „man ja nur ein bisserl Ball spielen muss und mit den Leuten plaudert." Dem ist allerdings nicht so. Es ist wichtig für die Zukunft – und damit wende ich mich an die Dienstgeber –, zu erkennen, wie essenziell Beschäftigung und intensive Zuwendung bis ins hohe Alter sind. Deshalb ist es auch notwendig, wenigstens einen Teil der Vorbereitung während der Dienstzeit erledigen zu können und dafür entsprechen Platz zu schaffen.

Eine fundierte Vorbereitung fördert die Qualität, Motivation und Freude an der Arbeit. Die Unterstützung und Anerkennung des Dienststellenleiters bzw. Dienstgebers ist daher sehr wichtig. Man kann sich nur bis zu einem gewissen Punkt selbst motivieren.

Ich wünsche Ihnen,
dass Sie die Vielfältigkeit an Beschäftigungsmöglichkeiten und die Abwechslung, die sich auch für Sie daraus ergibt, entdecken,
dass Sie auch Ihre eigenen Sinne wiederentdecken, schärfen und intensivieren,
dass Sie sich an mehr Lebensqualität für sich und für jene Menschen, die Sie begleiten, erfreuen können,
dass Sie Ihre eigene Kreativität entdecken,
dass Sie sich an dem erfreuen können, was von jedem Einzelnen und der Gruppe zurückkommt – nämlich sehr viel Dankbarkeit,
dass Sie sich nicht entmutigen lassen, denn aller Anfang ist schwer,
dass Sie sich Ihre Ausdauer, Geduld, Empathie und Flexibilität bewahren,
dass Sie jenen Menschen, die auf Sie angewiesen sind, Achtsamkeit, Behutsamkeit und Wertschätzung schenken.
Denn: „*Leben heißt, unterwegs zu sein, und nicht, möglichst schnell am Ziel anzukommen.*" (Unbekannt)

In diesem Sinne wünsche ich Ihnen viel Spaß beim Tun!

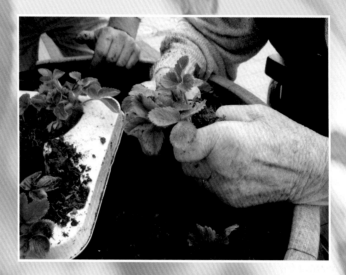

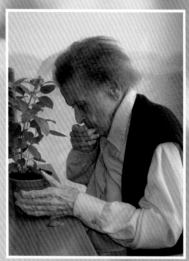

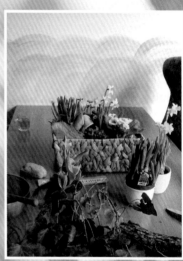

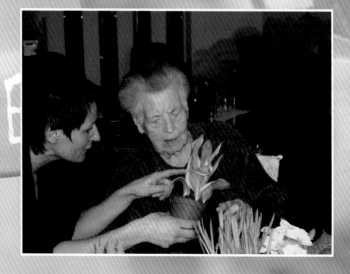

2. Praxisteil mit Stundenbildern

2.1 Frühling

Titel/Thema	Frühling – Frühlingsblumen
Kurz-beschreibung	Sensorische Aktivierung „Ganzheitliches Gedächtnistraining – Frühlingsblumen" Wir begrüßen den Frühling und stimmen uns mit Frühlings-blumen auf die Jahreszeit ein.
Förderziele	• Sinnesförderung – visuell, taktil, auditiv, olfaktorisch, gusta-torisch • Förderung der Ich- und Sozial-Kompetenz • Erinnerungsarbeit und Gedächtnistraining • Wortschatz- und Kommunikationstraining • Aktivierung von Lebensfreude und Selbsttätigkeit der TN • Stärkung des „Wir-Gefühls" der TN
Material	Internetrecherche von Bildern in A4-Format von weiteren Früh-lingsblumen, Wissen zum Thema Frühlingsblumen Frühlingsblumenstrauß (Märzenbecher, Tulpen, Narzissen, Lilien …) Blüten zum Essen (Gänseblümchen, Veilchen …) CD: Vivaldis Vier Jahreszeiten – „Der Frühling" Gedicht: „An den Frühling" von Friedrich von Schiller Vase, Tuch, Schale für die essbaren Blüten
Hinweise zur Gruppen-zusammen-stellung	Aktive Gruppen: 8–12 Personen Demenzgruppen: 4–6 Personen Sesselkreis bilden, das Material wird in der Kreismitte auf dem Tuch aufgestellt
Eingangs-phase	• Begrüßung: Vier Säulen der Begegnung • Ritual: Musikstück „Der Frühling" aus Vivaldis Vier Jahres-zeiten • Kalenderarbeit: Tag, Datum, Jahreszeit feststellen • Überleitung zum Thema: „An den Frühling" – Gedicht von F. v. Schiller

Haupt-teilphase	• Memoryfragen:
	– „Wann ist Frühlingsbeginn?" (am 21. März)
	– Die Blumen werden im Kreis einzeln herumgereicht, von den TN benannt und beschrieben.
	– „Welche Farbe hat die Blume, in welchen Farben gibt es sie noch?"
	– „Wie ist die Blüten- und Blätterform? Ist sie rund, oval, ausgefranst?"
	– „Wie fühlen sich die Blätter an? Sind sie steif oder weich?"
	– „Wie duftet die Blume, können Sie den Duft beschreiben? Ist er süßlich, herb, intensiv?" Wer möchte, kann die Augen schließen, um den Duft besser wahrnehmen zu können.
	– „Welche Frühlingsblume ist Ihre Lieblingsblume? Welche Erinnerung gibt es dazu?"
	– „Wie erlebten Sie den Frühling früher?" Zeit geben für den Austausch untereinander.
	– „Wie erleben Sie ihn heute?"
	– „Worauf freuen Sie sich, wenn Sie an den Frühling denken?"
	Die Gedanken dazu könnte man auf dem Flipchart mitschreiben oder auf aus Naturpapier ausgeschnittene Tulpenblüten schreiben und mit diesen eine Wandcollage gestalten.
	– „Welche Frühlingsblumen kennen Sie noch?" – Veilchen, Leberblümchen, Löwenzahn, Maiglöckchen, Akelei, Anemone, Himmelschlüssel …
	– „Welche Frühlingsblumen wuchsen in Ihrem Garten bzw. auf Ihrem Balkon?"
	Essblüten:
	1. Variante: Je eine Blüte wird zum Betrachten/zum Greifen im Kreis gereicht. Wurden alle Blumen ganzheitlich wahrgenommen, wird eine Schale mit Essblüten zum Verspeisen angeboten.
	Prinzip der Freiwilligkeit: für einige TN wird es sehr ungewöhnlich sein, Blüten zu essen.
	2. Variante:
	Die restlichen Blüten werden in Schalen mit Wasser für die Dekoration des Esstisches verwendet.
	3. Variante:
	Jeder TN kann sich Blüten aussuchen, in eine mit Wasser gefüllte Schale legen und mit in seinen Lebensbereich nehmen.
	• Stundenzusammenfassung – „Was haben wir heute gemacht?"

Ausgangs-phase	• Bedanken fürs Mitmachen • Ritual: Musikstück „Der Frühling" aus Vivaldis Vier Jahreszeiten • Verabschiedung (Vier Säulen der Begegnung) • Jedem TN eine Blume mitgeben
Weiter-führende Ideen	• CD mit Vogelstimmen – Frühlingsankömmlinge erraten lassen • Literaturrunde – „Kräutermärchen" von Folke Tegetthoff

Titel/Thema	Frühling – „April, April, da macht das Wetter, was es will"
Kurz-beschreibung	Sensorische Aktivierung Jeder Mensch reagiert unterschiedlich auf verschiedene Wetterbedingungen. In dieser Gruppenstunde soll ein Austausch darüber stattfinden.
Förderziele	• Sinnesförderung – visuell, auditiv, taktil, propriozeptiv • Stärkung der Sozialkompetenz • Erinnerungsarbeit • Gedächtnistraining • Auge-/Handkoordination • Austausch untereinander • Assoziationen wecken
Material	Bildmaterial – Sonne, Blitz, Gewitterstimmung mit dunklen Wolken, Hagelkörner, Schneelandschaft, starker Regen, Regentropfen, Sturm. Assoziationen wecken – Sonnencreme, Sonnenbrille, Sonnenhut, Schirmkappe, Regenschirm (Knirps und normaler Regenschirm mit mechanischer Öffnung), Einwegpellerine, Wetterhexe (Kopfbedeckung aus Plastik), eine Schale mit Eiswürfeln, Föhn (versinnbildlicht den ersten warmen Frühlingswind oder, wenn man ihn auf kalt und auf die höchste Stufe stellt, starken Wind), Geräusche-CD – leichter Sommerregen, Hagel, Gewitter … Internetrecherche – Bildmaterial, Geräusche, Liedertexte Lied: „Unter einem Regenschirm am Abend" Oder „Wochenend und Sonnenschein" – Texte zum Mitsingen vorbereiten

Hinweise zur Gruppen-zusammen-stellung	Ein Sesselkreis wird aufgestellt. Das Material wird auf einem Tuch in der Kreismitte aufgelegt. Über die mitgebrachten Gegenstände (Regenschirm, Sonnenmilch …) kommt ein weiteres Tuch, darauf liegt dann das Bildmaterial. Aktive Gruppen: 8–12 Personen Demenzgruppen: 4–6 Personen
Eingangs-phase	• Begrüßung – Vier Säulen der Begegnung • Ritual: Lied – „Unter einem Regenschirm am Abend" • Kalenderarbeit – „Welchen Tag, welches Datum haben wir heute? In welcher Jahreszeit befinden wir uns?" • Überleitung zum Thema: Im April spielt das Wetter verrückt. Es kann regnen, darauf folgt gleich wieder Sonnenschein; es kann stürmen, schneien oder Hagel geben. Diese Wetterbedingungen wirken sich auch auf unsere Stimmung aus.
Haupt-teilphase	• Memoryfragen – „Sind Sie wetterfühlig? Wie wirken sich die verschiedenen Wetterbedingungen auf Ihre Stimmung, auf Ihr Körpergefühl aus?" Z. B. Kopfschmerzen bei Wetterwechsel, Müdigkeit, Unruhe, Unternehmungslust etc. Reihum wird jeder TN gefragt, ob er es fühlt, wenn sich das Wetter ändert. – Das Bild mit der Sonne wird im Kreis herumgereicht. „Wie wirkt sich Sonnenschein auf Ihre Stimmung aus?" Z. B. Freude, Glück, genießen, kitzeln auf der Haut, gut für die Seele, Sonne bedeutet Leben. – Was brauchen wir bei den ersten Frühlingssonnenstrahlen? Die Sonne ist besonders im Frühjahr sehr kräftig und wir haben sie im Winter lange nicht gesehen. Wir betrachten die Gegenstände in der Kreismitte und ordnen sie dem Bild zu. Der Sonnenhut, die Schirmkappe und die Sonnenbrille werden im Kreis herumgereicht. Diese werden von den TN befühlt, beschrieben und benannt. („Sind sie weich oder hart? Welche Farbe haben sie? Wie kann man ihre Form beschreiben?") – Die Sonnencreme wird herumgereicht. Die TN werden eingeladen, daran zu riechen und, wenn sie wollen, sich auch damit einzucremen. Die Gegenstände werden anschließend rund um das Bild in der Kreismitte aufgestellt.

- Das Bild mit den Regentropfen wird im Kreis herumgereicht.
  „Wie wirkt sich Regenwetter auf Ihre Stimmung aus?"
  Z. B. „Ich mag nicht aufstehen, möchte schlafen, möchte nicht ins Freie gehen, ich gehe gerne im Regen spazieren."
- „Was brauchen wir bei Regenwetter?"
  Wir ordnen wieder die Gegenstände in der Kreismitte dem Bild zu.
- Die Einwegpellerine und die Wetterhexe werden im Kreis herumgereicht.
  Sie werden befühlt, beschrieben, benannt. Bei der Wetterhexe werden einige Erinnerungen hochkommen, da diese heute kaum noch verwendet wird.
- Beide Regenschirme kommen ins Spiel.
  Sie werden befühlt, beschrieben, benannt („Aus welchem Material kann der Bezug eines Schirmes bestehen?" Nylon, Plastik, imprägnierter Stoff)
  Jeder TN wird eingeladen, den Knirps und den Regenschirm mit der automatischen Öffnung auf- und abzuspannen. Einige TN werden Geschichten über Erlebnisse mit Regenschirmen einbringen können.
- „Womit kann man sich noch vor Regen schützen?"
  Eine Zeitung oder Tasche über den Kopf halten, einen Unterschlupf suchen etc.
  Die Gegenstände werden anschließend wieder rund um das Bild gelegt.
- Der GL nimmt den Föhn zur Hand.
  Er stellt den Föhn auf die niedrigste warme Stufe und erzeugt so einen leichten warmen Frühlingswind. Er geht in der Runde zu jedem TN und lässt ihn diesen spüren.
  „Was empfinden Sie, wenn Sie dieses Lüftchen spüren? Ist es angenehm/unangenehm?"
  Der GL stellt die höchste warme Stufe ein.
- „Wie empfinden Sie den heißen Wind?"
  „Er ist unangenehm, weg damit", „Ich mag Hitze, schwitzen" etc.
- Der GL geht nochmals im Kreis herum und stellt den Föhn auf die stärkste kalte Stufe.
- „Wie empfinden Sie den starken, kalten Wind?"
- Das Bild mit der Sturmabbildung wird im Kreis herumgereicht.
- „Was kann starker Wind oder Sturm anrichten?"
  Dächer werden abgedeckt, Bäume stürzen um, Menschen können gefährdet sein etc.
  Der Föhn wird zum Bild in die Kreismitte gelegt.
- Das Bild mit der Schneelandschaft wird im Kreis herumgereicht.

	– „Wie wirkt sich dieses Bild auf Ihre Stimmung aus?" Ruhe, Frieden, Entspannung … – Die Schüssel mit den Eiswürfeln wird im Kreis herumgereicht, um die Kälte, die im Winter herrscht, zu erfühlen. – „Was empfinden Sie, wenn Sie die Eiswürfel berühren?" Unbehagen, Kälte, es fröstelt mich etc. Anschließend werden das Bild und die Schüssel in die Kreismitte gestellt. – Der GL legt die CD mit den Geräuschen ein, er spielt leichten Regen, Gewitter und Hagel ab. Die TN sollen erraten, um welche Geräusche es sich handelt. – Das Bild mit den Blitzen, der Gewitterstimmung und dem Hagel wird herumgereicht. – „Welche Gefühle werden in Ihnen ausgelöst?" Angst, Gefahr, Unbehagen, Vorsicht etc. – „Haben Sie schon extreme Wettersituationen erlebt? Wenn ja, erzählen Sie uns davon." – „Wie verhält man sich bei Gewitter?" Fenster schließen, nicht aufs freie Gelände gehen, Schutz suchen unter einem Dach, im Auto etc. Die Bilder werden in die Kreismitte zurückgelegt. Über alle Materialien wird ein Tuch gelegt. • Stundenzusammenfassung „Wie geht es Ihnen nach diesen vielen Wetterturbulenzen?" „Welche Bilder haben wir gesehen?" „Welche Gegenstände liegen unter dem Tuch?"
Ausgang	• Bedanken fürs Mitmachen • Ritual: Lied „Unter einem Regenschirm am Abend" • Verabschiedung (Vier Säulen der Begegnung)
Weiterführende Ideen	Beispiele zum ganzheitlichen Gedächtnistraining: • Anagramm WETTERWARNUNG Es dürfen nur die Buchstaben verwendet werden, die im Ausgangswort vorkommen, mit ihnen sollen neue Wörter gebildet werden. Z. B. Wetter, Warnung, Natter, Ratte, Warte, Watte, Tarnung, Gatte etc. • „Welche Berufe sind vom Wetter abhängig?" Dachdecker, Maurer, Kapitän, Rauchfangkehrer, Gärtner etc. • „Welche natürlichen Wetteranzeiger kennen Sie?" Wetterfrosch.Die Malve schließt die Blüte, wenn Regen kommt. Regenwürmer kriechen aus der Erde, wenn Regen kommt.

	Die Sonnenblume öffnet die Blüten morgens nicht, wenn Regen kommt.
	• „Kennen Sie einige Bauernregeln?"
	Wenn der Hahn kräht auf dem Mist, dann ändert sich das Wetter, oder es bleibt, wie es ist.
	Hat einen Hof der Mann im Mond, bleibst du vor Regen nicht verschont.
	• Man kann zur Fantasieanregung mit der Gruppe auch eigene Regeln erfinden.

Titel/Thema	Frühling – „Muttertag"
Kurz-beschreibung	**Sensorische Aktivierung** – Erinnerungsarbeit Man soll die Feste feiern, wie sie fallen. Wir wollen gemeinsam feststellen, wie wichtig der Muttertag unseren Teilnehmern ist. Denn oft hört man den Satz: „Wenn man die Mutter nur einmal im Jahr ehrt, ist das Ganze nichts wert."
Förderziele	• Sinnesförderung – visuell, auditiv, taktil, olfaktorisch • Förderung der Ich- und Sozial-Kompetenz • Erinnerungsarbeit • Gedächtnistraining • Wissenserweiterung • Austausch untereinander
Material	Internetrecherche – die Entstehung des Muttertags, Muttertagsgedichte Lied von Heintje „Mama" – auf CD Bildmaterial – Mutter-Kind-Aufnahmen (von den TN oder vom GL mitgebracht) Herzen aus verschiedenen Materialien und Formen Rote Rosen (für jeden TN eine Rose) Tuch, dicke Filzstifte, Pinnwandtafel, ausgeschnittene Herzen aus Tonkarton, ca. 20 cm Durchmesser. Die TN sitzen um einen Tisch, in der Mitte liegen die mit einem Tuch abgedeckten Herzen.
Hinweise zur Gruppen-zusammen-stellung	Aktive Gruppen: 8–12 Personen Demenzgruppen: 4–6 Personen

Eingangs-phase	• Begrüßung – Vier Säulen der Begegnung • Ritual: Lied „Mama" von Heintje • Kalenderarbeit – Tag, Datum, Jahreszeit. Eine Rose wird zum Befühlen, Beschreiben und Benennen im Kreis herumgereicht. • „Welche Rosensorten kennen Sie?" (Strauchrosen, Stockrosen, Wildrosen) • Überleitung zum Thema: „Muttertagsgedicht"

Haupt-teilphase	• Memoryfragen
	  – Das Tuch wird vom Tablett genommen, der GL geht in die Runde und lässt jeden TN ein Herz aussuchen.
	  – Jeder TN beschreibt anschließend sein Herz.
	    Aus welchem Material ist es? – Stein, Ton, Stoff, Filz, Glas, Styropor etc.
	    Welche Farbe hat es? Ist es einfärbig oder bunt?
	    Hat es eine Inschrift?
	    Wie fühlt es sich an? – Dünn, dick, hart, weich? Ist es groß oder klein, fühlt es sich warm oder kalt an?
	    Das Herz wird im Kreis zur Betrachtung für die anderen TN weitergegeben.
	  – „Wann ist Muttertag?"
	  – „Wie wichtig ist Ihnen dieser Tag?"
	  – „Wer hat diesen Tag ins Leben gerufen?" (Internetrecherche – Anna Jarvis)
	  – „Wie ist der Muttertag bei Ihnen verlaufen, als Ihre Kinder noch klein waren?"
	    „Durften Sie lange schlafen, wurde Ihnen das Frühstück gemacht, wurden Sie zum Essen ausgeführt, wurde ein Gedicht aufgesagt?"
	  – „Haben Sie Geschenke bekommen? Wenn ja, welche?"
	  – „Haben Sie Geschenke aufgehoben?" (Zeichnungen, Gedichte, Fotos)
	  – „Was gibt und macht eine Mutter für ihre Kinder?"
	    Tonkartonherzen, Stifte und die Pinnwandtafel werden gebraucht.
	    Wenn ein TN möchte, schreibt er die Antwort auf ein Herz, wenn dies nicht möglich ist, schreibt der GL. Ein TN heftet die Herzen auf die Tafel.
	    Mögliche Antworten:
	    Liebe, immer da zu sein, ein offenes Ohr zu haben für Probleme, trösten, lachen, weinen, Sorgen haben, Geschichten vorlesen, putzen, waschen, kochen, spielen, Werte weitergeben etc.
	    Wir betrachten gemeinsam die gestaltete Tafel.

	• Stundenzusammenfassung
Ausgangs-phase	• Bedanken fürs Mitmachen • Ritual: Muttertagsgedicht oder nochmals das Lied „Mama" • Verabschiedung – Vier Säulen der Begegnung • Jeder TN bekommt eine Rose geschenkt – auch die Herren, denn es gibt ja auch einen Vatertag
Weiter-führende Ideen	• Muttertagsjause

Titel/Thema	**Frühling – „Frühlingserwachen"**
Kurz-beschreibung	**Rhythmik** Wir begrüßen den Frühling mit Musik. Mit Musik können Herzen geöffnet werden. Es geht um den Spaß an der Sache, Freude und um gemeinsames Gruppenspiel.
Förderziele	• Sinnesförderung – visuell, taktil, auditiv, vestibulär, kinäs-thetisch • Stärkung der Ich- und Sozial-Kompetenz • Förderung des Rhythmusgefühls • Reaktionsförderung • Flexibilitätsförderung • Konzentrationsübung • Lebensfreude vermitteln • Freude am gemeinsamen Tun wecken • Gemeinsam Spaß haben
Material	Instrumente: Klanghölzer, Rasseln, Trommeln, Schellen; Reifen, Korb für die Instrumente Lied: „Tulpen aus Amsterdam" – auf CD 4 Hula-Hoop-Reifen Sesselkreis bilden, der Korb mit den Instrumenten steht in der Kreismitte
Hinweise zur Gruppen-zusammen-stellung	Aktive Gruppen: 8–12 Personen Demenzgruppen: 4–6 Personen Begleitperson

Eingangs-phase	• Begrüßung – Vier Säulen der Begegnung • Ritual: Lied – „‚Kuckuck, Kuckuck[2BB?], rufts aus dem Wald" • Kalenderarbeit – Tag, Datum, Jahreszeit • Überleitung zum Thema: „Heute habe ich Instrumente mitgebracht, mit diesen wollen wir uns gemeinsam auf den Frühling einstimmen."
Haupt-teilphase	• Memoryfragen – Die TN werden gebeten, ihre Augen zu schließen. Der GL schlägt ein Instrument nach dem anderen an. Die TN sollen raten, um welches es sich handelt. – Der GL geht mit dem Korb voll Instrumenten von TN zu TN, jeder sucht sich ein Instrument aus. – Reihum beschreiben die TN ihre Instrumente. „Aus welchem Material ist es"? – Holz, Metall, Kunststoff, Leder etc. „Welche Farbe hat es?" „Wie ist der Klang?" – dumpf, hell, laut etc. „Welche Form hat es?" – rund, eckig etc. „Wie fühlt es sich an?" – glatt, rau, kalt, warm etc. „Wie wird es gebraucht, angeschlagen?" „Klingt der Ton lange nach?" – Es werden gemeinsam verschiedene Takte ausprobiert. 3/4-Takt, 4/4-Takt. Zuerst wird der Takt nur durch Klatschen erzeugt, dann mit Instrumenten. – Ein freiwilliger TN kann einen Takt vorgeben, die anderen TN sollen versuchen, diesen zu übernehmen. Sobald alle im Gleichklang sind, ist der Nächste an der Reihe. – Kanon „Froh zu sein bedarf es wenig" gemeinsam singen (der GL singt ihn einmal vor) und den Takt dazu klopfen. Anschließend werden die TN in zwei Gruppen aufgeteilt (die Begleitperson übernimmt eine Gruppe). Es wird versucht, den Kanon dreimal durchzusingen. Zuerst ohne, dann mit Instrumentbegleitung. Anschließend wird die Übung wiederholt, allerdings wird die Melodie nur – mit Instrumentenbegleitung und ohne Text – gesummt. – Die TN werden gebeten, die Augen zu schließen, der GL bewegt sich im Raum und schlägt auf der Trommel einen Takt. Die TN sollen mit ausgestreckter Hand zeigen, wo sich der GL befindet. – Die TN dürfen die Augen wieder öffnen. Der GL geht im Kreis, stellt sich vor einen TN, dieser soll nun einen 3/4-Takt anschlagen. Der GL geht zum Nächsten usw., bis alle TN an der Reihe waren und den gleichen Takt spielen.

	Ebenso wird aufgehört: Der GL stellt sich wieder vor jede einzelne Person, die dann aufhören soll zu spielen. (Schwierige Übung)
	– Echospiel – Der GL bestimmt einen TN, der mit seinem Instrument einen Takt vorgeben soll, die gleichen Instrumente sollen in den Rhythmus einstimmen. Dann geht er zum nächsten TN mit einem anderen Instrument, der wiederum einen Takt vorgeben soll, wobei die anderen TN mit dem gleichen Instrument einstimmen usw.
	– Der GL steht in der Kreismitte, mit Bewegungen gibt er die Lautstärke vor. Wenn er in der Hocke ist, spielen die TN ganz leise, wenn er sich immer mehr aufrichtet, sollen sie lauter spielen, wenn er ganz gestreckt ist und seine Arme hoch nach oben hält, sollen sie ganz laut spielen.
	– Die vier Reifen kommen ins Spiel. In den einzelnen Reifen liegt jeweils eines der vier Instrumente. Wenn der GL in einem der Reifen steht, sollen genau diese Instrumente gespielt werden. Er kann auch in zwei, drei oder vier Reifen stehen. Wenn er aus einem Reifen heraussteigt, hört dieses Instrument auch wieder zu spielen auf. (Schwierige Übung)
	– Jene Instrumente, die keine Klanghölzer sind, werden eingesammelt und durch Klanghölzer ersetzt.
	– Der GL geht mit der Trommel im Kreis. Wenn er vor einem TN steht, soll dieser mit dem Klangholz auf die Trommel schlagen. Der GL geht schnell, langsam, hält die Trommel hoch, gerade oder nach unten – die Reaktion der TN ist gefragt.
	– Reifenwalzer zur Musik „Tulpen aus Amsterdam" (Entspannungsübung) Die TN können sitzen oder stehen. Der GL stülpt einen Hula-Hoop-Reifen über einen TN. Der TN sollte den Reifen oberhalb der Hüfte haben und sich links und rechts daran festhalten. Mit der Musik schwingt dann der GL mit dem TN im Takt. Dann kommt der nächste Freiwillige an die Reihe. Manchmal wird es auch vorkommen, dass TN ohne Reifen tanzen wollen.
	• Stundenzusammenfassung
Ausgangs-phase	• „Wie fühlen Sie sich jetzt?" • Bedanken fürs Mitmachen • Ritual: Lied – „Alle Vöglein sind schon da" • Verabschiedung – Vier Säulen der Begegnung

Weiterführende Ideen	Singrunde – altes Liedgut erhalten, in Erinnerung rufen, z. B.: „Alle Vöglein sind schon da" „Der Kuckuck und der Esel" „Komm lieber Mai und mache" „Der Mai ist gekommen" „Es war eine Mutter, die hatte vier Kinder" usw.

Titel/Thema	Frühling – „Wellnesstag"
Kurzbeschreibung	**Motogeragogik** Wir bringen gemeinsam unseren Körper und Geist in Schwung und machen uns für den Frühling fit. Körperliche und geistige Bewegung kann auch entspannend sein. (Alle Bewegungen werden immer zuerst mit der linken, dann mit der rechten Hand durchgeführt.)
Förderziele	• Sinnesaktivierung – auditiv, visuell, taktil, olfaktorisch, vestibulär, kinästhetisch, propriozeptiv • Förderung der Ich- und Sozial-Kompetenz • Auge-/Handkoordination • Konzentrationsförderung • Förderung der Merkfähigkeit • Reaktionsförderung • Fantasieanregung
Material	Waschlappen in verschiedenen Farben, Luftballons, Wasserball, grünes Netz (ein Netz, wie man es zum Abdecken eines Teichs benützt), großes Tuch (in dieses werden die Waschlappen gelegt, das Tuch wird zugebunden, damit ein großer Ball entsteht). Musik: Wellnessmusik Walzer – „Rosen aus dem Süden", „Donauwalzer" Zwei große Glasschüsseln, verschiedene Badesalze und Badeöle (z. B. Melissenbadesalz, Badeöl mit Honigduft, Eukalyptusbadesalz), drei kleine Glasschüsseln, zwei Handtücher. In die zwei großen Schüsseln wird je ein Badesalz und je ein Badeöl eingefüllt, welche erst im Stundenverlauf von der Begleitperson mit warmem Wasser befüllt werden; in den drei kleinen Schüsseln werden die drei Badezusätze pur eingefüllt.

Hinweise zur Gruppen- zusammen- stellung	Aktive Gruppen: 8–12 Personen Demenzgruppen: 4–6 Personen Eine Begleitperson

Eingangs-phase	• Begrüßung – Vier Säulen der Begegnung
	• Ritual: Lied – „Griaß eich god olle mitanaunda"
	• Kalenderarbeit – Tag, Datum, Jahreszeit
	• Überleitung zum Thema:
	• Die drei kleinen Schüsseln mit den Badezusätzen werden zum Riechen, Beschreiben und Benennen im Kreis weitergegeben.
	  – „Welche Düfte erkennen Sie?"
	  – „Riechen sie angenehm, unangenehm, süß?"
	  – „Können Sie den Duft beschreiben?" – erfrischend, schwer, leicht etc.
	
	Der Winter war lange und wir müssen uns erst wieder an Bewegung gewöhnen.
	So wie die Natur im Frühling erwacht, wollen auch wir uns in Schwung bringen.
	Bei körperlicher und geistiger Betätigung ist aber auch Entspannung wichtig, das tut unserer Seele gut.

Haupt-teilphase	• Memoryfragen
	  – Unser Waschlappen-Ball kommt ins Spiel.
	  Zuerst wird der Ball im Kreis herumgereicht, jeder TN greift hinein und versucht durch Tasten und Fühlen zu erkennen, was in dem Tuch verborgen sein könnte. Am Schluss der Runde wird der Inhalt benannt.
	  – Anschließend wird der Ball kreuz und quer von einem TN zum anderen geworfen. Jeder TN zieht einen Waschlappen heraus.
	  – „Aus welchem Material ist der Waschlappen? Gibt es noch andere Materialien für Waschlappen?" – Z. B. Waffelbiquet.
	  – „Welche Farbe hat er?" – Reihum benennen die TN ihre Farben.
	  – „Wozu brauchen wir den Waschlappen?" – Zum Waschen, zum Waschmuschel auswischen, Dusche reinigen etc.
	  – Gemeinsam kommen wir mit dem Waschlappen in Schwung.
	  Die TN sollen Körperteile nennen, die gewaschen werden, die Bewegungen werden gemeinsam durchgeführt, z. B.

Gesicht, hinter den Ohren, Bauch, Arme, Rücken, Beine, Füße etc.

Dazu kann das Lied „Wasser ist zum Waschen da" gesungen werden.

– „Was alles kann man mit dem Waschlappen noch machen?"

Zusammenrollen und wie eine Fackel hochhalten und schwingen,

auswinden, zusammenknüllen, in die Luft werfen und fangen,

unter den Beinen durchgeben, rund um den Bauch herumgeben,

um den Hals herumgeben, zwischen verschiedenen Körperteilen einklemmen,

die kleine Schlaufe am Lappen am Finger auffädeln und den Lappen drehen,

untereinander zuwerfen (immer je zwei TN gegenüber) etc.

– Der GL fordert durch das Aufrufen der Farben die TN dazu auf, sich einander zuzuwinken. Er kann beliebig viele Farben aufrufen.

– Jede Farbe bekommt eine Bewegungsaufgabe zugeordnet.

Z. B. Rot – Gesicht waschen, Gelb – Zähne putzen, Blau – Arme waschen usw. Die Durchführung erfolgt wie zuvor durch Zuruf des GL.

Man könnte auch sagen: gelb ist die Sonne – kreisende Bewegungen werden durchgeführt, blau ist der Himmel – wir winken uns zu, grün ist das Gras – wir streicheln darüber, rot ist die Rose – wir riechen daran.

Man kann auch die TN mit dem gelben Waschlappen fragen, welche gelben Dinge ihnen einfallen, z. B. die Zitrone, die Sonne, eine Blume etc. Ebenso macht man es mit den anderen Farben.

– Der Wasserball kommt ins Spiel.

Die TN ziehen den Waschlappen über die rechte Hand. Gemeinsam versucht die Gruppe, den Ball in Bewegung zu bringen und ihn sich gegenseitig zuzurollen. Anschließend wird dasselbe mit der linken Hand durchgeführt.

Musik: Walzer „Rosen aus dem Süden"

Um aktive Gruppen zu fordern, kann man sie anleiten, die Hand ohne Waschlappen hinter den Rücken zu halten oder sich darauf zu setzen.

– Die Luftballons kommen ins Spiel.

Diese Übung funktioniert wie die vorhergehende. Allerdings sollen die Ballons in der Luft gehalten werden.

<table>
<tr>
<td rowspan="2"></td>
<td>
– Die Begleitperson füllt die beiden großen Schüsseln mit warmem Wasser auf.
– Der GL legt das grüne Netz in die Kreismitte, die TN sollen ihre Waschlappen darauf werfen.
– Das grüne Netz wird nun von allen gehalten, darauf lassen alle zur Walzermusik „Donauwalzer" ihre Waschlappen tanzen.
– Der GL und der Begleiter gehen mit den Schüsseln im Kreis.
Die TN werden eingeladen zu riechen und, wenn sie möchten, ihre Hände darin zu baden.
Entspannungsmusik wird aufgelegt – ruhige Instrumentalmusik.
</td>
</tr>
<tr>
<td>Stundenzusammenfassung</td>
</tr>
<tr>
<td>Ausgangs-
phase</td>
<td>
• „Wie fühlen Sie sich jetzt?"
• Bedanken fürs Mitmachen
• Ritual: Lied – „Pfiat eich god olle mitanaunda"
• Verabschiedung – Vier Säulen der Begegnung
</td>
</tr>
<tr>
<td></td>
<td></td>
</tr>
<tr>
<td>Weiter-
führende
Ideen</td>
<td>
• Fantasiereise mit Klangschalenuntermalung
Buch von Daniel Wilk „Ein Käfer schaukelt auf einem Blatt", Entspannungs- und Wohlfühlgeschichten für Kinder jeden Alters
Thema: „Die Wolkenreise"
</td>
</tr>
</table>

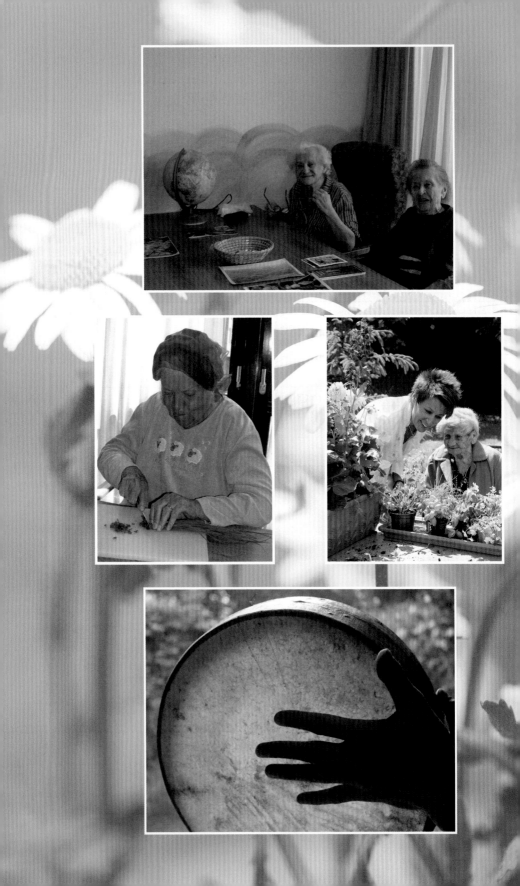

2.2   Sommer

Titel/Thema	Sommer – Bauernhof
Kurz-beschreibung	**Gestaltgeragogik** Was gehört zu einem Bauernhof? Es ist bei den meisten TN schon lange her, dass sie auf einem Bauernhof waren. Nun sind ihre Vorstellungsgabe und Erinnerung gefragt.
Förderziele	• Sinnesförderung – visuell, taktil • Förderung der Ich- und Sozial-Kompetenz • Erinnerungsarbeit • Zuordnungsübung • Auge-/Handkoordination • Förderung der Feinmotorik • Förderung des Vorstellungsvermögens • Förderung der Gruppengemeinschaft
Material	Großes Leintuch – im unteren Teil grün, im oberen Teil blau gebatikt. Aus Tonkarton, Stoff und Filz gebastelt: Bauernhaus, Scheune, Dächer, Fenster, Türen, Bäume, Sträucher, See, Schornstein, Sessel, Bank, Wäsche, Wäschekorb, Weinstock, großer Apfelbaum in der Mitte des Leintuchs, Gartenzaun, Misthaufen, Hundehütte. Weiters: aus Kunststoff gebastelt – Weintrauben, Äpfel, Schwammerl, Kluppen, Seidenblumen, Steine, Holzscheiben, Tiere aus Holz (bemalt), Heugabel, Sense. Die Wäscheleine ist ein dicker Spagat. Großer Tisch, auf dem das Leintuch liegt, die einzelnen Materialien liegen am Rand verstreut, sodass man sie erst zusammensuchen muss. Die Sessel für die TN stehen auf einer Längsseite und den beiden Breitseiten des Tisches. Vor der leeren Längsseite steht oder sitzt der GL.
Hinweise zur Gruppen-zusammen-stellung	Aktive Gruppen: 8–12 Personen Demenzgruppen: 4–6 Personen

Eingangs-phase	• Begrüßung – Vier Säulen der Begegnung • Ritual: Lied „Griaß eich god olle mitanaunda" • Kalenderarbeit – Tag, Datum, Jahreszeit • Überleitung zum Thema: „Ich möchte heute mit Ihnen zum Thema Bauernhof ein Bild gestalten."
Haupt-teilphase	• Memoryfragen – Zu Beginn sollen die TN aufzählen, was alles zu einem Bauernhof gehört, z. B. Bauernhaus, Scheune, Tiere (Esel, Kuh, Schwein, Bäume, Blumen). Gemeinsam soll die Gruppe nun beschließen, mit welchem Teil begonnen wird – z. B. mit dem Bauernhaus, aber da fehlen die Fenster. Nun müssen diese gesucht und mittels Klettpunkten angebracht werden. – Die Gruppe ist nun aufgefordert, durch Absprache untereinander die anderen Teile aufzulegen, aufzubinden, aufzuzwicken. Dies geschieht so lange, bis das Bild ihren Vorstellungen entspricht. – Die einzelnen Teile sollen auch befühlt, beschrieben und benannt werden. Die TN kommen dabei in Bewegung, denn manchmal muss man vom linken Tischrand zum rechten wandern, um seinen Teil auflegen zu können, die Äpfel auf den Baum zu binden oder die Wäsche aufzuhängen. – So wächst das Bild zu einem Ganzen. – Gespräche zwischendurch ergeben sich von selbst. – Bildbetrachtung • Stundenzusammenfassung „Sind Sie alle mit dem Bild zufrieden?" „Liegt alles dort, wo Sie es haben wollten?" „Wie haben Sie die Zusammenarbeit untereinander empfunden?" Wenn möglich, sollte das Bild den ganzen Tag am Tisch liegen bleiben. Somit haben die TN die Möglichkeit, es immer wieder zu betrachten.
Ausgangs-phase	• Bedanken fürs Mitmachen • Ritual: Lied „Pfiat eich god olle mitanaunda" • Verabschiedung – Vier Säulen der Begegnung

Weiter-führende Ideen	Spiel mit dem roten Würfel (Würfel von Wehrfritz – das ist ein großer Würfel mit Einschubtaschen). In diese Taschen werden verschiedene Bilder gesteckt. Beispielsweise: • Notenblatt – „Wem fällt ein Volkslied ein? Versuchen wir, die erste Strophe gemeinsam zu singen." • Tierbild – „Welche Tiere gibt es auf dem Bauernhof?" Tierfamilien nennen, z. B. Eber – Sau – Ferkel, Hengst – Stute – Fohlen etc. • Arbeit auf dem Hof – Pantomimisch sollen die TN Arbeitsvorgänge auf dem Bauernhof darstellen. Die anderen TN sollen erraten, um welche Arbeit es sich handelt. • Sprichwörter, Redewendungen rund um das Landleben, z. B.: Morgenstund hat Gold im Mund. Man soll den Tag nicht vor dem Abend loben. Der dümmste Bauer hat die dicksten Kartoffeln. • Produkte vom Bauernhof, z. B. Produkte vom Schwein, vom Gemüsegarten, Obstgarten etc. • Ein Feld bleibt leer – hier kann nun der GL verschiedene Fragen stellen. • Erklärung von Dialektwörtern, z. B.: Dirndl – das ist ein Mädchen oder eine Tracht Gattihosn – eine lange Männerunterhose Häfn – Topf, Gefängnis Feitel – Taschenmesser Memoryfragen: • „Welche Tiere leben im Wald, am und im See, auf der Wiese?" • „Kennen Sie Bauernregeln?" Kräht der Hahn am Mist, so ändert sich's Wetter, oder es bleibt, wie es ist. Wettert der Juli mit großem Zorn, bringt er dafür reiches Korn. Im Juli will der Bauer lieber schwitzen, als hinter seinem Ofen sitzen. Wenn im August die Schwalben schon ziehen, sie vor naher Kälte fliehen. • „In welchen Märchen spielen Tiere eine bedeutende Rolle?" Der gestiefelte Kater Der Froschkönig Der Wolf und die sieben Geißlein Die Bremer Stadtmusikanten • „Welche besonderen Eigenschaften werden Tieren zugesprochen?" Fuchs – schlau Schlange – falsch Esel – bockig Reh – scheu Biene – fleißig, emsig Schnecke – langsam Wiesel – flink Spatz – frech

Titel/Thema	Sommer – Bauernhof – „Alles hat seinen Verwendungszweck"
Kurz-beschreibung	**Motogeragogik** – mit Zeitungen Heute wirft man eine Zeitung meist weg. Gemeinsam wollen wir erkunden, welchem Zweck eine Zeitung früher diente.
Förderziele	• Sinnesaktivierung – visuell, taktil, auditiv, kinästhetisch, vestibulär • Stärkung der Ich-, Sach- und Sozial-Kompetenz • Konzentrationsübung • Reaktionsförderung • Geschicklichkeitstraining • Bewegungsförderung • Spaß an der Bewegung fördern
Material	Zeitungen, großer Brotkorb (Brotsimperl), grünes Netz, Luftballons, Seifenblasen, einzelne Zeitungsblätter (großes Format), Tuch. Musik: „Schwarzbraun ist die Haselnuss", „Anneliese, ach Anneliese", „Donauwalzer". Ein Sesselkreis wird gebildet, die einzelnen Zeitungsblätter und die Zeitungen liegen in der Kreismitte auf einem Tuch, das restliche Material liegt hinter dem GL.
Hinweise zur Gruppen-zusammen-stellung	Aktive Gruppen: 8–12 Personen Demenzgruppen: 4–6 Personen
Eingangs-phase	• Begrüßung – 4 Säulen der Begegnung • Ritual: Lied „Griaß eich god, olle mitanaunda" • Kalenderarbeit – Tag, Datum, Jahreszeit • Überleitung zum Thema: „Heute habe ich Ihnen Zeitungen mitgebracht. Früher hatte alles seinen Verwendungszweck. Wir wollen uns diesen Zweck heute gemeinsam ansehen."
Haupt-teilphase	• Memoryfragen – Jeder TN bekommt ein Zeitungsblatt. – „Welche Eigenschaften hat die Zeitung?" – „Ist sie weich oder steif? Welche Farbe hat sie? Gibt es Bilder darin?"

- „Was kann man mit dem Blatt machen?" – falten, zerreißen, zerschneiden, zerknüllen etc.
- „Durch Regenwürmer wird die Erde durchlüftet."
Die TN sollen nun versuchen, durch das Reißen der Zeitung einen langen Regenwurm herzustellen. (Es wird damit begonnen, das Zeitungsblatt auf der Längsseite einzureißen, nicht bis ganz in die Ecke, dann weiter auf der Breitseite hinunter, nicht bis in die Ecke usw. Somit entsteht ein langes Zeitungsband, unser Wurm.)
- Gemeinsam wird ermittelt, wer den längsten Regenwurm gerissen hat.
- Dann kommen die TN mit dem Wurm in Schwung.
Zur Musik des Donauwalzers wird er im Takt geschwungen.
- Anschließend wird der Wurm unter den Sessel gelegt.
- Jeder bekommt eine Zeitung in die Hand.
„Wozu kann man sie benützen?" – Ideen der TN durchführen.
Man kann sie zusammenrollen und durch das Loch schauen, man kann damit Fliegen erschlagen, sie als Unterlage verwenden, z. B. beim Erdäpfel schälen, zum Holzschutz in Küchenkästen und Laden einbreiten, als Tischset oder Ersatzregenschirm verwenden, einen Tschako (Papierhut) falten, z. B. als Schutz beim Ausmalen.
- Alle Ideen der TN werden nacheinander von der gesamten Gruppe durchgeführt.
- Zum Lesen – jeder TN soll der Gruppe eine Schlagzeile von seinem Blatt vorlesen.
- „Wozu wurde die Zeitung am Bauernhof benützt?"
Zum Einwickeln von Gemüse, Fleisch, Eiern; zum Einheizen; auf dem Klo; zum Einbreiten in Holzsteigen etc.
- „Was kann man noch mit ihr machen?"
- Man kann sie am Kopf balancieren, sie zwischen verschiedenen Körperteilen einklemmen – Achsel, Knie, Kinn etc.
- Die Zeitung wird auch unter dem Sessel platziert.
- Ein weiteres einzelnes Zeitungsblatt wird ausgeteilt.
- Die TN sollen nun versuchen, dieses Blatt so klein wie möglich zusammenzulegen. Dann wird dieses Stück auf den Boden gelegt und mit den Füßen hin und her bewegt.
- Ein weiteres einzelnes Blatt wird ausgeteilt.
- Die TN sollen nun in dieses Blatt ihren Regenwurm und das kleingefaltete Zeitungsblatt einwickeln und den daraus entstehenden Ball fest zusammendrücken.
- Der Zeitungsball wird zur Musik „Anneliese, ach Anneliese" in die Höhe geworfen und wieder gefangen.
- Dann wird er unter den Beinen durchgegeben, diese beiden Übungen werden durch Zuruf des GL abgewechselt.

	– Der GL steht mit dem Brotkorb in der Kreismitte. – Die TN sollen nun einzeln ihren Ball dem GL zuwerfen, dieser fängt ihn mit dem Korb und wirft den Ball dem TN wieder zu. Diese Übung geht reihum. – Zum Schluss werden die Zeitungsbälle im Korb gesammelt. – Die TN nehmen wieder ihre Zeitung in die Hand. Diese Zeitung wird zusammengerollt. Der GL geht von TN zu TN und bläst Seifenblasen in die Luft. Die TN sollen versuchen, diese mit der Zeitung zu erwischen. – Die TN sehen durch die Zeitungsrolle. „Wir sitzen auf einem Hochstand. Welche Tiere sehen wir im Wald, welche am nahegelegenen Teich?" – Anschließend wird unsere Zeitungsrolle zum Posthorn – durch die Rolle wird getrötet. – Nun kommen die Luftballons und der Wasserball ins Spiel. Diese sollen (zuerst die Luftballons, dann der Wasserball) von den TN in der Kreismitte in Bewegung gehalten werden. • Entspannungsübung – Die TN halten zusammen das grüne Netz. Der GL legt die Luftballons und die Zeitungsbälle darauf. Musik: „Schwarzbraun ist die Haselnuss", dazu lassen wir im Netz unsere Ballons und Zeitungsbälle tanzen. • Stundenzusammenfassung
Ausgangs-phase	• „Wie fühlen Sie sich jetzt?" • Bedanken fürs Mitmachen • Ritual: Lied „Pfiat eich god, olle mitanaunda" • Verabschiedung – Vier Säulen der Begegnung
Weiter-führende Ideen	Singrunde – Volkslieder, z. B.: • Horch was kommt von draußen rein • Und jetzt gang i ans Peters Brünnele • Muss i denn, muss i denn zum Städtele hinaus • Es Bibihenderl • Schwarzbraun ist die Haselnuss • Ein Heller und ein Batzen • Wahre Freundschaft • Kein schöner Land

Titel/Thema	Sommer – Bauernhof
Kurz-beschreibung	**Sensorische Aktivierung** Abruf des Langzeitgedächtnisses Fast jeder war in seinem Leben schon einmal auf einem Bauern-hof. Entweder man ist dort aufgewachsen oder man hat seinen Urlaub dort verbracht. Mit den heute mitgebrachten Gegen-ständen wollen wir die Erinnerung an diese Zeit hervorrufen.
Förderziele	• Sinnesförderung – visuell, taktil, olfaktorisch • Förderung der Ich-, Sach- und Sozial-Kompetenz • Erinnerungsarbeit • Gedächtnistraining • Verbesserung der Kommunikationsfähigkeit und der verba-len Ausdrucksmöglichkeit • Förderung der Merkfähigkeit • Austausch untereinander
Material	Verschiedene Getreidearten, Bergwiesenheu (erhältlich in Zoo-geschäften), Brotsimperl für das Heu und ein Tuch zum Ab-decken, Milchkanne, Schmalzteste, Nachttopf, Trachtentuch, Keramikweinkrug mit ländlichem Motiv, Sturmlaterne, Nudel-holz, großes Lebkuchenherz. Man könnte zu diesem Thema das Buch „Alles zu seiner Zeit" von Johanna Reinisch lesen und daraus einige Kapitel für die Stunde in Kurzform zusammenfassen. So kann man sich besser in das Thema hineinversetzen. Ein Sesselkreis wird gebildet und das Material in der Kreismitte auf einem Tuch aufgebaut. Darüber kommt nochmals ein Tuch, daneben werden das Getreide und der Korb mit dem Heu ge-stellt.
Hinweise zur Gruppen-zusammen-stellung	Aktive Gruppen: 8–12 Personen Demenzgruppen 4–6 Personen
Eingangs-phase	• Begrüßung – 4 Säulen der Begegnung • Ritual: Lied „Im Märzen der Bauer" • Kalenderarbeit: Tag, Datum, Jahreszeit • Die verschiedenen Getreidearten werden zum Ertasten, Be-schreiben und Benennen im Kreis gereicht. Ebenso wird das Brotsimperl mit dem Heu in der Runde herumgereicht. Aller-

	dings bleibt bei der ersten Runde das Tuch darüber gebreitet – die TN sollen nur ertasten, worum es sich handelt. Bei der zweiten Runde wird das Tuch abgenommen und die TN sollen an den Getreidearten und dem Heu riechen. • Überleitung zum Thema: „Um welches Thema könnte es sich heute handeln?" „Wohin müssen wir fahren, um den Duft von Heu genießen zu können?"
Haupt- teilphase	• Memoryfragen: – „Wann waren Sie das letzte Mal auf einem Bauernhof?" – „Wer von Ihnen ist auf einem Bauernhof aufgewachsen?" – „Welche Erinnerungen haben Sie an diese Zeit? Haben Sie dort Urlaub gemacht oder mitgearbeitet?" – Um das Erinnerungsvermögen wachzurufen, werden die Gegenstände in der Kreismitte abgedeckt. – Jeder Gegenstand wird einzeln in der Runde herumgereicht. „Um welchen Gegenstand handelt es sich?" „Aus welchem Material ist der Gegenstand?" Z. B. aus Blech, Stoff, Holz etc. – „Welche Form hat er? Ist er eckig oder rund, ist er rau oder glatt?" – „Wie fühlt er sich an? Hart, weich, leicht, schwer, warm, kalt?" – „Welche Farbe bzw. Farben hat er?" – „Wozu wird er gebraucht?" – „Fällt Ihnen eine Geschichte, die Sie erlebt haben, dazu ein; möchten Sie diese der Runde erzählen? Haben Sie Milch beim Bauern geholt? Haben Sie einmal ein Lebkuchenherz geschenkt bekommen? Haben Sie gerne Tracht getragen?" – Anschließend wird jeder Gegenstand wieder in die Kreismitte zurückgestellt. – „Wo wurde geschlafen? Am Heuboden, auf einem Strohsack oder etwas anderem?" – „Was wurde gegessen?" Produkte vom Bauernhof, früher waren die Bauern Selbstversorger. – „Welche Hilfskräfte gab es am Hof?" Bauer, Bäuerin, Großknecht, Großmagd, Kuchlin, Melker, Ochsner, Rossner, Kleindirn, Felddirn … • Stundenzusammenfassung – das Tuch wird wieder über die Gegenstände gelegt. – „Was haben wir heute gemacht?" – „Welche Gegenstände befinden sich unter dem Tuch?"

	– Man könnte zum Abschluss ein Spiel zusammen spielen: Die TN werden gebeten, ihre Augen zu schließen. Der GL nimmt einen Gegenstand von der Kreismitte weg. Die TN sollen nun erraten, welcher fehlt.
Ausgangs-phase	• Bedanken fürs Mitmachen • Ritual: Lied „Im Märzen der Bauer" • Verabschiedung – Vier Säulen der Begegnung
Weiter-führende Ideen	• Literaturrunde – gemeinsam Geschichten aus dem Buch „Vom alten Leben mit der Natur" von Barbara Waß lesen, anschließend folgt eine Diskussionsrunde.

Titel/Thema	Sommer – Bauernhof – „Herrgottswinkel"
Kurz-beschreibung	**Sensorische Aktivierung** Traditionen, Spirituelles erleben, Rituale. Welchen Stellenwert hatten die Religion, das Beten früher? Beten vor und nach dem Essen oder der Besuch der Sonntags-messe gehörten früher zum Alltag bzw. zum Tagesablauf. Gerade im Alter kehren viele ältere Menschen wieder zum Ge-spräch mit Gott zurück – beten heißt reden mit Gott.
Förderziele	• Sinnesförderung – visuell, taktil, auditiv, olfaktorisch • Förderung der Sach- und Sozial-Kompetenz • Erinnerungsarbeit • Gedächtnistraining • Austausch untereinander über Traditionen und Rituale
Material	Buchmaterial – „Alles zu seiner Zeit" von Johanna Reinisch, „Trautes Heim, Glück allein" von Martin Reiter. Texte – Kapitel „Vom Beten und vom Aberglauben" aus dem Buch „Alles zu seiner Zeit". Lied – „Danke für diesen guten Morgen" – Internetrecherche. Sprichwörter, Weisheiten und Zitate aus dem Buch „Trautes Heim, Glück allein". Laib Brot, Weihwasserkrug oder Weihwasserkessel, mitge-brachtes Weihwasser aus Lourdes oder einem anderen Wall-fahrtsort, Gebetswürfel, Kreuz, Bildmaterial.

	Stube mit Herrgottswinkel, Rosenkranz, altes Gebetsbuch, Spruchdecke, Bibel, Vase mit Margeriten und Mohnblumen, kleiner Tisch, Tuch. Ein Sesselkreis wird gebildet, in der Kreismitte steht ein kleiner Tisch mit den mitgebrachten Gegenständen, diese sind mit einem Tuch zugedeckt.
Hinweise zur Gruppen-zusammen-stellung	Aktive Gruppen: 8–12 Personen Demenzgruppen: 4–6 Personen
Eingangs-phase	• Begrüßung – Vier Säulen der Begegnung. • Ritual: Lied „Danke für diesen guten Morgen". • Kalenderarbeit: Tag, Datum, Jahreszeit. Heute werden Margeriten und Mohnblumen mitgebracht, zum Riechen, Beschreiben und Benennen. • Überleitung zum Thema: Früher hat es in jedem Haus einen Herrgottswinkel gegeben. In diesem hingen ein Kreuz und meist ein Bild von Maria und Jesus. Davor standen eine Kerze und eine Vase mit Blumen. Oft befand sich am Podest auch noch ein Spruchband, z. B. mit der Inschrift: „Ein Heim von Gott dem Herrn bewacht, ist wohl begründet und bedacht. Zwei Lebensstützen brechen nie, Gebet und Arbeit heißen sie."
Haupt-teilphase	• Memoryfragen: – „Wie war das bei Ihnen zu Hause, hatten Sie einen Herrgottswinkel in der Stube?" – „Wie hat dieser ausgesehen?" – „Wie war das mit dem Beten bei Ihnen zu Hause, als Sie Kind waren?" – „Zu welchen Gelegenheiten wurde gebetet?" – Vor dem Mittagessen, Abendgebet (über dem Bett hing ein Schutzengel), vor und nach Unterrichtsbeginn, der Rosenkranz vor der Messe etc. – „Zu welchen Gelegenheiten betet man noch?" – Z. B. Stoßgebete wenn man etwas verloren oder verlegt hat zum Hl. Antonius, wenn Familienmitglieder eine Reise machen zum Hl. Christophorus etc. – „Wurden Sie zum Beten angehalten?" – „Halten Sie heute noch ein stilles Gebet für sich? Z. B. vor dem Essen oder am Abend?"

- „Was heißt Beten für Sie?" – Mit Gott reden, Energie sammeln, Sorgen loswerden, ausruhen, sich fallen lassen, Gott die innigsten Geheimnisse anvertrauen, einen Zuhörer zu haben etc.
- „Welche Rituale und Benimmregeln gab es bei Tisch?" – Niemand durfte zu spät kommen, die Hände mussten sauber sein, vor und nach dem Essen wurde ein Gebet gesprochen, man musste bei Tisch ruhig sitzen, „Was auf den Tisch kommt, wird gegessen", man musste alles aufessen, niemand durfte aufstehen, bevor alle fertiggegessen hatten, auf die Rückseite des Brotes wurde vor dem Anschneiden ein Kreuz mit dem Messer geritzt etc.
  Vor vielen Jahren gab es eine Rangordnung beim Essen (alle aßen aus einer Schüssel): zuerst der Bauer, dann der Großknecht usw. – je nachdem, welchen Rang das Personal hatte.
- Die Gegenstände am Tisch werden abgedeckt und im Kreis weitergegeben.
  Sie werden beschrieben:
  „Um welchen Gegenstand handelt es sich?"
  „Aus welchem Material ist er?"
  „Welche Form hat er?"
  „Wie fühlt er sich an?"
  „Welche Farbe hat er?"
  „Wozu wird er gebraucht?"
  „Hat er eine Inschrift?"
- Das Brot wird auf einem Tuch weitergegeben, damit daran gerochen werden kann.
- Die Gegenstände werden zum Schluss wieder mit einem Tuch abgedeckt.
- „Kennen Sie Sprüche wie z. B. jenen zu Beginn unserer Stunde, die früher in jedem Haus zu finden waren?"
  Beispiele:
  Gott halt in Gnaden treue Wacht, in diesem Hause Tag und Nacht.
  Gott gibt mehr an einem Tag, als ein ganzes Königreich vermag.
  Lass uns, o Gott, in Frieden leben, du allein vermagst uns Glück zu geben.
  Der Mensch denkt, Gott lenkt.
  Der liebe Gott hat uns die Zeit geschenkt, aber von Eile hat er nichts gesagt.
  Grüß Gott, tritt ein, bring Glück herein.
  Wo Glaube, da Liebe, wo Liebe, da Friede, wo Friede, da Segen, wo Segen, da Gott, wo Gott, keine Not.

	• Stundenzusammenfassung „Welches Thema hatten wir heute, worüber haben wir gesprochen bzw. diskutiert?" Zum Abschluss wird aus dem Buch „Alles zu seiner Zeit" das Kapitel „Vom Beten und vom Aberglauben" vorgelesen.
Ausgangs-phase	• Bedanken fürs Mitmachen • Ritual: Lied „Danke für diesen guten Morgen" • Verabschiedung – Vier Säulen der Begegnung
Weiter-führende Ideen	Einführung eines Tischgebets beim Mittagstisch. Buch – „Komm, Herr Jesus, sei unser Gast" – Alte und neue Tischgebete von Martin Reiter. Der Laib Brot könnte bei der Nachmittagsjause aufgeschnitten und mit Butter und Schnittlauch sowie Tee verspeist werden.

Titel/Thema	Sommer – Die Arbeitswelt am Hof
Kurz-beschreibung	**Sensorische Aktivierung** Gestaltgeragogik Wir wollen gemeinsam erarbeiten, welche Arbeitserleichterung es heute für den Bauern gibt. Vergleich früher – heute. (Diese Stunde hat in meiner Gruppe eine tolle Eigendynamik entwickelt.)
Förderziele	• Sinnesförderung – visuell, taktil, kinästhetisch, vestibulär • Förderung der Ich-, Sach- und Sozial-Kompetenz • Erinnerungsarbeit • Gewichtsunterschiede erkennen • Gegenwartsbezug herstellen
Material	Pinnwandtafel und Pins – für eine gemeinsame Collagenerstellung. Drei vorbereitete A4-Blätter, foliert, mit der Aufschrift: „Blatt 1 – Die Arbeitswelt am Hof", „Blatt+2 – FRÜHER", „Blatt 3 – HEUTE". Blatt 1 kann auf der Pinnwand in der Mitte ganz oben angesteckt werden, Blatt 2 links darunter und Blatt 3 rechts darunter. Oder Sie lassen die TN über die Anordnung entscheiden.

	A4-Formatbilder, foliert, von der Arbeit am Hof:
	    Gegensatzpaare suchen, z. B. Ochsen und Pflug mit Bauer,
	    im Gegensatz dazu: Traktor und Pflug etc.
	Gegenstände – Großes Wagenrad von einem Heuwagen, kleines Rad von einem Leiterwagen, Rosskummert, Hufeisen, geflochtener Bastkorb für Flaschen (damit wurden früher die Getränke kühl gehalten) sowie ein großes Tuch, um am Stundenende die Gegenstände abzudecken.
	
	Es wird ein Sesselkreis gebildet, die Gegenstände und das Bildmaterial werden in der Kreismitte aufgelegt.

Hinweise zur Gruppen-zusammen-stellung	Aktive Gruppen: 8–12 Personen Demenzgruppen: 4–6 Personen
Eingangs-phase	• Begrüßung – Vier Säulen der Begegnung • Ritual: Lied „Im Märzen der Bauer" • Kalenderarbeit – Tag, Datum, Jahreszeit • Überleitung zum Thema: „Gemeinsam mit Ihnen möchte ich heute den Unterschied feststellen, wie die Arbeit am Hof früher und heute vonstatten ging bzw. geht. Beispielsweise wurden die Kühe früher von Hand gemolken, heute gibt es eine Melkmaschine. Der Bauer pflügte mit Pferden, heute gibt es den Traktor. Früher waren die Bauern Selbstversorger, heute sind sie spezialisiert auf Milchwirtschaft oder Getreideanbau. Ich habe Ihnen einige Gegenstände mitgebracht."

Haupt-teilphase	• Memoryfragen:
	   – „Welche Gegenstände erkennen Sie in der Kreismitte? Können Sie diese benennen?"
	   – Der GL gibt zuerst das kleine Wagenrad zur Betrachtung und Beschreibung im Kreis herum. Die TN sollen genau untersuchen, wie so ein Rad zusammengesetzt ist.
	   – Anschließend wird gefragt:
	     „Aus welchem Material ist der Gegenstand?"
	     „Aus welchen Teilen setzt er sich zusammen?" – Beim Rad z. B. aus den Speichen, der Radnabe, ein Eisenreifen hält das Ganze zusammen etc.
	     „Welche Form hat er?"
	     „Ist er leicht oder schwer?"
	     „Von welchem Wagen könnte er stammen"? – In diesem Fall von einem Leiterwagen.

„Wozu verwendete man einen Leiterwagen?" – Z. B. zum Transport von Holz vom Schuppen in den Wohnraum.

- Bei den weiteren Gegenständen funktioniert dies ebenso. Beim Rosskummert kann der GL etwa fragen, ob die TN einmal ausprobieren möchten, wie das ist, wenn man es um den Hals trägt. Es wird natürlich mit Hilfe des GL umgelegt (meiner Gruppe hat das viel Spaß gemacht).
Beim Wagenrad könnte man die TN fragen, ob sie es aufheben möchten. Ein Gewichtsunterschied zum kleinen Rad kann festgestellt werden. Es kann mit und ohne Hilfe des GL aufgehoben werden.
- Das Bildmaterial wird im Kreis herumgereicht. (Sie werden sehen, dass die TN die Bilder untereinander austauschen werden.)
Die TN bestimmen dann gemeinsam, ob das Bild in die Rubrik „Früher" oder „Heute" eingeordnet wird. Wenn ein TN möchte, heftet er das Bild an die Pinnwandtafel, wenn nicht, erledigt dies der GL.
Dieser Teil nimmt aufgrund der Gespräche unter den TN viel Zeit in Anspruch.
- „Was musste früher mit der Hand gemacht werden?"
Das Getreide und die Wiesen wurden mit der Sense gemäht,
das Feld wurde händisch besät,
der Bauer ging hinter dem Pflug nach, der von Ochsen oder Pferden gezogen wurde,
das Heu wurde auf sogenannte Heumandln zum Trocknen geschichtet,
die Kühe wurden von Hand gemolken,
es wurde von Hand geerntet und
das Holz wurde oft mit dem Schlitten zum Hof gebracht.
- „Welche Maschinen erleichtern heute den Bauern die Arbeit?"
Traktor, Sämaschine, Heuwender, Stroh-/Heupresse, Melkmaschine, Mähdrescher etc.

• Stundenzusammenfassung
Die Pinnwandtafel wird umgedreht, die Gegenstände in der Mitte werden mit einem Tuch zugedeckt.
„Was haben wir heute gemacht?"
„Welche Gegenstände haben wir herumgereicht?"
„Welches Bildmaterial haben wir durchgereicht?"

Ausgangs-phase	• Bedanken fürs Mitmachen • Ritual: Lied „Im Märzen der Bauer" • Verabschiedung – Vier Säulen der Begegnung
Weiter-führende Ideen	CD – „Geräusche am Bauernhof" von Carola Preuß und Klaus Ruge, Verlag an der Ruhr. Ziel ist das Erkennen von Geräuschen.

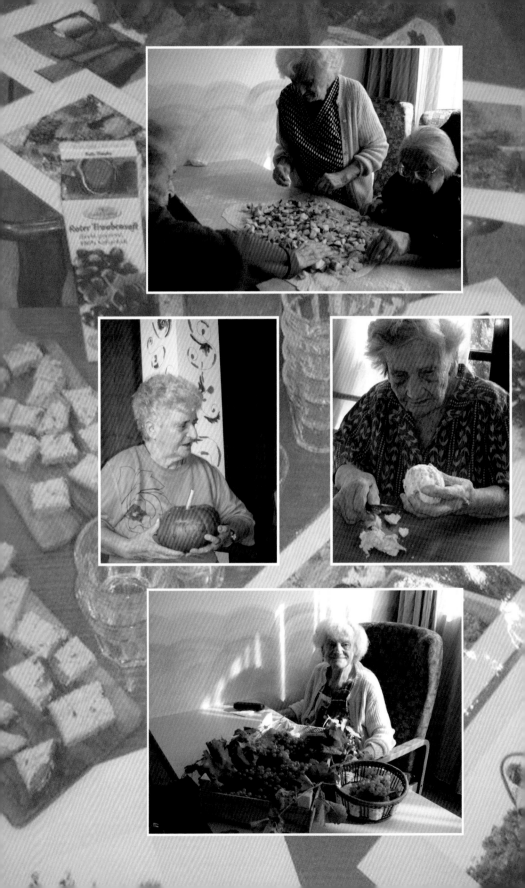

2.3 Herbst

Titel/Thema	Herbst – Herbstbeginn
Kurz-beschreibung	**Sensorische Aktivierung** In der Runde wollen wir die neue Jahreszeit begrüßen und feststellen, was sich im Herbst im Vergleich zum Sommer (in der Natur, in der Bekleidung etc.) verändert.
Förderziele	• Sinnesaktivierung – visuell, taktil, olfaktorisch, gustatorisch • Förderung der Ich-, Sach- und Sozial-Kompetenz • Gedächtnistraining • Erinnerungsarbeit • Kommunikationsförderung • Wortfindungstraining • Jahreszeit bewusst machen
Material	Internetrecherche – Gedicht „Herr von Ribbeck auf Ribbeck im Havelland" von Theodor Fontane. Bunte Blätter von verschiedenen Bäumen, Kärtchen mit den Baumnamen, ein großer Korb mit Parasolen, Steinpilzen, Eierschwammerln, Kürbis, Maiskolben, Kastanien, Eicheln, Erikastock, Physalis (Lampionblume), Weintrauben, Äpfeln, Birnen, Zwetschken, Tannenzapfen etc. Drachen, dafür als Bildmaterial im A4-Format: Igel, Eichkätzchen, Reh. Flipchart, Stifte, einige Dessertteller, Messer. Liedtext: „Es war eine Mutter, die hatte vier Kinder". Um den Tisch werden die Sessel angeordnet, das Material wird in der Tischmitte platziert und mit einem Tuch abgedeckt. Der Drache und die Liedtexte werden daraufgelegt.
Hinweise zur Gruppen-zusammen-stellung	Aktive Gruppen: 8–12 Personen Demenzgruppen: 4–6 Personen
Eingangs-phase	• Begrüßung – Vier Säulen der Begegnung. • Ritual: Lied „Es war eine Mutter, die hatte vier Kinder". • Kalenderarbeit: Tag, Datum, Jahreszeit. Der Drache wird zum Befühlen und Beschreiben im Kreis herumgegeben. – „Haben Sie früher Drachen steigen lassen, wie lange ist das her?"

	– „Haben Sie den Drachen selbst gebastelt?" – „Aus welchem Material war er?" • Überleitung zum Thema: „Heute wollen wir gemeinsam den Herbst begrüßen." Gedicht „Herr von Ribbeck auf Ribbeck im Havelland" von Theodor Fontane.
Haupt- teilphase	• Memoryfragen – „Wann ist Herbstbeginn, wie lange dauert er?" – vom 23. September bis zum 20. Dezember. – „Was ändert sich im Vergleich zum Sommer?" Die Antworten werden auf einem Flipchart festgehalten, z. B.: Wetter, Natur, Bekleidung, man muss zu heizen beginnen, die Tage werden kürzer, Zeitumstellung, man bleibt gerne in der warmen Stube, Grippezeit etc. – „Welche Gefühle werden in Ihnen wach, wenn Sie an den Herbst denken?" – Das Material wird abgedeckt. Einzeln wird es von TN zu TN weitergereicht, um beschrieben, befühlt, berochen, gekostet und benannt zu werden. – Pilze – Beschaffenheit, Farbe, Aussehen beschreiben und benennen. „Haben Sie früher Pilze gesammelt?" „Welche Pilze kennen Sie noch?" „Wie kann man sie zubereiten?" – Geruch und Geschmack von Maiskolben, Weintrauben, Zwetschken, Äpfeln und/oder Birnen beschreiben. „Welche Speisen kann man damit herstellen?" „Welche Apfelsorten kennen Sie noch?" „Was wird im Herbst noch geerntet?" – Erdäpfel, Kraut, Rüben etc. – Erikastock – Physalis „Welche Herbstblumen gibt es noch?" Astern, Dahlien, Chrysanthemen etc. – Kastanien – Tannenzapfen – Eicheln „Was kann man damit basteln?" – Eine Kette, Tiere, Männchen oder einen Wetteranzeiger aus Tannenzapfen: Die Zapfen werden vor das Fenster gehängt. Wenn sich der Zapfen öffnet, gibt es schönes bzw. trockenes Wetter. Wenn sich der Zapfen schließt, wird es kalt und regnerisch. – Blätter – Kärtchen mit den Baumnamen Die Blätter werden betrachtet, beschrieben, befühlt. Anschließend sollen sie dem richtigen Baum zugeordnet werden.

	• Bildmaterial
	  – Reh – Die Jagdsaison und die Wildbrettwochen beginnen.
	    „Welche Speisen kann man zubereiten?"
	    „Welche Beilagen reicht man dazu?"
	  – Igel, Eichkätzchen
	    „Wie bereiten sich diese auf den Winter vor?"
	    „Welche Tiere bereiten sich noch auf die kalte Jahreszeit vor?"
	  – Der GL deckt das Material wieder ab.
	
	• Stundenzusammenfassung
	  „Was haben wir heute gemacht?"
	  „Welche Materialien liegen unter dem Tuch?"

Ausgangs-phase	• Bedanken fürs Mitmachen • Ritual: Lied „Es war eine Mutter, die hatte vier Kinder" • Verabschiedung – Vier Säulen der Begegnung • Man könnte jedem TN ein Stück Obst mitgeben

Weiter-führende Ideen	• Mit der Gruppe Drachen steigen lassen.
	• Gedächtnistraining, z. B.:
	  „Was kann man an das Wort Herbst anhängen?" … beginn, … ende, … mode, … messe, … wind, … lieder, … gedichte, … zeitlose etc.
	• Anagramm „Herbstzeitlose"
	  Bei einem Anagramm dürfen nur die Buchstaben verwendet werden, die im Wort „Herbstzeitlose" vorkommen. Mit diesen sollen neue Wörter gebildet werden.
	• „Welche Feste werden im Herbst gefeiert?"
	  Weinlesefest, Kürbisfest, Erntedankfest, Hubertusfest etc.
	• „Welche besonderen Tage gibt es noch?"
	  Welttierschutztag – 4.10., Nationalfeiertag – 26.10., Weltspartag – 31.10., Allerheiligen/Allerseelen – 1.und 2.11., Tag des Hl. Martin – 11.11.
	• Gestaltgeragogik
	  Aus Blättern und Zeitungsausschnitten wird zum Thema „Herbst" gemeinsam eine Collage geklebt. Nicht beklebte Stellen werden mit Farben des Herbstes ausgemalt.

Titel/Thema	Herbst – „Märchen aus alter Zeit"
Kurz-beschreibung	**Sensorische Aktivierung** Draußen ist es kalt und regnerisch, man bleibt gerne im warmen Zimmer. Gemeinsam mit den TN möchte ich mich heute an die Zeit erinnern, in der wir mit Mutter oder Großmutter in der warmen Stube gesessen sind und uns Märchen vorgelesen wurden. (Für mich persönlich ist dieses Thema sehr wichtig, da das Märchen in der heutigen Zeit immer mehr verdrängt wird.)
Förderziele	• Sinnesförderung – visuell, taktil, auditiv, olfaktorisch, gustatorisch • Förderung der Ich- und Sozial-Kompetenz • Kommunikationsförderung • Wortfindungstraining • Erinnerungsarbeit • Gedächtnistraining • Austausch untereinander • Wissenserweiterung
Material	Internetrecherche – Sinndeutung der Märchen Reh (z. B. aus Stoff, Keramik, Holz) – „Brüderlein und Schwesterlein" Schüssel mit Erbsen und Linsen – „Prinzessin auf der Erbse" und „Aschenputtel" Spiegel, Apfel – „Schneewittchen und die sieben Zwerge" Lebkuchen, Brot – „Hänsel und Gretel" Stroh – „Rumpelstilzchen" Keramikfrosch – „Der Froschkönig" Kreide – „Der Wolf und die sieben Geißlein" Rose, Spindel – „Dornröschen" Haarzopf – „Rapunzel" Kuchen, Blumen, Korb – „Rotkäppchen" Holz- oder Keramikkatze – „Der gestiefelte Kater" Münzen – „Tischlein deck dich" Kissenhülle mit Federn – „Frau Holle" Zündhölzer – „Das Mädchen mit den Schwefelhölzern" Nadel, Zwirn – „Das tapfere Schneiderlein" Sterne aus Karton – „Die Sterntaler" Gans, Goldklumpen (mit Goldfarbe lackierter Stein), Schleifstein – „Hans im Glück" usw. Ein Stück vom Kuchen bleibt ganz, das andere wird zum Verkosten aufgeschnitten. Ebenso verfährt man beim Brot und beim Apfel.

	Ein Sesselkreis wird gebildet, die mitgebrachten Utensilien werden auf ein Tuch in der Kreismitte gelegt.
Hinweise zur Gruppenzusammenstellung	Aktive Gruppen: 8–12 Personen Demenzgruppen: 4–6 Personen
Eingangsphase	• Begrüßung – Vier Säulen der Begegnung • Ritual: Lied „Hänsel und Gretel verliefen sich im Wald" oder „Dornröschen war ein schönes Kind" oder „Es waren zwei Königskinder" • Kalenderarbeit: Tag, Datum, Jahreszeit • Überleitung zum Thema: Die TN sollen raten, um welches Thema es sich heute handeln könnte, wenn sie die Gegenstände in der Kreismitte betrachten. • Den folgenden Text „Wissenswertes zum Thema" kann man nach der ersten Memoryfrage vorlesen: Das Märchen sagt: „Das Leben hat Sinn". Märchen sind Sinngeschichten, Lebenswissen von und für ein Volk, geben Antwort auf Lebensfragen der Erwachsenen. Daher waren sie ursprünglich für Erwachsene und nicht für Kinder gedacht. Sie erzählen in Symbolen das Leben der Seele, sind Arbeit für die Seele und daher Wirkungsgeschichten. Das Märchen vermeidet keine Konflikte, es räumt Schwierigkeiten nicht aus dem Weg. Es erzählt, dass Mut und Selbstbewusstsein sowie Liebe, Geborgenheit, Verständnis, Hilfe und Rücksicht das Leben zu einem menschlichen machen. Märchen beginnen immer mit einer problematischen Situation und zeigen dann, wie diese bewältigt werden kann. Das Märchen hilft, Grundprobleme des Menschseins wie Leben und Tod, Liebe und Hass, Schuld und Sühne zu erleben. Es gibt in symbolischer Form menschliche Erfahrungen wieder. Dadurch fördert es die bewusste und unbewusste Verarbeitung zentraler Themen, die dem Menschen auf seinem Lebensweg begegnen. Im Märchen herrscht das Prinzip der Gerechtigkeit, der auch in der Hierarchie ganz oben angesiedelte Personen nicht entgehen können. Die Texte vermitteln Hoffnung auf Gerechtigkeit. Die Bedeutung des Märchens ist nicht zu unterschätzen – es ist jene Erzählform, mit welcher der Mensch am frühesten in seinem Leben in Berührung kommt.

Haupt-teilphase	• Memoryfragen – „Welche Bedeutung haben Märchen, wie sind sie entstanden?" – Der Text „Wissenswertes zum Thema" wird vorgelesen. – Nacheinander sucht sich jeder TN einen Gegenstand aus der Kreismitte aus, den er dann der übrigen Gruppe beschreibt, benennt und einem Märchen zuordnet. Das Brot, der Lebkuchen, der Kuchen und der Apfel werden zum Riechen und Verkosten im Kreis herumgereicht. Anschließend werden alle Utensilien wieder in die Kreismitte zurückgestellt. – „Haben Sie Ihren Kindern, Neffen oder Enkerln Märchen vorgelesen?" – „Haben Sie ein Lieblingsmärchen?" – „Welche Figuren und Tiere kommen im Märchen vor?" – Kaiser, König, Königin, Prinz, Prinzessin, Graf, Kinder, Stiefmutter, Stiefschwester, Zauberer, Zwerg, Jäger, Großmutter, gute und böse Fee, Hexe, Esel, Taube, Hund, Katze, Hahn, Gans, Frosch, Wolf, Reh, Bär etc. – „Erkennen Sie folgende Märchen?" „Wissen Sie, von wem sie geschrieben wurden?" Beispielsweise: Kuchen – Wolf – Jäger – Blumen: Rotkäppchen/GG Böse Fee – Spindel – 100 Jahre Schlaf: Dornröschen/GG Räuber – Esel – Hund – Hahn: Bremer Stadtmusikanten/GG Müllerstochter – Stroh – Kind: Rumpelstilzchen/GG Schneider – Fliegen – Riesen: Das tapfere Schneiderlein/LB Gans – Brunnen – Schwein – Gold: Hans im Glück/LB Fluss voll Wein – Zäune aus Bratwürsten – es regnet Honig: Schlaraffenland/LB König – Schneider – Webstuhl – Kind: Des Kaisers neue Kleider/HCA Entlein – hässlich – Schwan: Das hässliche Entlein/HCA Gewitter – Matratze – blaue Flecken: Prinzessin auf der Erbse/HCA (Abkürzungen: Gebrüder Grimm – GG, Hans Christian Andersen – HCA, Ludwig Bechstein – LB) – „Kennen Sie bekannte Sprüche aus Märchen?" Beispielsweise: Hänsel und Gretel: Knusper, knusper knäuschen, wer knuspert an meinem Häuschen? Schneewittchen: Spieglein, Spieglein an der Wand, wer ist die Schönste im ganzen Land? Ihr, liebe Königin, seid die Schönste hier, aber Schneewittchen hinter den sieben Bergen, bei den sieben Zwergen, ist noch viel schöner als Ihr.

<table>
<tr>
<td></td>
<td>

Rumpelstilzchen: Heute back ich, morgen brau ich, übermorgen hol ich der Königin ihr Kind. Ach, wie gut, dass niemand weiß, dass ich Rumpelstilzchen heiß.
- „Welche Eigenschaften kommen im Märchen vor?" Beispielsweise:
  Schlauheit und List – Der gestiefelte Kater
  Eifersucht – Schneewittchen
  Treue – Froschkönig, Der treue Heinrich
  Hochmut – König Drosselbart
  Mut – Schneewittchen, Hänsel und Gretel
- Der GL breitet ein Tuch über die Gegenstände in der Kreismitte.
- Märchenquiz
  Beispielsweise:
  In welchem Märchen wurde jemand nackt durch die Stadt geschickt?
  Wer hat seinen Arbeitslohn mehrmals eingetauscht?
  In welchem Märchen werden Räuber durch Tiere vertrieben?
  In welchem Märchen spielt eine Spindel eine besondere Rolle?
  In welchem Märchen kommt der treue Heinrich vor?
  Wer ließ sein Haar herab?
  In welchem Märchen kommen viele Matratzen vor?

• Stundenzusammenfassung
  „Was haben wir heute gemacht?"
  „Welche Gegenstände verstecken sich unter dem Tuch in der Kreismitte?"

</td>
</tr>
<tr>
<td>

Ausgangs-phase

</td>
<td>

• Bedanken fürs Mitmachen
• Ritual: Lied „Hänsel und Gretel verliefen sich im Wald"
• Verabschiedung – Vier Säulen der Begegnung

</td>
</tr>
<tr>
<td>

Weiter-führende Ideen

</td>
<td>

• Märchenfiguren aussuchen und mit der Gruppe selbst ein Märchen erfinden.
• Märchenstunde – Die TN wählen sich Märchen aus, die dann ein TN oder der GL vorliest.
• Kinonachmittag – Zeichentrickfilm „Schneewittchen" von Walt Disney.
• Märchenszenen aus einem Malbuch kopieren, von den TN anmalen und zuordnen lassen.
• Ausflug – Besuch des Märchenwaldes im Burgenland

</td>
</tr>
</table>

Titel/Thema	Herbst – „Martini – Hl. Martin"
Kurz-beschreibung	**Sensorische Aktivierung** Am 11.11. wird nicht nur dem Hl. Martin gedacht, sondern es ist auch Faschingsbeginn, die Ballsaison beginnt u. v. m. Gemeinsam mit den TN kann erarbeitet werden, was an diesem Tag alles beginnt bzw. was noch aktuell ist.
Förderziele	• Sinnesförderung – visuell, taktil, auditiv, gustatorisch, olfaktorisch • Förderung der Ich-, Sach- und Sozial-Kompetenz • Erinnerungsarbeit • Abruf aus dem Langzeitgedächtnis • Brauchtum erhalten und erlebbar machen • Austausch untereinander
Material	Internetrecherche – Legende des Hl. Martin (es ist sinnvoll, für sich eine Kurzfassung zu schreiben, da die Legenden meist sehr lange sind), Bräuche in verschiedenen Bundesländern. Heißes Wasser, verschiedene Teesorten, Teetassen, Zucker, Kandisin, kleine Löffel, Servietten, Teller und Maroni auf einem Backblech vorbereiten – diese Utensilien werden auf einem Küchenwagen bereitgestellt. Alte Bratpfanne aus Email, Gänse, Faschingsgirlanden, Weinflasche, weiße Handschuhe, Abendhandtasche, Stola, Kuhglocke, einige Maroni. Liedtext: „Ich gehe mit meiner Laterne". Begleitperson – diese sollte sich darum kümmern, dass die Maroni rechtzeitig essfertig sind. Blätter von einem Kastanienbaum und eine Laterne mitnehmen. Die Sessel werden rund um den Tisch platziert, das Material liegt auf einem Tuch in der Mitte. Mit einem weiteren Tuch wird es zugedeckt. Die Blätter des Kastanienbaums werden darüber verstreut.
Hinweise zur Gruppen-zusammen-stellung	Aktive Gruppen: 8–12 Personen Demenzgruppen: 4–6 Personen

Eingangs-phase	• Begrüßung – Vier Säulen der Begegnung. • Ritual: Lied „Ich gehe mit meiner Laterne". • Kalenderarbeit: Tag, Datum, Jahreszeit – Die Kastanienblät-ter werden im Kreis herumgereicht. Kurzes Gespräch über den Unterschied Rosskastanie – Edelkastanie. • Überleitung zum Thema: Der GL nimmt das Tuch von den Gegenständen, die TN sollen raten, um welches Thema es sich handeln könnte.

Haupt-teilphase	• Memoryfragen
	  – „Was wissen Sie über den Hl. Martin?"
	  – Die Legende wird vorgelesen, anschließend wird darüber gesprochen. Z. B.: „Wie ist das mit dem Teilen, fällt Ihnen das leicht oder schwer?"
	  – Das Material kommt ins Spiel.
	    Die Gegenstände werden herumgereicht, betrachtet, be-schrieben, benannt.
	  – „Mit welchem Heiligen haben die Gänse zu tun? Wes-halb?"
	  – „In einer alten Bratpfanne und einem holzbefeuerten Ofen wird das ‚Gansl[2BB?] besonders gut. Womit kann man so eine Gans füllen?" (Z. B. mit Maroni.)
	  – „Gab es, als Sie jung waren, schon den Brauch des ‚Gansl essens[2BB?]"?
	  – „Was kann man noch in so einer Pfanne braten?"
	  – „Was hat die Laterne mit diesem Tag zu tun?"
	  – „Haben Sie mit Ihren Kindern Laternen gebastelt oder an einem Laternenumzug teilgenommen?"
	  – „Weshalb habe ich eine Faschingsgirlande mitgebracht?"
	    Am 11.11. um 11:11 Uhr beginnt der Fasching.
	  – „Und weshalb die Handschuhe und die Tasche?"
	    Die Ballsaison ist eröffnet.
	  – „Was hat die Weinflasche hier zu suchen?"
	    Der 11.11. ist der Tag, an dem der Jungwein getauft wird, erst ab diesem Tag darf er ausgeschenkt werden.
	  – „Wofür steht die Kuhglocke?"
	    Für das Ende der Weidezeit auf den Almen – letzter Al-mabtrieb.
	  – Brauchtum
	    Die Martinigans – In einer Legende wird berichtet, dass Gänse den Hl. Martin beim Predigen störten, zur Strafe sind sie nun die Krönung der Festtafel an diesem Tag.

	In einer Fabel preist die Gans, die dem Wolf entkommt, Martin als Retter. Die Martinigans war der letzte Festbraten vor Weihnachten, am 12.11. begann die vorweihnachtliche Fastenzeit. Laternenumzug – seit einigen Jahren gibt es diesen. Kinder basteln Laternen, lernen Lieder, und bei Einbruch der Dunkelheit beginnt der Umzug. Dieser wird meist auch von Erwachsenen und manchmal, im ländlichen Bereich, von einem Reiter begleitet. Der Brauch könnte mit liturgischen Umzügen zu tun haben. Früher gab es auch Fackelzüge. – „Fällt Ihnen noch eine Geschichte zu den am Tisch liegenden Gegenständen ein, die sie selbst erlebt haben und der Runde erzählen möchten?" • Stundenzusammenfassung – Ausklang – der Tee und die Maroni werden berochen, genossen und verzehrt. Die TN wählen die Teesorte selbst. Beim Schälen der Maroni nur helfen, wenn es notwendig ist.
Ausgangsphase	• Bedanken fürs Mitmachen • Ritual: Lied „Ich gehe mit meiner Laterne" • Verabschiedung – Vier Säulen der Begegnung
Weiterführende Ideen	• Zu Mittag „Gansl essen" – Brauchtum erlebbar machen • Laternen basteln – z. B. für den Tischschmuck

Titel/Thema	**Herbst – „Weltspartag"**
Kurzbeschreibung	**Sensorische Aktivierung** In der Runde soll diskutiert werden, wie das Sparen früher gehandhabt wurde und welchen Bezug die TN zu unserer heutigen Währung, dem Euro, haben.
Förderziele	• Sinnesförderung – visuell, taktil • Förderung der Ich-, Sach- und Sozial-Kompetenz • Erinnerungsarbeit • Gedächtnistraining • Realitätsbezug fördern

Material	Internetrecherche – Bildmaterial im A4-Format – verschiedene Währungen, z. B. Dollar, Yen, Kronen, Schilling etc. Gedicht von Matthias Claudius: „All das Geld". Verschiedene Sparbüchsen, beispielsweise der Postfuchs oder das Nilpferd der Hypobank. Geldspange, Geldbörse, Euroscheine, Münzen. CD mit dem Lied „Einmal um die ganze Welt" von Karel Gott. Die Sessel werden rund um den Tisch platziert, das Material liegt in der Tischmitte und wird mit einem Tuch zugedeckt.
Hinweise zur Gruppenzusammenstellung	Aktive Gruppen: 8–12 Personen Demenzgruppen: 4–6 Personen
Eingangsphase	• Begrüßung – Vier Säulen der Begegnung • Ritual: Lied „Einmal um die ganze Welt" • Kalenderarbeit: Tag, Datum, Jahreszeit • Überleitung zum Thema: Gedicht von Matthias Claudius

Hauptteilphase	• Memoryfragen
	  – „Wissen Sie um die Entstehung des Weltspartages?"
	    Dieser Tag wurde auf dem 1. Internationalen Sparkassenkongress im Oktober 1924 in Mailand von Vertretern aus 29 Ländern beschlossen, um den Gedanken des Sparens weltweit im Bewusstsein zu halten und auf die Bedeutung für die Volkswirtschaft und den Einzelnen hinzuweisen.
	  – „Wie war das früher mit dem Sparen, konnte man sich überhaupt etwas zur Seite legen?"
	  – „Wenn ja, wofür wurde gespart?"
	    Für eine Wohnung, ein Auto, einen Urlaub, für schlechtere Zeiten etc.
	  – „Wo haben Sie zu Hause das gesparte Geld aufbewahrt?"
	    Sparbüchse, Gurkenglas, Zuckerdose etc.
	  – „Welche Geldverstecke kennen Sie?"
	    Polster, Matratze, Parkettboden, Wandverkleidung, Wandbild, Geheimfach im Schreibtisch, Wäschekasten, Huteinlage, Fensterpolster, Bücher etc.
	  – (Die Gegenstände werden abgedeckt, die Sparbüchsen zum Betasten und Beschreiben in der Runde herumgegeben.)

- „Hatten Sie eine ähnliche Sparbüchse?"
- „Haben Sie am Weltspartag etwas einbezahlt?"
- „Welche Banken kennen Sie?"
- (Die Bilder mit den Währungen werden zum Betrachten, Beschreiben und Vergleichen im Kreis herumgereicht.)
- „Welche Währungen kennen Sie noch?"
- (Die Geldspange mit den Euroscheinen und die Börse mit Euromünzen werden betrachtet.)
- „Wie war die Umstellung von Schilling auf Euro für Sie?"
- „Kommen Sie gut damit zurecht oder rechnen Sie noch immer um?"
- „Seit wann haben wir den Euro?"
  Seit 1.1.2002.
- „Wer hat die Euroscheine entworfen?"
  Robert Kalina.
- (Die Euroscheine und Münzen werden zur genaueren Betrachtung im Kreis herumgereicht. Der GL sammelt anschließend die Scheine und Münzen wieder ein und legt sie vor sich auf den Tisch.)
- „Welche Euroscheine haben wir und was ist auf der Vorder- bzw. Rückseite zu sehen?"
  Die Euroscheine sind in verschiedenen architektonischen Stilen aus sieben Epochen der europäischen Kulturgeschichte illustriert. Auf der Vorderseite befindet sich jeweils ein Fenster oder ein Tor, auf der Rückseite eine Brücke im entsprechenden Stil.
  Fenster, Tore und Brücken haben einen hohen Symbolgehalt und sollen die Offenheit und Zusammenarbeit in Europa sowie die Verbundenheit der verschiedenen Staaten Europas untereinander und mit den anderen Ländern der Welt ausdrücken.
- „Welche Euromünzen gibt es und wie unterscheiden sie sich?"
  Durch Material, Farbe, Dicke, Gewicht, Größe, unterschiedliche Randstruktur.
- „Welches Bild ist auf der Rückseite der Münzen zu sehen?"
  1 Euro – Mozart, 2 Euro – Bertha von Suttner, 50 Cent – die Secession, 20 Cent – das Belvedere, 10 Cent – der Stephansdom, 5 Cent – die Alpenprimel, 2 Cent – das Edelweiß, 1 Cent – der stängellose Enzian.
- (Der Gruppenleiter legt alles in die Tischmitte zurück und deckt das Material mit einem Tuch ab.)

	• Stundenzusammenfassung „Was haben wir heute gemacht?" „Was liegt unter dem Tuch?"
Ausgangs- **phase**	• Bedanken fürs Mitmachen • Ritual: Lied „Einmal um die ganze Welt" • Verabschiedung – Vier Säulen der Begegnung
Weiter- **führende** **Ideen**	**Gedächtnistraining – Quizrunde:** „Seit wann haben wir den Euro?" „Wer hat die Euroscheine entworfen?" „Wie sehen Vorder- und Rückseite der Euroscheine aus?" „Was ist auf der Rückseite der Münzen abgebildet?" „Welche Wörter kennen Sie, die mit SPAR beginnen?" Sparsam, Spartakus, Spargel, Sparbuch, Sparverein … „Nennen Sie Sprichwörter und Redewendungen zum Thema Geld": • Geld allein macht nicht glücklich. • Den Geldhahn zudrehen. • Beim Geld hört sich die Freundschaft auf. • Geld stinkt nicht. • Der sitzt auf seinem Geld. • Wer den Groschen nicht ehrt, ist den Schilling nicht wert. Liedernachmittag – Lieder, die mit Gold oder Geld zu tun haben. Gemeinsam Musik hören. Besonders schön ist es, wenn es in der Gruppe einen Plattenspieler gibt. Liedbeispiele: • Ein Heller und ein Batzen • Taler, Taler, du musst wandern • Gold und Silber lieb ich sehr • Wenn ich einmal reich wär • Jo a Göd, jo a Göd is des schenste auf da Wöt • Wer soll das bezahlen? • Lustig ist das Zigeunerleben

Titel/Thema	Herbst – „Mein Vater war ein Wandersmann"
Kurz-beschreibung	**Motogeragogik** Der Herbst ist bei Wanderfreunden sehr beliebt, da es nicht mehr so heiß ist und klare Luft und oft gute Fernsicht vorherrschen.
Förderziele	• Sinnesaktivierung – visuell, taktil, auditiv, kinästhetisch, vestibulär • Förderung der Sozialkompetenz • Gedächtnistraining • Erinnerungsarbeit • Konzentrationsförderung • Förderung der Merkfähigkeit • Auge-/Handkoordination • Fantasieanregung • Freude an der Bewegung
Material	Gymnastikstäbe (zu beziehen bei Wehrfritz, es gibt sie in verschiedenen Farben), drei Hüte, Wanderschuhe, Steine. Musik-CDs: „Seegauer Walzer" – CD „Echte Volksmusik aus der Bauernstubn" mit Franz Posch. „Mein Vater war ein Wandersmann" „Das Wandern ist des Müllers Lust" „Bergvagabunden" Ein Sesselkreis wird gebildet, das Material liegt auf einem Tuch in der Kreismitte.
Hinweise zur Gruppen-zusammen-stellung	Aktive Gruppen 8–12 Personen Demenzgruppen 4–6 Personen
Eingangs-phase	• Begrüßung – Vier Säulen der Begegnung • Ritual: Lied „Griaß eich god olle mitanaunda" • Kalenderarbeit: Tag, Datum, Jahreszeit • Überleitung zum Thema: „Wohin sind Sie am liebsten gewandert?" „Welche Wanderziele kennen Sie noch?" Gemeinsam wählt die Gruppe für die heutige Stunde ein Wanderziel aus.

Haupt-teilphase	• Stundenbild
	  – Das Material in der Kreismitte wird betrachtet. Der GL fragt die TN, was es da alles zu sehen gibt.
	  – Mit den Gymnastikstäben wird begonnen. Diese sind heute unsere Wanderstöcke.
	  Das restliche Material wird mit dem Tuch außerhalb des Kreises platziert.
	  – Jeder TN kann sich einen Stock aussuchen.
	  – „Aus welchem Material ist der Stock?"
	  „Aus welchem Material kann ein Stock noch bestehen?" – Holz, Leichtmetall etc.
	  – „Wozu verwendet man ihn?" – Zum Spazierengehen, zum Wandern, um Gegenstände zu sich heran zu holen etc.
	  – Gemeinsam kommen wir mit unserem Stock in Bewegung.
	  Musik „Mein Vater war ein Wandersmann". Wenn die TN möchten, können sie mitsingen.
	  Mit dem Stock wird zuerst mit der rechten, dann mit der linken Hand der Takt geklopft, öfter wechseln. Der GL gibt den Handwechsel vor.
	  Mit den Füßen wird mitmarschiert.
	  – „Was kann man noch alles mit dem Stock machen?" – fechten, dirigieren, ihn als Fitnessgerät oder Kleiderstange verwenden etc.
	  Die Ideen der TN sollen nacheinander von der ganzen Gruppe durchgeführt werden.
	  – Der GL geht mit seinem Stock, den er mit beiden Händen waagrecht in die Höhe hält, von TN zu TN. Diese sollen nun versuchen, die Stange mit der Hand zu erreichen.
	  – Die Stöcke werden zum Lied „Bergvagabunden" im Kreis weitergegeben. Jeder TN soll sich seine Farbe merken. Bei einem Musikstopp wird die Richtung gewechselt. Die Stäbe werden nun so lange weitergegeben, bis jeder wieder seinen Stock in der richtigen Farbe in der Hand hält.
	  – Der GL ruft die verschiedenen Farben nacheinander auf. Die TN mit der aufgerufenen Farbe sollen mit ihren Stöcken dann in die Kreismitte zeigen.
	  Wenn der GL „Alle" ruft, zeigen alle Stöcke in die Kreismitte.
	  – Gemeinsam wird das Lied „Wozu ist die Straße da" gesungen. Die TN klopfen wieder mit dem Stock den Takt und marschieren mit den Füßen mit.

| | Beim Text „Von den Bergeshöhn" ruft der GL: „Stopp". Die TN sollen ihre Stöcke in die Höhe halten und aufzählen, was man alles vom Berg aus sehen kann. Dasselbe wird bei der Stelle „und im tiefen Tal" gemacht (allerdings sollen die Stöcke nun zur Kreismitte zeigen). Dann wird das Lied weiter bis zum Ende gesungen. Vor diesem Durchgang ist die Erklärung des GL wichtig.
– Die drei Hüte werden mit den Stöcken im Kreis zum Lied „Das Wandern ist des Müllers Lust" weitergegeben (das Lied auf CD abspielen). Wenn der GL ruft: „Müllers Lust", wird die Richtung gewechselt. Einige Male die Richtung wechseln lassen.
– Die Hüte werden in die Kreismitte geworfen.
– Die Wanderschuhe werden mit den Stöcken weitergegeben. Allerdings sollen die TN nun selbst das Lied „Das Wandern ist des Müllers Lust" dazusingen.
Das Singen und die gleichzeitige Weitergabe der Schuhe erschweren die Aufgabe. Noch schwieriger wird es, wenn man den Richtungswechsel dazunimmt.
– Die Wanderschuhe werden zur Seite gelegt.
– Die TN sollen die Hüte in der Kreismitte mit ihren Stöcken in Bewegung bringen.
– Die Stöcke werden in die Kreismitte gelegt, die Hüte mit Steinen gefüllt (sie sollten unterschiedlich schwer sein). Anschließend werden sie im Kreis weitergegeben. Es wird dazu nochmals das Lied „Mein Vater war ein Wandersmann" aufgelegt.
– Die Hüte werden in der Kreismitte bei den Stöcken platziert.
– Entspannung – „Seegauer Walzer" – Sitztanz
Spielen Sie den TN zuerst das Musikstück vor.
Üben Sie dann die Bewegungen ein.
Sagen Sie beim ersten Tanz die Bewegungen an.
Musikteil 1 – Hände in die Hüften stützen, rechter Fuß nach vor und zurück, linker Fuß nach vor und zurück.
Musikteil 2 – Die TN reichen sich die Hände und schunkeln im Takt.
Musikteil 3 – Im Takt mit den Händen klatschen.
Das Ganze wird dreimal durchgetanzt.

• Stundenzusammenfassung |
| **Ausgangs-phase** | • „Wie fühlen Sie sich jetzt?"
• Bedanken fürs Mitmachen
• Ritual: Lied „Pfiat eich god olle mitanaunda"
• Verabschiedung – Vier Säulen der Begegnung |

Weiterführende Ideen	• Spiel – „Stadt, Land, Berg, Fluss, See" • Singrunde, z. B.: „Im Frühtau zu Berge" „Auf, du junger Wandersmann" „Aus grauer Städte Mauern" „Auf, auf zum fröhlichen Jagen" „Im Wald und auf der Heide" „Wem Gott will die rechte Gunst erweisen" „Wir wollen zu Land ausfahren" „Wohlauf in Gottes schöne Welt"

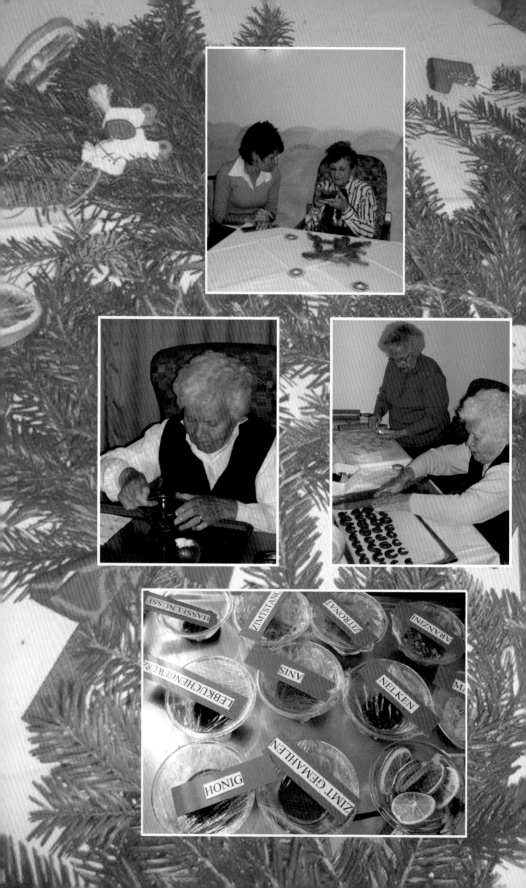

2.4   Vorweihnachtszeit und Winterbeginn

Titel/Thema	Vorweihnachtszeit – „Advent, Advent …"
Kurz-beschreibung	**Sensorische Aktivierung** Für mich persönlich ist der Advent eine der schönsten Zeiten im Jahr. Mit den Gruppenmitgliedern möchte ich heute erarbeiten, wie sie früher die Adventzeit verbracht haben.
Förderziele	• Sinnesförderung – visuell, taktil, olfaktorisch • Stärkung der Ich- und Sozial-Kompetenz • Förderung der Merkfähigkeit • Wortfindungstraining • Austausch untereinander • Brauchtum erlebbar machen und erhalten • Wissenserweiterung
Material	Rote Schachtel mit grünem Band zum Zuschnüren, Spieluhr mit Weihnachtsmelodie, Schneekugel mit Weihnachtsmotiv, Stern-spritzer, Weihnachts- und Krampuskarten, verschiedene Kerzen, Duftöle (z. B. Orange, Fichte, Tanne, Zimt), Christbaum-kugeln, kleiner Schneemann, Duftteelichter, Kunstschnee (als Tischdekoration erhältlich) oder echten Schnee in einer großen Schüssel ins Zimmer holen, künstliche Schneesterne, Adventkalender (entweder ein nostalgischer Kalender, bei dem sich hinter den Türen Bilder verstecken, oder ein selbst ge-bastelter, z. B. aus Stoffsäckchen, Socken oder Zündholzschach-teln), Adventkranz (etwas ganz Besonderes ist es natürlich, wenn man den Adventkranz mit der Gruppe gebunden und ge-schmückt hat). Ein Sesselkreis wird gebildet, auf einem Tischchen liegt der Adventkranz, daneben am Boden steht die Weihnachtsschachtel, der Adventkalender liegt darauf.
Hinweise zur Gruppen-zusammen-stellung	Aktive Gruppen: 8–12 Personen Demenzgruppen: 4–6 Personen
Eingangs-phase	• Begrüßung – Vier Säulen der Begegnung • Ritual: Lied – „Wir sagen euch an den lieben Advent". Die erste Kerze am Adventkranz wird angezündet.

227

	• Kalenderarbeit: Tag, Datum, Jahreszeit An den Duftöle riechen und erraten lassen, um welchen Duft es sich handelt. „Woran erinnert Sie dieser Duft? Riecht er angenehm oder unangenehm?" (Man kann die Düfte auch auf Wattebausche träufeln, damit sie nicht so intensiv sind.) • Überleitung zum Thema: „Eine der schönsten Zeiten im Jahr hat begonnen. Wenn Sie in die Kreismitte schauen, um welches Thema könnte es sich heute handeln?" Gedicht: „Advent, Advent, ein Lichtlein brennt, erst eins, dann zwei, dann drei, dann vier, dann steht das Christkind vor der Tür".
Haupt-teilphase	• Memoryfragen – „Gab es bei Ihnen zu Hause einen Adventkranz? Wenn ja, wie hat dieser ausgesehen? War er liturgisch gestaltet, nur mit Kerzen und Maschen? War er in einer Farbe gehalten, war noch anderer Schmuck darauf?" – „Haben Sie im heurigen Advent einen Adventkranz?" – „Was bedeutet das Wort Advent?" Es leitet sich aus dem Lateinischen ab und bedeutet „Ankunft". – „Was könnte in der mitgebrachten Schachtel sein?" Die TN sollen raten. Der GL öffnet die Schachtel und nimmt den ersten Gegenstand heraus. Dieser wird einem TN in die Hand gegeben, er soll von diesem beschrieben und benannt werden. „Um welchen Gegenstand handelt es sich?" „Welche Farbe hat er?" „Aus welchem Material ist er?" „Ist er rau, glatt, hart, weich, dünn, dick, rund, länglich, biegsam oder steif?" „Was kann man mit ihm machen?" Anschließend wird er im Kreis weitergegeben, die anderen TN sollen erkunden, ob ihnen noch etwas auffällt. Der nächste Gegenstand wird aus der Schachtel geholt, ein anderer TN kommt an die Reihe, um diesen zu beschreiben. Dies passiert so lange, bis alle TN an der Reihe waren. – „Wie haben Sie die Adventzeit verbracht, als Ihre Kinder noch klein und Sie selbst jung waren?" Sonntagnachmittag wurde gesungen, Adventgeschichten wurden vorgelesen, Besuch der Rorate-Messen mit der Familie, alles wurde ruhiger, Kekse wurden gebacken, Weihnachtsmarktbesuch, schön war es, wenn der

	erste Schnee fiel, Weihnachtspost schreiben, gemütliche Abende bei Kerzenschein und Weihnachtsmusik etc. – „Was ist für Sie in der Advent- und Weihnachtszeit wichtig, was gehört unbedingt dazu?" – „Welche Bräuche haben Sie zu Weihnachten gelebt, sind Ihnen heute noch wichtig?" Christbaum, Krippe, Weihnachtsevangelium, Bethlehemlicht holen, Weihnachtslieder singen, gemeinsam mit der Familie feiern, eine kleine Aufmerksamkeit schenken, Mette besuchen etc. – „Welche Bräuche kennen Sie noch?" Adventsingen, Adventkonzerte, Krippenspiele, Herberge suchen, Frau tragen etc. – „Welche Türe am Adventkalender dürfen wir heute öffnen?" (Darauf achten, dass jedes Gruppenmitglied einmal im Advent an die Reihe kommt.) Alle mitgebrachten Gegenstände werden in die Schachtel zurückgelegt, die Schachtel wird geschlossen. • Stundenzusammenfassung „Worüber haben wir heute gesprochen?" Die Gegenstände in der Schachtel werden nochmals aufgezählt. Wenn echter Schnee zur Verfügung steht, diesen in den Raum holen und eine Schneeballschlacht machen.
Ausgangs-phase	• Bedanken fürs Mitmachen • Ritual: Lied „Wir sagen euch an den lieben Advent" • Verabschiedung – Vier Säulen der Begegnung
Weiter-führende Ideen	Gedächtnistraining, z. B.: • „Nennen Sie von A – Z Begriffe, die zur Advent- und Weihnachtszeit passen." z. B. Adventkranz, Bratapfel, Christkind, Dörrobst, Engel, Friede, Glocken usw. • „Fallen Ihnen Redewendungen ein, in denen das Wort Licht vorkommt?" Beispielsweise: Das Licht der Welt erblicken Jetzt geht mir ein Licht auf Jemanden hinters Licht führen Wo viel Licht ist, ist auch viel Schatten

229

	• Was kann an das Wort „Weihnachts-" alles angehängt werden? Z. B. … -baum, -lied, -gedicht, -abend, -essen, -evangelium, -schmuck, -stern, -engel, -bräuche, -geschenk, -punsch, -markt usw. Adventstunde – Advent und Weihnachtsgeschichten und -gedichte vorlesen, dazu Punsch trinken und Lebkuchen essen.

Titel/Thema	Advent – „Die Krippe"
Kurz-beschreibung	**Sensorische Aktivierung** Früher war das Hauptaugenmerk zu Advent auf die Krippe gerichtet. Sie wurde zu Beginn der Adventzeit aufgestellt. Heute wird sie vom Christbaum verdrängt. In dieser Stunde wollen wir uns damit auseinandersetzen, welche Figuren in der Krippe eine Rolle spielen.
Förderziele	• Sinnesförderung – visuell, taktil, olfaktorisch • Stärkung der Ich- und Sozial-Kompetenz • Gedächtnistraining • Erinnerungsarbeit • Verbesserung der verbalen Ausdrucksmöglichkeit • Brauchtum erlebbar machen
Material	Krippenfiguren (möglichst große Figuren zum Erkennen und Betasten), diese können aus verschiedenen Materialien bestehen, z. B. aus Stoff, Stroh, Keramik, Holz. Korb – für die Figuren, Tuch – zum Abdecken des Korbes, Stroh, Heu, Baumrinden, Reisigzweige (Fichte, Tanne). Ein Sesselkreis wird gebildet, in der Mitte steht der Tisch mit Heu, Stroh, Baumrinden. Unter dem Tisch steht, mit einem Tuch zugedeckt, der Korb mit den Krippenfiguren.
Hinweise zur Gruppen-zusammen-stellung	Aktive Gruppen: 8–12 Personen Demenzgruppen: 4–6 Personen
Eingangs-phase	• Begrüßung – Vier Säulen der Begegnung. • Ritual: Lied „ Ihr Kinderlein kommet". • Kalenderarbeit: Tag, Datum, Jahreszeit – Reisigzweige werden zum Betasten, Riechen und Benennen herumgereicht,

	Unterschiede sollen erkannt werden. Die Reisigzweige werden anschließend auch auf den Tisch gelegt. • Überleitung zum Thema: „Früher hatte die Krippe einen hohen Stellenwert in der Adventzeit, deshalb möchte ich diese heute mit Ihnen näher betrachten."

**Haupt-
teilphase**
	• Memoryfragen
	  – „Welche Figuren gehören zu einer Krippe?"
	    Jesuskind, Maria, Josef, Ochs, Esel, Hirten, Schafe, Engel, hl. drei Könige.
	  – „Aus welchem Material können Krippenfiguren bestehen?"
	    Stroh, Keramik, Holz, Jute, Papier, Filz.
	  – „Welche Materialien kann man zum Krippenbau verwenden?"
	    Stroh, Steine, Holz, Baumrinden, Moos, verschiedenste Naturmaterialien.
	  – Der GL holt den Korb unter dem Tisch hervor.
	    Jeder TN sucht sich aus dem Korb eine Figur aus, die er dann der Gruppe beschreibt.
	    „Aus welchem Material besteht die Figur?"
	    „Ist sie weich, hart, glatt oder rau?"
	    „Welche Farben hat sie? Ist sie groß, klein, leicht oder schwer?"
	    „Fühlt sie sich warm oder kalt an?"
	    „Welche Gesichtszüge hat sie?"
	    „Hält sie etwas in der Hand?"
	    „Weshalb haben Sie sich gerade diese Figur ausgesucht?"
	  – Anschließend soll jeder TN seiner Figur auf dem Tischchen ihren Platz geben.
	  – „Hatten Sie zu Hause eine Krippe?"
	    „Wissen Sie noch, wie sie ausgesehen hat? Aus welchen Materialien bestand sie?"
	    „Wurde sie selbst gebastelt?"
	    „War die Krippe ein wichtiger Bestandteil bei Ihnen in der Weihnachtszeit?"
	    „Stellen Sie heute noch eine Krippe auf?"
	• Stundenzusammenfassung

Ausgangs- phase	• Bedanken fürs Mitmachen • Ritual: Lied „Ihr Kinderlein kommet" • Verabschiedung

Schön wäre es, wenn die zusammengestellte Krippe während der Weihnachtszeit einen Platz im Gruppenraum findet und sie so die TN durch den Advent begleiten kann.

Weiter- führende Ideen	• Besuch einer Krippenausstellung oder eine Krippenausstellung im Haus organisieren. • Singrunde – Weihnachtslieder • Instrumentale Weihnachtslieder auflegen, die TN sollen raten, um welches Lied es sich handelt. Gemeinsam wird dann das Lied gesungen.

Titel/Thema	Vorweihnachtszeit – „Engel"
Kurz- beschreibung	**Sensorische Aktivierung** Engel gehören zur Weihnachtszeit. Viele Menschen glauben an Schutzengel. Heute wollen wir uns ansehen,was die TN davon halten.
Förderziele	• Sinnesförderung – visuell, taktil, auditiv • Stärkung der Ich- und Sozial-Kompetenz • Erinnerungsarbeit • Kommunikationsförderung • Wahrnehmungsförderung • Fantasieanregung
Material	Internetrecherche – Geschichte für den Schluss Wissenswertes über Engel (um sich mit der Materie vertraut zu machen) Mistelzweige. Verschiedene Engel: groß, klein, aus Holz, Stein, Keramik oder Stoff, dick,dünnusw., Schutzengelbild (dieses hing früher meist über dem Bett), Schutzengelkette (oft wird diese zur Taufe geschenkt). Der Text„Eine kleine Geschichte für liebe Menschen"(Verfasser unbekannt)wird derZahl der TN entsprechend oft kopiert, zusammengerollt und mit einem Faden zugebunden.Eine weiße Feder wird dazugesteckt. Diese Rollen werden in einen Korb gelegt. Ein Sesselkreis wird gebildet, in der Mitte des Kreises steht auf einem Stoff das Material, ein durchsichtiger Stoff wird darübergebreitet. Der Korb mit den zusammengerollten Geschichten steht unter dem Sessel des GL.

Hinweise zur Gruppenzusammenstellung	Aktive Gruppen: 8–12 Personen Demenzgruppen: 4–6 Personen
Eingangsphase	• Begrüßung – Vier Säulen der Begegnung • Ritual: Lied „Am Weihnachtsbaume die Lichter brennen" (In diesem Lied gibt es eine Strophe, diemit „Zwei Engel sind hereingetreten" beginnt.) • Kalenderarbeit: Tag, Datum, Jahreszeit. Mistelzweige hochhalten: „Wo wachsen diese? Welche Bedeutung haben sie?"(Betonen Sie immer wieder, dass wir uns noch in der Jahreszeit Herbst befinden. Aber durch die Kälte empfinden wir, dass schon Winter sein müsste.) • Überleitung zum Thema: Gedicht „Es gibt Engel mitten unter uns" von Phil Bosmans.

Hauptteilphase	• Memoryfragen
	  – Der GL nimmt das Tuch von der Kreismitte weg.
	  – Die Engel werden einzeln im Kreis herumgereicht.
	    Sie sollen von den TN betrachtet und beschrieben werden.
	    „Aus welchem Material ist er?"
	    „Wie ist seine Oberfläche beschaffen?"
	    „Welche Farbe hat er?"
	    „Wie ist sein Gesichtsausdruck?"
	    „Haben Sie oder Ihre Kinder auch ein Schutzengelbild über dem Bett gehabt?"
	    „Haben Sie zur Taufe oder zu einem anderen Anlass eine Kette mit einem Schutzengelanhänger geschenkt bekommen?"
	    Die Engel werden wieder in die Kreismitte zurückgestellt.
	  – „Glauben Sie an Engel?"
	  – „Woher kommt das Wort Engel?"
	    Es kommt vom lateinischen „Angelus", was so viel bedeutet wie Bote bzw. Botschafter.
	  – „Spielen Engel in Ihrem Leben eine Rolle?"
	  – „Wie schaut ein Engel in Ihrer Vorstellung aus?"
	    Lieblich, zarte Gestalt, wallendes, fließendes Gewand, weiche, vertrauenserweckende Gesichtszüge, unsichtbar etc.
	  – „Wie wirkt ein Engel auf Sie?"
	    Ruhe ausstrahlend, mystisch, gut, sanft, geheimnisvoll, nicht greifbar, er ist Beschützer und Begleiter etc.

	– „Haben Menschen Ihrer Meinung nach Engel an ihrer Seite, die sie begleiten und beschützen?" – „Hatten Sie schon einmal das Gefühl, von einem Engel beschützt gewesen zu sein?" – „Kann es auch Engel unter uns Menschen geben?" – „Man sagt ja öfter: „Du bist ein Engel", was möchte man damit ausdrücken, wenn man das einem Menschen sagt?" • Stundenzusammenfassung
Ausgangs-phase	• Bedanken fürs Mitmachen • Ritual: Text „Eine kleine Geschichte für liebe Menschen" • Verabschiedung – Vier Säulen der Begegnung Zum Abschluss bekommt jeder TN die Rolle mit der Geschichte geschenkt.
Weiter-führende Ideen	• Literaturrunde – mit Diskussionsmöglichkeit Buchvorschlag – „Das kleine Buch der Engel" von Anselm Grün

Titel/Thema	**Vorweihnachtszeit– „Was duftet da?"**
Kurz-beschreibung	**Sensorische Aktivierung** Früher war es immer schön, wenn man ins Haus kam und es nach Weihnachtsgebäck roch. Gemeinsam mit den TN wird erarbeitet, wonach es in der Weihnachtszeit riecht und welche Gewürze beim Backen verwendet werden.
Förderziele	• Sinnesaktivierung – visuell, taktil, gustatorisch, olfaktorisch • Stärkung der Ich-, Sach- und Sozial-Kompetenz • Arbeiten in der Körpermitte • Geschicklichkeitsübung – Kraftdosierung • Austausch untereinander • Kommunikationsförderung
Material	Internetrecherche – Gedicht „Die Weihnachtsbäckerei" von Josef Newerkla. Nudelbrett (zum Teig auswalken), ein großes Schneidbrett (zum Teig kneten), Nudelholz, verschiedene Ausstechformen, Backblech (darauf werden die mitgebrachten Utensilien ge-

234

	stellt), Keksdose mit Weihnachtsmotiven(in dieser befinden sich Kekse, dieam Ende der Stunde verspeist werden), Tee, Anissterne, Zimtstangen, Gewürznelken, Vanillezucker, Kochschokolade, Kokosraspeln, Schokoladestreusel, Walnüsse, Haselnüsse, Mandeln, Zuckerstreuer mit Staubzucker gefüllt,Nussknacker, Fertigteig (Lebkuchen und Mürbteig), nasse und trockene Tücher zum Reinigen der Hände, großes dunkles Tischtuch (für den Puderzucker). Instrumentale Weihnachtslieder. Die Sessel werden um einen großen Tisch angeordnet, das Material liegt in der Tischmitte und wird mit einem Tuch zugedeckt.
Hinweise zur Gruppen-zusammen-stellung	Aktive Gruppen: 8–12 Personen Demenzgruppen: 4–6 Personen
Eingangs-phase	• Begrüßung – Vier Säulen der Begegnung. • Ritual: Lied – Die TN sollen heute ein Weihnachtslied aussuchen, das sie gerne miteinander singen möchten, oder man wählt das Lied „Backe, backe Kuchen". • Kalenderarbeit: Tag, Datum, Jahreszeit. • Überleitung zum Thema:Gedicht – „Die Weihnachtsbäckerei".

Haupt-teilphase	• Memoryfragen
	  – „Wann haben Sie das letzte Mal Kekse gebacken?"
	  – „Wonach riecht es beim Backen von Weihnachtskeksen?" Nach Zimt, Zucker, Schokolade, Anis, Kokos, Feigen, Nüssen, Äpfel etc.
	  – „Welche Produkte können beim Backen von Keksen verwendet werden?"
	  – „Was braucht man noch zum Backen?"
	  – Der GL nimmt das Tuch von der Tischmitte weg. „Einige Utensilien habe ich Ihnen heute mitgebracht." Die TN sollen nachsehen, was da alles am Tisch liegt, und die Gegenstände benennen.
	  – Die Gewürze und Backutensilien werden einzeln im Kreis zum Riechen und evtl. zum Verkosten herumgereicht. Der GL stellt Zwischenfragen, z. B.:
	  „Wie nennt man das Gewürz?"
	  „Für welche Bäckerei wird es verwendet?"
	  „Welche Keksausstechformen kennen Sie noch?"
	  „Welche haben Sie zu Hause verwendet?"

<table>
<tr>
<td></td>
<td>

– In eine Richtung gibt der GL das Nudelbrett, das Nudelholz und den Mürbteig weiter. Die TN sollen nach der Reihe versuchen, den Teig auszuwalken.
In die andere Richtung gibt er das Schneidbrett und den Lebkuchenteig weiter. Die TN sollen versuchen, diesen durchzukneten.
Auch der Nussknacker mit einer Schüssel Walnüsse wird reihum gegeben.
(Man könnte zu dieser Übung Weihnachtsmusik auflegen.)
Der GL gibt, wenn nötig, Hilfestellung.
– Danach werden die Utensilien vom Tisch abgeräumt. Die TN können sich in der Zwischenzeit die Hände reinigen.
– Der GL legt ein großes dunkles Tischtuch auf. Die TN können nun der Reihe nach den Zuckerstreuer ausprobieren und den Zucker auf das Tischtuch „schneien" lassen.
Anschließend wird das Tuch weggeräumt.
– Die Teetassen werden ausgeteilt, Tee und Kekse werden bereitgestellt.
• Stundenzusammenfassung
Beim Tee trinken und Kekse essen fassen wir zusammen, was wir heute gemacht haben.
„Welche Utensilien wurden vom GL mitgebracht?"
Im Hintergrund Weihnachtsmusik auflegen.
Fragen:
„Was sind Ihre Lieblingskekse?"
„Würden Sie gerne einmal wieder Kekse backen?"

</td>
</tr>
<tr>
<td>**Ausgangs-phase**</td>
<td>

• Bedanken fürs Mitmachen
• Ritual: Gewähltes Lied
• Verabschiedung – Vier Säulen der Begegnung

</td>
</tr>
<tr>
<td>**Weiter-führende Ideen**</td>
<td>

Gemeinsam Kekse backen: **Montessori-Einheit**
Der Teig kann vom GL bereits fertig mitgebracht werden, z. B. Lebkuchenteig oder Mürbteig.
Jeder TN bekommt anschließend einen Pappteller mit Bäckereien (mit Frischhaltefolie zudecken).

</td>
</tr>
</table>

236

Titel/Thema	Advent – „Der Bücherwurm"
Kurz-beschreibung	**Motogeragogik** Die Vorweihnachtszeitist eine Zeit, in der man gerne zu Hause bleibt, sich in eine Decke kuschelt und ein Buch liest. Gemeinsam wollen wir heute sehen, was man mit einem Buch noch machen kann.
Förderziele	• Sinnesförderung – visuell, taktil, auditiv, kinästhetisch, vestibulär • Förderung der Ich- und Sozial-Kompetenz • Konzentrations- und Koordinationsübung • Geschicklichkeitstraining • Förderung der Merkfähigkeit • Förderung des Rhythmusgefühls • Spaß an der Bewegung vermitteln • Fantasieförderung
Material	Dicke und dünne Bücher mit hartem oder weichem Einband, Watteball, Wasserball, ein großer Luftballon,drei stabile Plastiktrinkbecher, drei Pappteller, grünes Netz, bunte Tücher. Musik: Schlager – „Ohne Krimi geht die Mimi nie ins Bett" Schlager – „Kauf dir einen bunten Luftballon" Walzer – „Wiener Blut" Es wird ein Sesselkreis gebildet, in der Mitte des Kreises steht der mit einem Tuch zugedeckte Bücherstapel. Das restliche Material hat der GL griffbereit hinter sich.
Hinweise zur Gruppen-zusammen-stellung	Aktive Gruppen: 8–12 Personen Demenzgruppen: 4–6 Personen

Eingangs-phase	• Begrüßung – Vier Säulen der Begegnung
	• Ritual: Lied „Griaß eich god olle mitanaunda"
	• Kalenderarbeit: Tag, Datum, Jahreszeit
	• Überleitung zum Thema:
	    „Was könnte sich unter dem Tuch verbergen?"
	    „Was machen Sie am liebsten, wenn es draußen schon kalt ist und drinnen kuschelig warm?"
	    Ein Buch lesen.

Haupt-teilphase	• Memoryfragen – Der GL nimmt den Bücherstapel, geht im Kreis herum und jeder TN nimmt sich ein Buch vom Stapel. „Lesen Sie gerade ein Buch?" „Welches ist Ihr Lieblingsbuch?" „Welchen Lieblingsschriftsteller haben Sie?" – Der GL bittet jeden TN reihum, den Titel seines Buches vorzulesen und die Seitenanzahl seines Buches zu nennen. – Die Beschaffenheit des Buches wird besprochen: „Ist der Einband steif oder biegsam?" „Ist der Einband aus glänzendem oder mattem Karton, Papier oder aus Stoff?" „Sind die Seiten des Buches aus starkem oder dünnem Papier?" „Ist das Buch dick oder dünn, leicht oder schwer, groß oder klein?" – „Was macht man mit einem Buch?" Natürlich lesen. Aber manche Menschen stellen sich Bücher auch nur zur Dekoration ins Regal und lesen sie nicht. – Musik – „Ohne Krimi geht die Mimi nie ins Bett" Wir kommen mit dem Buch in Schwung. Der GL macht die Bewegungen vor, die TN sind nun aufgefordert, den GL genau zu beobachten und die Bewegungen zu übernehmen. Die Bewegungen sollen nach rechts, nach links, nach oben und nach unten ausgerichtet werden. Das Buch wechselt zwischendurch die Hand. Man kann auch einbauen, mit den Füßen zu stampfen, oder das Buch um den Körper herumzugeben. (Hören Sie sich das Musikstück vorher an, Sie werden sehen, dass Ihnen genug Bewegungen einfallen werden.) – „Wozu kann man ein Buch noch benützen?" Am Kopf balancieren, Blumen pressen, Fliegen erschlagen, als Tablett verwenden, unter der Achsel, zwischen den Knien, unter dem Kinn einklemmen. Man kann es unter den Beinen durchgeben, um den Hals herumgeben etc. Jede Idee der TN wird vom GL aufgenommen und von den TN durchgeführt. – „Was kann ich in einem Buch verstecken?" Geld, Testament, Liebesbriefe, Sparbuch etc. – Auflockerungsübung mit Luftballons und Wasserball. Zuerst werden die Luftballons in der Luft von den TN in Bewegung gehalten. Anschließend wird der Wasserball am Boden in Bewegung gehalten, er soll die Kreismitte nicht verlassen. Musik – „Kauf dir einen bunten Luftballon"

	– Die Bücher werden zwischen den Oberschenkeln einge-klemmt. Der GL lässt jeden TN ein Tuch wählen. Reihum wird jeder TN gefragt, welche Farbe sein Tuch hat. – „Welchen Unterschied fühlen Sie nun zum Buch?" Das Tuch ist leicht, weich, kuschelig etc. – Anschließend ruft der GL je eine Farbe auf. Jene Gruppen-mitglieder, deren Tuch diese Farbe hat, sollen einander zu-winken. – Das Tuch wird in der Mitte des Buches eingeklemmt. Jeder TN schaukelt sein Buch nach vor und zurück, nach links und nach rechts. Anschließend sollen die TN versuchen, das Buch herum-zudrehen, ohne dass es herunterfällt. – Das Buch wird wie ein Tablett benützt. Es wird zuerst der Pappteller im Kreis herumgereicht, dann der Plastikteller, dann der Watteball. Wenn der GL das Wort „Krimi" ruft, soll ein Richtungswechsel stattfinden. – Der erste TN legt sein Buch auf das Buch des rechten Nachbarn, dieser legt jetzt die zwei Bücher wiederum auf das Buch seines rechten Nachbarn usw., somit entsteht am Ende wieder ein Bücherturm wie zu Beginn. Es kann noch versucht werden, diesen Turm einmal im Kreis weiterzugeben. Anschließend wird er wieder in die Kreismitte zurückge-stellt. – Wir lassen zum Abschluss unsere Tücher auf dem grünen Netz zum Walzer „Wiener Blut" tanzen. • Stundenzusammenfassung „Was haben wir heute gemacht?" „Wissen Sie noch, wie Ihr Buch hieß?" „Wie viele Seiten hatte es?"
Ausgangs-phase	• „Wie fühlen Sie sich jetzt?" • Bedanken fürs Mitmachen • Ritual: Lied „Pfiat eich god olle mitanaunda" • Verabschiedung – Vier Säulen der Begegnung
Weiter-führende Ideen	Literaturrunde Der GL weiß nun aufgrund der Motogeragogikstunde, wel-che Lieblingsschriftsteller die TN haben. Er wählt zwei bis drei Schriftsteller aus, Internetrecherche – Biografie der Schriftstel-ler, Gedichte oder Geschichten jener Autoren. In der Stunde werden diese dann vom GL oder einem TN vorge-lesen. Anschließend wird mit der Gruppe eruiert, was sie über das Leben des Schriftstellers wissen.

Ausblick

Einblick in die höhere Fachschulausbildung „Aktivierung" in der Schweiz

Christine Hefti Kraus

Grundlagen und Positionierung

Die Curricula der drei schweizerischen Bildungsgänge *Aktivierung HF* (Höhere Fachschule) orientieren sich an den Arbeitsprozessen und den zu erreichenden Kompetenzen des eidgenössischen Rahmenlehrplans Aktivierung (RLP). Diese dreijährige HF-Ausbildung baut auf einem Abschluss der Sekundarstufe II auf (eidgenössischer Lehrabschluss, Berufsmatura oder gymnasiale Matura) und ist auf Tertiärstufe B (höhere Berufsbildung) positioniert. Das Qualifikationsniveau entspricht gemäß dem Kopenhagen-Prozess der EQF[1]-Stufe 6 (von total 8). Weitere Informationen zum RLP-Aktivierung finden sich unter: *http://www.OdAsante.ch*

Ausbildungen mit einem zusätzlichen Schwerpunkt in Aktivierungstherapie

Die Studierenden der drei staatlich anerkannten HF-Ausbildungen in Aktivierung (Winterthur, Bern und Lugano) werden befähigt,

- in Tagesstätten, Wohngruppen und Pflegeabteilungen „Integrierte Aktivierung" anzubieten;
- Angebote der Aktivierenden Alltagsgetaltung zu konzipieren, zu planen und durchzuführen;
- therapeutisch wirksame Interventionen in verschiedensten Situationen durchzuführen;
- Aktivierungstherapien für Einzelpersonen und Gruppen zu planen, durchzuführen und zu evaluieren;
- den ganzen Bereich Aktivierung zu leiten und die entsprechenden Führungsaufgaben zu übernehmen;
- die Qualitätssicherung des Bereichs Aktivierung zu gewährleisten sowie die konstruktive interprofessionelle Zusammenarbeit mit den anderen Bereichen (v. a. Pflege und Betreuung) sicherzustellen.

---

[1] EQF = European Quality Frame (Europäischer Qualifikationsrahmen)

Ausbildung in Bern

1979 wurde im Kanton Bern eine erste Ausbildung in Aktivierungstherapie lanciert (in Zürich startete eine entsprechende Ausbildung bereits 1973), welche ab 2008 zu einer dreijährigen, eidgenössisch anerkannten HF-Ausbildung mit integrierter Praxis weiterentwickelt wurde. Während die Hauptaufgabe ursprünglich darin bestand, betagten und chronisch kranken Menschen in Heimen oder Spezialkliniken kreative Beschäftigungsmöglichkeiten anzubieten, wird heute eine gezielte Förderung von persönlichen Ressourcen, Fähigkeiten und Potenzialen der Klienten angestrebt, um ihr Wohlbefinden sowie ihre Lebensqualität zu erhöhen und damit ihre Gesundheit ganzheitlich zu verbessern (siehe auch Kapitel 2, Seiten 34–37 Ein ganzheitlicher Gesundheitsbegriff als Basis der Aktivierung). Der systemische Ansatz berücksichtigt dabei auch die Einbindung der Klienten in ihr vielfältiges Beziehungsgeflecht innerhalb und außerhalb der Institution.

Kompetenz- und Handlungsorientierung in Schule und Praxis:

Schulische und praktische Ausbildung verlaufen parallel (zwei Tage Schule und drei Tage Praxis pro Woche). Über die drei Jahre verteilt werden insgesamt 2.160 Stunden Schule (inkl. einem kleinen Anteil Selbststudium und 14 Blockwochen) sowie 3.240 Stunden Praxis absolviert. Im Zentrum der Ausbildung, in der auch Therapiekenntnisse und therapeutische Fähigkeiten erworben werden, stehen die Fach- und Methodenkompetenzen sowie die Selbst- und Sozial-Kompetenzen. Auch werden die Studierenden während der ganzen Ausbildungszeit dazu angeleitet, das erworbene Wissen in die Praxis zu transferieren und theoriegeleitet zu reflektieren.

Dabei werden folgende Lernarrangements angewandt:

- Projektarbeit im Unterricht
- Gruppenunterricht zu Fallbeispielen aus der Aktivierungstherapie
- Lerntandems und Lerngruppen im Selbststudium
- Begleitung der therapeutischen Arbeit in der Praxis (Praxisverantwortlicher und Schulexperte)
- Praxisberatung (in Gruppen, mit Videoanalysen der eigenen therapeutischen Arbeit)
- Entwicklungsportfolio (persönliche Dokumentation der eigenen Lernfortschritte)

Themen des Unterrichts an der Schule:

Die Unterrichtsthemen sind in folgende Module gegliedert:

- Lernen (Grundlagen des Lernens; Lernende Klasse bleiben; Begleitendes Lernen; Selbstmanagement)
- Grundlagen (Wahrnehmung; Kontinuität und Wandel; Klient in der Institution; Auswirkungen somatischer und psychischer Erkrankung; Begleitung von Menschen mit Behinderungen; Palliative Care; kulturelle Einbindung und Alter)
- Kommunikation (Beziehung aufnehmen; Grundlagen der Gesprächsführung; Lösungsorientierung; Basale Stimulation; Integrative Validation IVA; Kommunikation in der Gruppe)
- Methoden für die Arbeit mit Einzelpersonen und Gruppen (der Aktivierungstherapeutische Prozess; Arbeit mit Sprache, Musik, bildnerischem Gestalten, Bewegung und Spiel; Gedächtnistraining; Aktivierende Alltagsgestaltung; Integrierte Aktivierung)
- Konzeption und Führung des Bereichs Aktivierung (Settings im Bereich Aktivierung; Grundlagen der Führung; Führung von Mitarbeitern; Qualitätssicherung und -entwicklung; Interprofessionelle Zusammenarbeit)

Haltung und Verhalten:

- Die Ressourcen- und Lösungsorientierung sowie der systemische Ansatz – so auch die gendergerechte und kulturspezifische Umsetzung – sind in Schule und Praxis wegleitend: Erst eine dementsprechende Haltung, die sich sowohl in der Arbeit mit Klienten als auch in der Teamarbeit und der interprofessionellen Zusammenarbeit zeigt, prägt die spezifischen Handlungskompetenzen der dipl. Aktivierungsfachfrau HF und des dipl. Aktivierungsfachmanns HF.

Promotionen und abschließendes Qualifikationsverfahren:

- Gemäß eidgenössischem Rahmenlehrplan werden die Leistungen jährlich in den Lernbereichen berufliche Praxis (Qualifikation von Fach-, Methoden-, Sozial- und Selbst-Kompetenz) sowie Schule (schriftliche Prüfungen und Arbeiten) überprüft. Die Diplomprüfung besteht aus drei Teilen: einer Schlussqualifikation in der Praxis, einer mündlichen Fachprüfung sowie aus der Diplomarbeit.

Berufspolitische Situation in der Schweiz

Die drei Ausbildungen zur dipl. Aktivierungsfachfrau HF/zum dipl. Aktivierungsfachmann HF (in Winterthur, Bern und Lugano) durchlaufen gegenwärtig das eidgenössische Anerkennungsverfahren. Es gibt einen Schweizerischen Berufsverband der Aktivierungsfachfrauen/-männer (SVAT) mit ca. 350 Mitgliedern. Je nach Vorgaben der Kantone und Trägerschaften der Institutionen (Kanton, Stadt oder Private) sind die Löhne der Fachpersonen mit einer dreijährigen anerkannten Diplom-Ausbildung sehr unterschiedlich. Auch das Alter, die Vorbildung, die hierarchische Position und andere Faktoren bewirken, dass sich die monatlichen Bruttoeinkommen etwa zwischen CHF. 4'500 (ca. 3.350 €) und CHF. 6'500 (ca. 4.800 €) bewegen. Zudem fehlen bisher weitgehend standardisierte Stellenbeschreibungen sowie Vorgaben für Institutionen zum Ausbildungsstandard der Fachpersonen, die auch (Aktivierungs-)therapeutisch arbeiten.

Perspektiven und Möglichkeiten der Aktivierung am Beispiel der Landesnervenklinik Wagner Jauregg, Linz

Romana Leibezeder

„**Im Leben zählt der ganze Mensch**" − diese Aussage ist mehr als eine Schlagzeile in unserem Magnetkrankenhaus Landesnervenklinik Wagner Jauregg (im Folgenden NKL WJ), einer Gesundheitseinrichtung der oberösterreichischen Gesundheits- und Spitals-AG gespag. Dieser Leitsatz wird gelebt. Unabhängig von Alter, Geschlecht, Beeinträchtigungen und Kultur sind wir im interdisziplinären Kontext bestrebt, die uns anvertrauten Patienten und deren Angehörige präventiv, kurativ, ganzheitlich und ressourcenorientiert zu betreuen. Die interdisziplinäre Vernetzung und Nutzung der sich ergänzenden Kompetenzen lässt uns die gemeinsam mit den Patienten definierten Ziele besser erreichen.

Um den Anforderungen zur Verbesserung der Lebensqualität der Patienten und deren Angehörigen gerecht zu werden, bedarf es einer ständigen Reflexion und Weiterentwicklung unserer Kompetenzen. Unter der leitenden Pflegedirektorin Frau Gertraud Fribl hat die Pflege der NKL WJ eine fundierte Basis an Pflegesystemen, Pflegemodellen, Pflegekonzepten und Spezialisierungen implementiert:

- **Primäre Pflege** (als Organisationsstruktur der Pflege)
- **Beziehungspflege** nach Rüdiger Bauer (siehe weiter unten die Beschreibung von Stationsleiterin Belinda Köhler)
- **Pflegemodelle** je nach Fachabteilung: **Böhm, Orem, Peplau etc.**
- **Validation** nach Naomi Feil
- **Kinästhetik**
- **Basale Stimulation**
- **Therapeutic Touch**
- **Humor und Lachyoga**
- **Zusatzausbildungen und Weiterbildungslehrgänge:** Psychosomatik, Neurologie, Sucht- u. Drogen, Gerontologie, Akutnachsorge, Jugendpsychiatrie, Palliativ, Onkologie …
- **Übergangspflege** in Gerontologie und Psychiatrie
- Somatische **Überleitungspflege**

247

- **Zertifizierte Gedächtnistrainer** (nach ÖGTV = Österr. Gedächtnistrainerverband) **für Erwachsene** mit Spezialisierungen für Jugendliche und Senioren, für Menschen mit Demenz und Menschen mit anderen Beeinträchtigungen (präventiv und kurativ)
- Seit 2010/2011: **Sensorische Aktivierung** (Lehrgangsleitung Fr. Lore Wehner)

Um speziell der demografischen Entwicklung in der Altenpflege gerecht zu werden, hat sich die Pflege in der NKL WJ entschlossen, den **Lehrgang „Sensorische Aktivierung",** geleitet von Frau Lore Wehner, durchzuführen. Die Inhalte des Lehrganges wurden speziell für den Pflegebedarf in der NKL WJ und die Vorgaben der gespag adaptiert. Die methodischen Schwerpunkte der Sensorischen Aktivierung wie ausgewählte Methoden von Maria Montessori, Biografie-Arbeit, Motogeragogik, Angehörigenberatung, Trauer- und Konfliktbewältigung, Validation und Humor tragen zur Kompetenzverbesserung der in diesem Bereich Tätigen bei. Die Absolventen der NKL WJ haben als Voraussetzung für diese Weiterbildung die Zertifizierung zum Gedächtnistrainer für Erwachsene und zur Spezialisierung für Senioren oder Jugendliche nach dem ÖGTV.

Empathie, Einfühlungsvermögen und vor allem Geduld sind für die Betreuer im Umgang mit Menschen mit Demenz essenziell. Besonders wichtig ist aber, dass sie mit den drei „H": „**H**erz, **H**irn und **H**and" das richtige Werkzeug individuell und ganzheitlich für jede beeinträchtigte Person auswählen und authentisch anwenden können.

Wichtig ist auch, sich darüber im Klaren zu sein, dass die Betroffenen aufgrund vorliegender Gedächtnisstörungen nur bedingt lernfähig sind. Bis zu einem gewissen Grad ist dennoch eine Konditionierung im Bereich des täglichen Lebens möglich. Es soll zu keiner Über- oder Unterforderung kommen – es soll Spaß machen! Es gilt, vorhandene Ressourcen ganzheitlich zu fördern und diese so lange wie möglich zu erhalten, um so zu mehr Lebensfreude beizutragen, wenn auch meist nur mit kleinen Erfolgserlebnissen. Die Einbeziehung und Unterstützung von Angehörigen und Bezugspersonen sollen uns ein besonderes Anliegen sein.

Anwendung findet die integrierte Sensorische Aktivierung nach Abschluss des Lehrganges im stationären, tagesklinischen und ambulanten Bereich auf den Abteilungen der Neurologisch-Psychiatrischen Gerontologie durch vier diplomierte Krankenschwestern und zertifizierte Gedächtnistrainer. Eine Mitarbeiterin hat zusätzlich die Ausbildung zur Diplomierten Entspannungstrainerin absolviert. Biografie-Arbeit und Sensorische Aktivierung mit ganzheitlichem Gedächtnistraining richten sich mit einem Themenbezug nach dem Jahreskreis und tragen u. a. damit zur Orientierung bei. Auch in der Abteilung Jugendpsychiatrie und Psychiatrie ergänzen diese Methoden die beziehungsvolle Pflege der uns anvertrauten Patienten.

In der Praxis gilt es nun, vermehrt persönliche und materielle Ressourcen interdisziplinär im Sinne unserer Patienten sinnvoll zu koordinieren und zu nutzen sowie einen regen Informationsaustausch mit allen Berufsgruppen zu pflegen. Eine professionelle Projektbegleitung in der Planungs-, Umsetzungs- und Evaluierungsphase kann hier wesentlich zum Erfolg beitragen.

Neben „Netzwerken" im Bereich der Altenarbeit, ehrenamtlichen Tätigkeiten und ständiger Suche nach entsprechenden, sich ergänzenden Methoden zum Ganzheitlichen Gedächtnistrainer habe ich privat viele Fortbildungen besucht. So entdeckte ich u. a. auch einige Methoden von Maria Montessori und die Motogeragogik für die Altenarbeit und bin bei meinen Recherchen im Internet auch auf Frau Lore Wehner gestoßen. Es war sehr erfreulich, eine Gleichgesinnte im Bereich der Kompetenzerweiterung in der Altenarbeit kennenzulernen.

Ein weiterer Mosaikstein zu unseren Pflegekompetenzen ist hiermit hinzugefügt. Das Schöne an unserem Beruf ist, dass die Kompetenzerweiterung und somit das lebenslange Lernen beständig für Spannung und Qualitätsverbesserung sorgen. Das hört hier auch nicht auf, es gilt immer wieder, sich selbst und unser gemeinsames Tun in der Betreuung der uns anvertrauten und in irgendeiner Weise beeinträchtigten Menschen zu reflektieren, zu evaluieren und zu verbessern. **„Wenn wir wollen, dass alles so bleibt, wie es ist, dann ist es nötig, dass sich alles verändert"**, sagte schon Tomasi di Lampedusa.

In diesem Sinne wünsche ich allen in diesem Bereich Tätigen viel Freude und Energie, um den Betroffenen und ihren Angehörigen zu mehr Lebensqualität und Lebensfreude zu verhelfen. Es braucht in Zukunft vieler solcher Menschen, die sich mit „Herz, Hirn und Hand" freudvoll einbringen.

Danke für Ihren Beitrag! Sie gestalten so auch die Zukunft für unser eigenes Altern in Würde und für unsere Lebensqualität mit!

DANKE an meine Pflegedirektorin Frau Gertraud Fribl, Herrn Guido Klinger und Frau Lore Wehner für die Realisierung, Organisation und Durchführung des Lehrganges „Sensorische Aktivierung 2010/2011" in der NKL WJ!

Pflege sucht Beziehung

Die durchschnittliche Aufenthaltsdauer von Patienten im stationären Bereich wird zunehmend geringer. Um in dieser kurzen Zeit die Ressourcen und die Situation der Patienten umfassend einschätzen und berücksichtigen zu können, müssen die Rahmenbedingungen und die Organisation einer Station auch entsprechend professionell gestaltet werden.

Um ein *Beziehungsmodell* im stationären Bereich umzusetzen, muss die Ablauforganisation im Pflegebereich verändert werden. Die inhaltliche Vorstellung dessen, was Beziehungspflege meint, muss klar und transparent sein. Die *Primäre Pflege* scheint das geeignete *Organisationsprinzip* zu sein. Wenn die entsprechenden Strukturkriterien geschaffen sind, kann der laufende Prozess für Patienten gestaltet werden.

Die Entscheidungswege hin zur Aufnahme eines Patienten sowie die Gestaltung der Aufnahme selbst sind ausschlaggebend für die Erfolgsaussichten von Pflegeinterventionen.

In der Aufnahmesituation zeichnet sich in besonderer Weise die Haltung, die den Patienten und deren Familien gegenüber eingenommen wird, ab. Hier werden Angebote und Erwartungen aneinander deutlich, hier zeigt sich die Verbindlichkeit, hier begründet sich eine Pflegebeziehung, die im günstigsten Fall pflegetherapeutisch wirksam wird. Die Qualität der Gestaltung dieser Ausgangssituation zeigt sich auf verschiedenen Ebenen. Die professionelle Beziehungsgestaltung mit den Patienten nimmt hier eine bedeutende Rolle ein. Die Organisation nach der Fallmethode (Manthey 2002) erweist sich in unterschiedlichen Strukturen als Herausforderung.

Der Mensch ist ein soziales Individuum; seine Fähigkeit, Beziehungen aufzunehmen, zu gestalten und zu beenden steht im direkten Zusammenhang zu seiner erlebten Lebensqualität und zu seinen Erfahrungen.

Beziehungsfähigkeit ist abhängig von erlernter Bindung, Wahrnehmung und Erziehung sowie der daraus folgenden Sozialisation. Dieses Gesamtgefüge wird von gesellschaftlichen Werten, Regeln und Normen geprägt.

Die Grundvoraussetzung für eine förderliche Betreuung und Begleitung von Menschen ist gerade im stationären Bereich eine vertrauensvolle, verbindliche, empathische Beziehung, getragen von Akzeptanz und Annahme. Auch, und vor allem dann, wenn der aktuelle Kontext von Konflikten und Krisen gekennzeichnet ist.

Beziehungsgestaltung ist ein Prozess, der schon von vielen Autoren beschrieben wurde. Beziehung ist ein Geben und Nehmen, vor allem aus professioneller Sicht. Das erfordert von den Pflegekräften spezifische soziale und kommunikative Kompetenzen.

So steht der Mensch im Mittelpunkt:

Primäre Pflege ermöglicht es der Pflegekraft, ihr Wissen für die ihr zugeteilten Patienten zu nutzen, um

1. diesen Menschen Kontinuität zu bieten und somit Pflegequalität zu gewährleisten,
2. durch ein verbindliches Beziehungsangebot den Prozessverlauf zu fördern,
3. zu fördern, dass Menschen mit ihrer individuellen Situation besser fertigwerden – Coping,
4. zu fördern, dass Menschen mit ihrer Situation besser umgehen können,
5. die bestmögliche Lebensqualität für diese Menschen zu ermöglichen.

Die Primäre Pflegekraft koordiniert die direkte Pflege und gewährleistet die Kontinuität der kompletten Pflegebehandlung.

Für die Pflege des Patienten und die Entwicklung einer konstanten Beziehung ist die geplante, zielgerichtete und transparente Intervention von zentraler Bedeutung. Diese Kriterien sind unentbehrlich im Umgang mit Patienten, Angehörigen und Kooperationspartnern. Nach der Fallführungsmethode wird ein persönliches Konzept mit den Patienten erstellt. Die Primäre Pflegekraft gestaltet auch die komplexe interdisziplinäre Zusammenarbeit.

Das Wesen der Primären Pflege liegt in der Übernahme von Verantwortung für Patienten. Der Verantwortungszeitraum beginnt ab dem Zeitpunkt der Aufnahme und endet bei der Entlassung. Diese organisierte Zuteilung ermöglicht die geforderte Kontinuität in der pflegerischen Betreuung und die direkte Kommunikation mit Patienten, Kollegen und anderen Berufsgruppen (vgl. Manthey, 2002, S. 61).

Danksagung

Lore Wehner M.A.

Das für mich ganz Besondere und Einzigartige an diesem dritten Buch ist, dass hier Spezialisten und Gastautoren aus Österreich und der Schweiz mitgearbeitet, zusammengearbeitet haben und damit zum Gelingen dieses Buches beigetragen haben.

Ein Dankeschön von Herzen an Christine Hefti, Katharina Schaeren, Andrea Geister, Thesi Zak, Margret Fritz, Alexandra Troch, Roman Hrasny, Silke Herrich, Andrea Ferner, Romana Leibezeder, Teresa Leonhardmair, Christina Priebsch-Löffelmann und Belinda Köhler.

Einen wichtigen Teil, den Praxisteil und die Stundenbilder, hat Brigitte Huto, ausgebildete Dipl. Aktivierungstrainerin, übernommen. Danke Brigitte, dass du „Ja" gesagt hast, diesen großen und enorm wichtigen Teil zu übernehmen. Danke für all deine Schätze an Erfahrung und Praxis, die aufzeigen, welche Vielfalt und Möglichkeiten im Bereich der Aktivierung zu finden sind, und die auch aufzeigen, wie abwechslungsreich, bereichernd und kreativ die Arbeit eines Aktivierungstrainers sein kann.

Stephanie Mörz, unsere Lektorin, war eine wunderbare Begleiterin, die mit ihrer Ruhe, ihrer Geduld und Ausdauer wesentlich dazu beigetragen hat, dass dieses große Projekt mit so vielen Gastautoren und unterschiedlichsten Themen und Beiträgen gelungen ist. Danke, liebe Stephanie, für die gelungene Koordination und dein achtsames Begleiten und Leiten. Es war für mich sehr beruhigend zu wissen, dass mein Projekt bei dir in sehr guten Händen liegt.

Marlene Zeintlinger hat unser Buch in der Phase des Endlektorats begleitet. Danke für dein Wissen, deine Erfahrung und Kompetenz, für dein zielstrebiges und verlässliches Arbeiten. Mit deiner Hilfe wurde die zeitgerechte Fertigstellung des Buches ermöglicht. Vielen Dank, Marlene.

Christine Akbaba, unsere Betreuerin vonseiten des Springer Verlages, hat nun bereits das zweite Buch mit ihrer ganz besonderen und achtsamen Art begleitet. Ein Dankeschön an Sie, Fr. Akbaba. Ihre Begleitung lässt Freiraum, fördert die Kreativität und stärkt uns als Autoren.

Mir ist es wichtig, auch ein Dankeschön an Fr. Stakemeier und Herrn Dr. Sillaber vom Springer Verlag auszusprechen, die mir bei all meinen Ideen und Projekten den Rücken gestärkt und mir dadurch das Vertrauen gegeben haben, auch ein so großes Projekt erfolgreich meistern zu können.

Meinen Kindern und meinen Freunden, die mich begleiten, möchte ich danke sagen. Danke für eure Liebe, euer Vertrauen. Danke, dass ihr mich stark macht und mir Kraft gebt, meinen Weg zu gehen.

Danksagung

Brigitte Huto

Danke an dich, liebe Lore, dass du mich dazu ermutigt hast, in diesem Buch den Praxisteil zu übernehmen. Man durchlebt manche Höhen und Tiefen, wenn man an so einem Projekt mitarbeitet. Danke für deine geduldige Begleitung, Stärkung und aufbauenden Worte.

Mein Lebensgefährte Franz hat es in dieser Zeit nicht leicht gehabt. Ich bin kein Computerfreund, mehrmals lagen meine Nerven blank. Im Nachhinein muss ich sagen, dass es eine sehr lehrreiche Zeit für mich war. Danke für deine Ruhe und Unterstützung.

Meine Eltern haben mich von so manchen Pflichten zu Hause entbunden, somit konnte ich mich auf das Schreiben konzentrieren. Ich danke euch dafür. Ich weiß, dass ihr froh seid, dass nun der normale Alltag wieder gelebt werden kann.

Danke an meine Chefin und meine Kollegen, die, wenn ich nicht an mich geglaubt habe, mich immer wieder aufgerichtet und mir Mut gemacht haben. Danke Brigitta, Petra, Elke und Werner.

Stephanie, danke für die gute Zusammenarbeit und dein Lob. Das hat mir wirklich gut getan und mich beim Schreiben beflügelt.

Quellenverzeichnis

Bücher

Baer, U.; Frick-Baer, G (2001) Leibbewegungen. Methoden und Modelle der Tanz- und Bewegungstherapie. Affenkönig-Verlag: Neukirchen-Vluyn.

Baer, U.; Schotte G. (2009) Das Herz wird nicht dement. AffenkönigVerlag: Neukirchen-Vluyn.

Baltes, P. B.; Mayer, K. U. (1999) Die Berliner Altersstudie. Akademie Verlag: Berlin.

Becker-Huberti, M. (2001) Feiern, Feste, Jahreszeiten. Lebendige Bräuche im ganzen Jahr. Herder: Wien.

Berendt, J.-E. (2007) Nada Brahma Die Welt ist Klang. Suhrkamp: Berlin.

Basic, E. (1973) Improvisation als schöpferische Mitteilung, in: Stumme W. (Hrsg.) Über Improvisation. Schott: Mainz.

Bühler, A.; Thaler, A. (2001) „Selber denken macht klug". Rhythmik, ein gestalterisches Verfahren in der Heilpädagogik. Luzern: Edition SZH/SPC.

Danuser-Zogg, E. (1995) Die Welt be-greifen. Bewegungsarbeit und Rhythmik mit geistig behinderten Kindern. Academia: St. Augustin

Dilling, H.; Mombour, W.; Schmidt, M. H. (2008) ICD-10 V. Internationale Klassifikation psychischer Störungen. Verlag Hans Huber: Bern, Göttingen, Toronto.

Ehrenforth, K. H. (2002) Der Leib als Zentrum unserer Welt. Auf der Suche nach einer neuen Legitimation der alten Rhythmik. Unveröffentlichtes Manuskript zum Vortrag am Symposium Dresden 09.03.2002.

Eisenburger, M.; Gstöttner, E.; Zak, T. (2008) In Bewegungsrunden aktivieren. Vincentzverlag: Hannover.

Feil, N. (2007) Validation in Anwendung und Beispielen. Reinhardt Verlag: München.

255

Ferner, A. (2009) Integrativer Tanz, Handout für Integrative Tanz-Seminare für die Ausbildung zum Sensorischen Aktivierungstrainer.

Frohne-Hagemann, I. (1981) Das rhythmische Prinzip. Grundlagen, Formen und Realisationsbeispiele in Therapie und Pädagogik. Eres Verlag: Lilienthal.

Fuchs, F. (2008) Bauernregeln. Altes Wissen rund um Feld und Garten. Bauernmedizin und Brauchtum. Verlagsgruppe Weltbild GmbH: Augsburg.

Gaede, P. (Hrsg.) (2008) GEO kompakt Nr. 15. Wie wir denken. Das Gehirn: Intelligenz, Gefühl, Bewusstsein. Gruner + Jahr: Hamburg.

Geuenich, B.; Hammelmann, I.; Havas, H.; Mündemann, B.; Novak, K.; Solms, A. (2009) Das große Buch der Lerntechniken. Compact: München.

Glück, R.; Glück, J (2008) Musik, Bewegung und Sinnesarbeit. Olzogverlag: München.

Halbach, A. (1995) Gedächtnistraining in 10 Themen. MemoVerlag, Hedwig Ladner: Stuttgart.

Halprin, A. (2000) Tanz, Ausdruck und Heilung. Wege zur Gesundheit durch Bewegung, Bilderleben und kreativen Umgang mit Gefühlen. Synthesis Verlag: Essen.

Hartogh, T. (2005) Musikgeragogik - Ein bildungstheoretischer Entwurf. Musikalische Altenbildung im Schnittfeld von Musikpädagogik und Geragogik. Wißner: Augsburg.

Hautzinger, M. (2000) Depression im Alter. Verlag Beltz: Weinheim.

Heuermann, M. (2001) Geträumte Tänze – Getanzte Träume. Entspannung, Fantasiereisen, Bewegung und Tanz. Borgmann publishing: Dortmund.

Höglinger, A. (2003) Loslassen ohne zu vergessen, Zehn Schritte bei Abschied und Trennung, Verlag A. Höglinger: Linz.

Huizinga, J. (1938/2006) Homo Ludens. Vom Ursprung der Kultur im Spiel. Rowohlt: Reinbek bei Hamburg

Kandel, E. (2006) Auf der Suche nach dem Gedächtnis. Die Entstehung einer neuen Wissenschaft des Geistes. Siedler: München.

Kast, V. (2002) Lass dich nicht leben – lebe; die eigenen Ressourcen schöpferisch nutzen. Herder Spektrum: Freiburg im Breisgau.

Kiesling, U. (2000) Sensorische Integration im Dialog. Verstehen lernen und helfen ins Gleichgewicht zu kommen. 2. Auflage. Verlag Modernes Lernen: Dortmund.

Koneberg, L.; Gramer-Rottler, S. (2004) Das bewegte Gehirn. 7 Körperübungen für clevere Kinder. Verlag Kösel: München.

Konrad, R. (1995) Erziehungsbereich Rhythmik. Entwurf einer Theorie. Kallmeyer: Seelze.

Kreusch-Jacob, D. (1999) Musik macht klug. Wie Kinder die Welt der Musik entdecken. Kösel: München.

Kruse, A. (2004) Eingeschränkte Mobilität als Chance. In Gerontologie Information 3/2004, SGG, Bern.

Leonhardmair, T. (2010) „Moveo ergo sum". Bewegung als mehrdimensionales Bildungsprinzip, in: Schmidhuber M. (Hrsg.) (2010) Formen der Bildung. Einblicke und Perspektiven. Mit einem Beitrag von Konrad Paul Liessmann. Peter Lang: Frankfurt am Main.

Likar, R.; Bernatzky, G.; Pipam, W.; Janig, H.; Sadjak, A. (2005) Lebensqualität im Alter. Springer-Verlag: Wien.

Lukas, E. (2004) Alles fügt sich und erfüllt sich. Die Sinnfrage im Alter. Guetersloher Verlagshaus: Gütersloh.

MacDonald, M. (2009) Dein Gehirn. Das fehlende Handbuch. O'Reilly: Köln.

Maercker, A. (2002) Alterspsychotherapie und klinische Gerontopsychologie. Springer-Verlag: Wien.

Meier, C.; Richle M. (2005) Sinn-voll und Alltäglich. Materialiensammlung für Kinder mit Wahrnehmungsstörungen. 10. unveränderte Auflage. Verlag Modernes Lernen: Dortmund.

Neira-Zugasti, H. (2002) Was passiert im Unterricht wirklich? Der elementarmusikerzieherische Aspekt der Rhythmik. Beobachtung, Analyse und Dokumentation von Unterrichtssituationen aus entwicklungspsychologischer Sicht. Unveröffentlichter Vortrag an der Universität für Musik und darstellende Kunst Wien, 16.01.2002.

Reinisch, J. (2008) Alles zu seiner Zeit. Böhlau Verlag: Wien.

Reiter, M. (2005) Komm Herr Jesus sei unser Gast. Alte und neue Tischgebete. Oldenburg Taschenbuch GmbH, Sonderausgabe für A u. M Salzburg.

Reiter, M. (2008) Trautes Heim Glück allein. Alte Sprichwörter, Weisheiten und Zitate. CPI Moravia Books, Sonderausgabe für A u. M Weltbild Salzburg.

Rüegger, H. (2009) Alter(n) als Herausforderung. Gerontologisch-ethische Perspektiven, TVZ Theologischer Verlag: Zürich.

Ruhland, R. (2008) Spiritualität im Alter. Eine theoretische Grundlegung. Verlag Klotz: Magdeburg.

Rumpf, H. (2007) Die andere Aufmerksamkeit – über Ästhetische Erziehung im Zeitalter der Weltbewältigung, in: Haselbach B.; Grüner M., Salmon S. (Hrsg.) (2007) Im Dialog. Elementare Musik- und Tanzpädagogik im Interdisziplinären Kontext. Schrott: Mainz.

Schiffer, E. (2001) Wie Gesundheit entsteht. Salutogenese: Schatzsuche statt Fehlerfahndung. Beltz Verlag: Weinheim.

Schloffer, H.; Puck, M. (Hrsg.) Aktiv und fit von Kopf bis Fuß. Olzogverlag: München.

Schmidt, G. (1995) Gedächtnistraining für Senioren. Methoden und Spiele. Don Bosco Verlag: München.

Schoop, T. (2007) Komm und tanz mit mir! Edition Conbrio.

Specht-Tomann, M.; Tropper, D. (2005) Zeit des Abschieds. Sterbe und Trauerbegleitung. Patmos Verlag: Düsseldorf.

Tanklage, E. (2001) Gedächtnistraining für Seniorengruppen. 24 unterhaltsame Stundenfolgen für Gruppenleitungen. Beltz Verlag: Weinheim und Basel.

Tegetthoff, F. (2007) Kräutermärchen. Nymphenburger Verlag: München.

Unterweger W.-D.; Unterweger U. (2003) Wie das Wetter wird. Bauernregeln für heute neu entdeckt. Sonderausgabe für Flechsig Buchvertrieb: Verlagshaus Würzburg.

Vogel, B. (2008) Das Klangbuch: Klänge gestalten – Töne entdecken – Musik machen. Borgmann: Dortmund.

Waldenfels, B. (2000) Das leibliche Selbst. Vorlesungen zur Phänomenologie des Leibes. Suhrkamp: Frankfurt am Main.

Wallewein, C. (2008) Neue Modelle zum Gedächtnistraining. Don Bosco Verlag: München.

Waß, B. (2008) Vom alten Leben mit der Natur. Böhlau Verlag: Wien.

Wehner, L.; Schwinghammer, Y. (2009) Sensorische Aktivierung. Ein ganzheitliches Förderkonzept für hochbetagte und demente Menschen. Springer Verlag: Wien.

Weiser, B. Die 14 therapeutischen Wirkfaktoren nach Hilarion Petzold und ihre Bedeutung für die Integrative Tanzpädagogik (ITP); Kursunterlage zum Lehrgang Integrative Tanzpädagogik.

Wilk, D. (2007) Ein Käfer schaukelt auf einem Blatt. Entspannungs- und Wohlfühlgeschichten für Kinder jeden Alters. Carl-Auer Verlag: Heidelberg.

Willke, E.; Hölter, G.; Petzold, H. G. (1999) Tanztherapie. Theorie und Praxis. Ein Handbuch. Jungfermann Verlag.

Wilz, G.; Adler, C.; Gunzelmann, T. (2001) Gruppenarbeit mit Angehörigen von Demenzkranken. Ein therapeutischer Leitfaden. Verlag Hogrefe: Göttingen, Bern, Toronto, Seattle.

Wolf, H. M. (2003) Österreichische Feste und Bräuche im Jahreskreis. NP Buchverlag: Niederösterreich.

Zimmer, R. (2004) Mit allen Sinnen die Welt erfahren. Verlag Herder: Freiburg.

Internetquellen

Garnitschnig, K.: Die Entwicklung der psychischen Funktionen als Basis der Lernorganisation: http://homepage.univie.ac.at/Karl.Garnischnit/foerderung.htm (8.1.2006)

WHO (World Health Organisation): Ottawa Charta zur Gesundheitsförderung, 1986 (unter: http://www.WHO.Ottawa.charta oder auf Deutsch unter: http://www.radix.ch).

http://www.fb12.uni-dortmund.de/lehrstuehle/iso/gerontologie/lehrangebot/Lebensqualitaet_21 04 10.pdf

http://www.kleinesinne.de/motopaedie/einfuehrung-in-die-psychomotrik.pdf

http://www.bmsk.gv.at/cms/site/liste.html?channel=CH0169

http://www.change-trifft-teams.ch/downloads/tagungsunterlagen/koenigswieser_lang_keynote.pdf

http://www.ggg-voluntas.ch/uploads/media/Leitbild_GGG_Voluntas.pdf

http://de.wikipedia.org/wiki/Pflegequalit%C3%A4t

http://www2.uni-jena.de/erzwiss/projekte_2002/mueller_werner/Differenzierung.html

http://www.pbueche.de/wp/wp-content/uploads/gruppen_und_rollen_innerhalb_einer_gruppe.pdf

http://www.pfadfinder-dc.de/Pfadfinder-Dateien/Gruppenleitercrashkurs/Page/02-Gru

http://books.google.at/books?id=ErJkalh2U5EC&pg=PA84&lpg=PA84
&dq=merkmale+eines+guten+trainers&source=bl&ots=CBSJ1vkKsH
&sig=VUuOU_AfgIZmGf_5tc2JErb8_eQ&hl=de&ei=6KJiTI7VF
seo4Abl1ojgCQ&sa=X&oi=book_result&ct=result&resnum=3
&ved=0CB8Q6AEwAg#v=onepage&q&f=false

http:/praxis-jugendarbeit.de/jugendleiter-schulung/gruppenstunden-
planen.html

http://www.schule.suedtirol.it/ssp-brixenmilland/MS_Pacher/
Montessori/merkmale_der_pädagogik.htm

http://www.sokrateam.de/download/sokrateam_konflikt_mediative_
haltung.pdf

http://de.thefreedictionary.com/Haltung

http://de.wikipedia.org/wiki/Werte

http://www.sinnvoll.or.at/pdf/SI-Kindergarten-de.pdf

http://de.wikipedia.org/wiki/Holismus

http://www.basislerntraining.at/page23.html

http://www.students.uni-marburg.de/ Nauj/downloads/03. Semester/
ewp2/Shaffer/Shaffer 06 – Frühe Kognitive Basis – Sinne Wahrneh-
mung.pdf

http://de.wikipedia.org/wiki/Sensorische_Integration

http://www.sinnvoll.or.at/sensorische.html

http://www.youtube.com/watch?v=7mutKtLZuJ0

Musik

Die CD-Reihe „Tänze im Kreis" im Fidula-Verlag (*http://www.fidula.de*)
besteht aus überwiegend leicht erlernbaren Tänzen aus unterschiedlichsten Ländern für verschiedenste Gelegenheiten mit leicht nachvoll-
ziehbaren Tanzbeschreibungen und ist im AGB-Shop (*http://www.agb
shop.at*) erhältlich.
Die CD-Reihe „Volkstänze", herausgegeben von JUSESO (*http://www.
volkstaenze.ch*) vereint traditionelle Musik und Tänze aus der ganzen
Welt mit Kreistänzen zu moderner Musik und Rhythmen, mit Tanzbeschreibungen.

Herausgeber und Autoren

Herausgeberinnen

Lore Wehner M.A.: Leitung Institut ilw– Bildung, Beratung und Entwicklung für Generationen, Konzeption „Sensorische Aktivierung – Österreich", Autorin, Unternehmensberaterin, Moto- und Montessorigeragogin, Trainerin, Supervisorin, Coach.

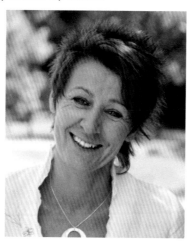

Brigitte Huto: Sensorische Aktivierungstrainerin. Arbeitet seit 1981 bei der Caritas der Erzdiözese Wien, davon 17 Jahre mit Menschen mit besonderen Bedürfnissen, und seit 12 Jahren in einem Geriatrischen Tageszentrum in Wien 23.

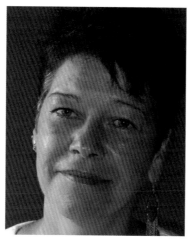

Gastautoren

Christine Hefti Kraus: Sozialpädagogin, Dipl. Analytische Psychologin, Psychotherapeutin SBAP, Supervisorin BSO, Gerontologin INAG, seit 2006 Leiterin des Bildungsgangs Aktivierung HF am Zentrum für medizinische Bildung Bern

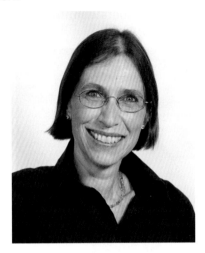

Katharina Schären: Dipl. Aktivierungstherapeutin HF, Erstberuf Bekleidungsgestalterin, seit 2003 tätig in der Pflege und Betreuung betagter Menschen.

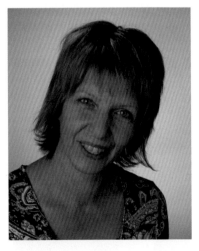

Mag.ª Andrea Geister: Klinische- u. Gesundheitspsychologin, Psychotherapeutin, Mediatorin. Weitere Tätigkeitsfelder: Psychologische Beratungsstelle der Universität Salzburg, Blinden- und Sehbehindertenverband Salzburg, Seminartätigkeit.

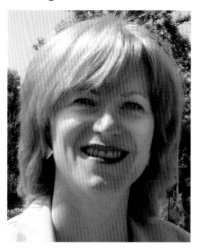

Alexandra Troch: Dipl.Aktivierungs-u. Demenztrainerin, DGKS, Coach, Autorin.

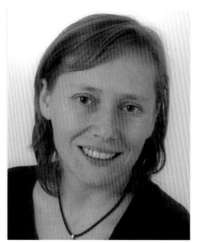

Roman Hrasny: Dipl. Aktivierungstrainer, Validations-Anwender und Gruppenleiter, Seniorenbetreuer, Pflegehelfer.

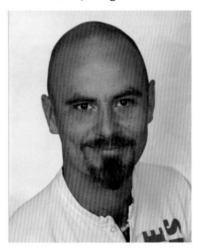

Silke Herrich: Tanztherapeutin, Vitalassistentin. Freiberuflich tätig in der Aktivierung von Senioren in den Bereichen Gedächtnistraining, Tanz und Bewegung sowie Kreatives Gestalten.

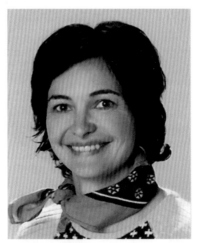

Margret Fritz: Transpersonale Klangtherapeutin nach Dr. Wolfgang Kölbl, Ganzheitliche Blütenberaterin mit eigener Praxis, Pädagogin und Erwachsenenbildnerin.

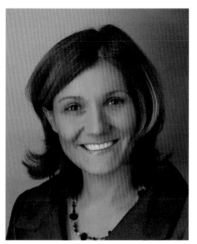

Thesi Zak: Selbstständige Motopädagogin u. -geragogin, Lehrende und Vortragende im In- und Ausland, Buchautorin, Chefredakteurin der Fachzeitschrift des Aktionskreises Motopädagogik Österreich.

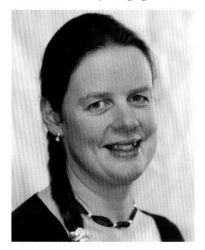

Andrea Ferner: DGKS auf einer Palliativstation Integrative Tanzpäda-gogin, Seminartätigkeit zum Thema Integrativer Tanz

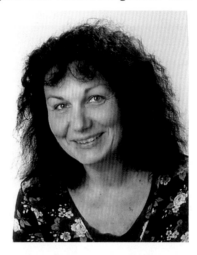

Christina Priebsch-Löffelmann: Dipl. Rhythmikerin/Musik- u. Bewe-gungspädagogin. Ausbildung in Körperarbeit nach der Grinberg-Methode. Tätig in den Bereichen Pflege und Betreuung, Verfassen von Fachartikeln und Vorträgen, erziehungswissenschaftliche Forschung.

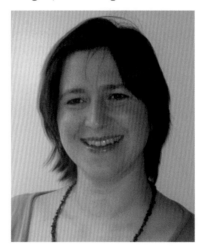

Mag.ª Teresa Leonhardmair: Dipl. Rhythmikerin/Musik- u. Bewegungs-pädagogin, Erfahrung im Bereich der Sonder-/Heilpädagogik und Ger-agogik. Derzeit Forschungen zum Phänomen Bewegung in der Musik.

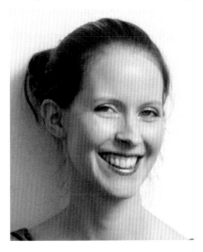

Romana Leibezeder: Dipl. Gesundheits- u. Krankenschwester für Psych-iatrie und Neurologie, leitende Ambulanzschwester der NKL-Wagner Jauregg/gespag, zertifizierteSelbA-Trainerin, zertifizierte Gedächtnis-trainerin nach ÖGTVB, Sport- u. Heilmassage.

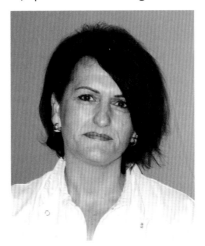

Lektorat

Stephanie Mörz: Studentin der Bildungswissenschaften. Nachhilfelehrkraft für die Fächer Mathematik, Deutsch und Latein.

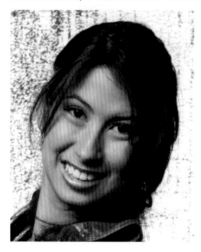

Marlene Zeintlinger: Freiberufliche Lektorin seit 2008. Studium der Germanistik sowie Absolvierung des Medienlehrgangs der Universität Graz.

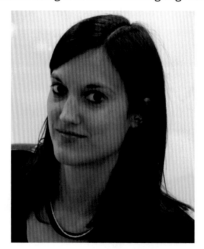

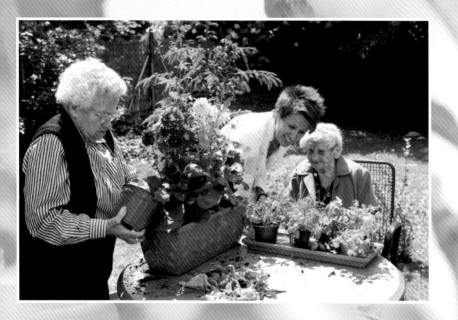

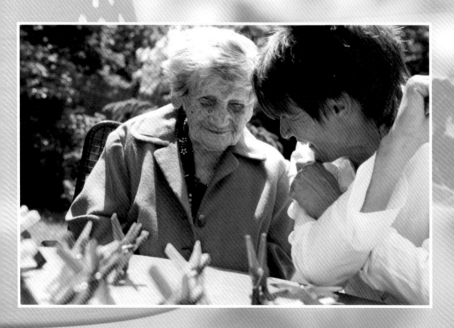

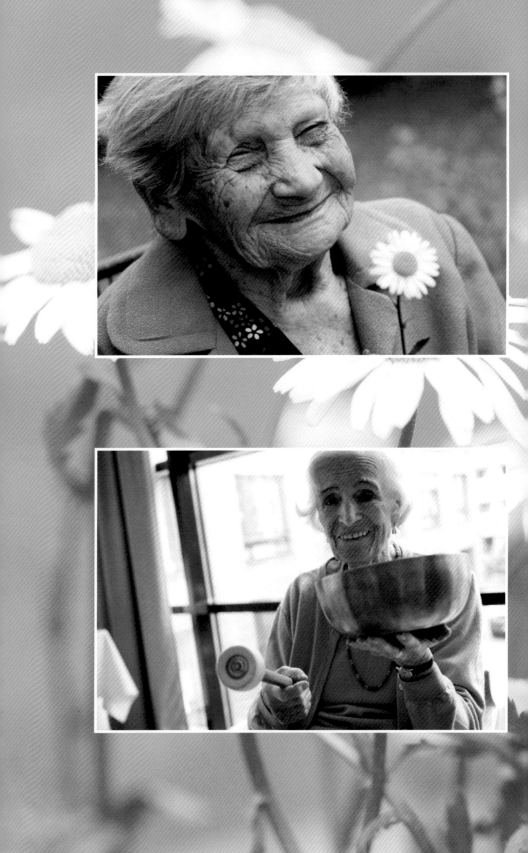

Anhang: Lehrgang zum Dipl. Aktivierungs- und Demenztrainer

Informationen über Lehrgänge, Fortbildungen und dem neuen TroWe Aktivierungs- und Pflegekonzept finden Sie am *Institut ilw - Bildung, Beratung und Entwicklung für Generationen.*

Ein „Hand in Hand" von Aktivierung und Pflege ermöglicht neue, richtungsweisende und kompetente Wege.

- **Lehrgang zum Dipl. Aktivierungs- und Demenztrainer**
  Ab 2011 Lehrgänge in Tschechien!

- NEU: **Lehrgang zum Aktivierungstherapeuten**
  ab Herbst 2012 erstmals in Österreich

- NEU: **TroWe – Beziehungsvolles Aktivierungs- und Pflegekonzept**
  „Hand in Hand" von Aktivierung und Pflege ermöglicht neue Wege!

Wir schulen, trainieren und bilden in ganz Europa!

Kontakt und Informationen zu Lehrgängen, Seminaren und Fortbildungsangeboten, als auch aktuelle Lehrgänge und Folder finden Sie unter:

Homepage: *http://www.lorewehner.at*
E-Mail: *mailto:info@lorewehner.at*
Mobil: 0043 664 23 30 692

Leider war es nicht mehr möglich, von allen Damen und Herren die Zustimmung der Veröffentlichung der Fotos einzuholen, da einige Teilnehmer und Teilnehmerinnen der Aktivierungseinheiten mittlerweile verstorben sind. Bei Fragen oder Anliegen zu den Fotos wenden Sie sich bitte an die Autorin Lore Wehner.

273